胡少华 / 主编

灾害救援与
护理手册

U0241150

北京师范大学出版集团
BEIJING NORMAL UNIVERSITY PUBLISHING GROUP
安徽大学出版社

图书在版编目(CIP)数据

灾害救援与护理手册/胡少华主编. —合肥:安徽大学出版社，2019.6
(2020.9 重印)

ISBN 978-7-5664-1864-7

Ⅰ. ①灾… Ⅱ. ①胡… Ⅲ. ①灾害—急救医疗—手册 Ⅳ. ①R459.7-62

中国版本图书馆 CIP 数据核字(2019)第 104104 号

灾害救援与护理手册

胡少华 主编

出版发行：北京师范大学出版集团
安徽大学出版社
(安徽省合肥市肥西路 3 号 邮编 230039)
www.bnupg.com.cn
www.ahupress.com.cn

印　　刷：安徽省人民印刷有限公司
经　　销：全国新华书店
开　　本：170mm×230mm
印　　张：23.5
字　　数：316 千字
版　　次：2019 年 6 月第 1 版
印　　次：2020 年 9 月第 2 次印刷
定　　价：59.00 元
ISBN 978-7-5664-1864-7

策划编辑:刘中飞　武溪溪　　　　　　装帧设计:李伯骥
责任编辑:武溪溪　　　　　　　　　　美术编辑:李　军
责任印制:赵明炎

本书编委会

序 一

中国灾害医学救援团队化、规模化的起步，源于 2003 年的"非典"时期；救护能力和抗击灾害精神的突显，是在 2004 年印尼海啸的救援现场。2008 年，学科化、独立化的灾害护理学开始建立，短短十余年间，融多专科护理精粹于一体的庞大的学科团队已经建成，成为灾害医学救援中的主力，成为医生团队最紧密的合作伙伴。

我们起步晚，但行进的脚步快，因为有了灾害护理的开拓者们和后来投身于其中的几代护理人的智慧付出、无畏探索和倾心建设，才有了如今灾害护理学的独立而有高度的学科地位。然而，目前各级灾害救援体系尚未完善，救援准备度不足，灾害医学和灾害护理的教育度不够，因此，对灾害护理学的预判性的探索和拓展力尚需加强。令人欣喜的是，越来越多的护理管理者、教育者、研究者和实践者，正在大踏步地推动着灾害护理学科的快速发展，正在为学科的深度拓展而拼搏。

本书为灾害护理学教育提供了详实、科学、缜密的理论基础，是学科预判性研学的依据。编者以其对灾害的解读力、对多专科护理的研学力、对基础学科和前沿学科的整合力，以及对未来灾害救援的评估力，编写了这部具有科学价值的图书，为灾害护理教育奠定了坚实的基础。只有灾害护理教育深入了、普及了，才能提升护理队伍对灾害的认知度和准备度。发展逐渐强大起来的灾害护理学，是对完善各级救援体系的有效提速和补充,也是对国家重视灾害预防和救治的积极响应,更是保护人类生命和财产安全的实举。

期待本书编者的专科贡献和积极作为能带动和激发广大灾害护理同仁,为中国灾害护理学的未来努力耕耘,永远前行。

中国南丁格尔志愿护理服务总队理事长

第 43 届南丁格尔奖章获得者

中华护理学会灾害护理专业委员会主任委员

2019 年 5 月

序 二

我国是世界上受自然灾害影响最严重的国家之一,灾害事件严重威胁着人民群众的生命和财产安全。在各类抗灾、救灾行动中,护理人员发挥了不可或缺的作用,肩负着守护生命健康与安全的光荣使命。

习近平总书记强调:"人类对自然规律的认知没有止境,防灾减灾、抗灾救灾是人类生存发展的永恒课题。"近年来,我国护理工作者不断总结灾害救援经验,然而如何将灾害护理理论与技能在护理队伍中推广和应用,仍值得探索与研究。现任中华护理学会灾害护理专业委员会委员、安徽省护理学会灾害护理专业委员会主任委员的胡少华同志曾在汶川大地震期间,带领护理人员第一时间奔赴抗震现场,参与救援行动。为进一步提高护理人员的灾害准备度,强化灾害应急救援能力,胡少华同志率领安徽省灾害护理团队,结合灾害救援工作经验,总结编纂了《灾害救援与护理手册》一书。

与同类图书相比,该书内容全面、形式新颖、方便实用。首先,该书全面介绍了灾害救援的基础理论与实践,涉及临床医学、护理学、预防医学、心理学、伦理学等诸多学科。其次,该书点明了现代灾害护理学的时代特点和发展方向,可以满足广大护理人员的需求。第三,该书采用"问答"的叙述方式,将复杂的灾害救援理论以"知识点"的形式进行展示,便于理解、记忆和掌握。该书的出版将会给今后灾害护理相关的教学及培训工作提供重要的参考,对提升安徽省乃至全国灾害护理水平及灾害应急救援能力起到积极作用。

安徽省护理学会理事长

2019 年 5 月

壮哉，青川

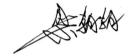

站在青川的废墟旁，
我万般惆怅——
原是山清水秀的县城，
怎么变成这般模样！
是谁有此力量？
为什么如此疯狂？

县城四周原本青山环抱，
青翠的山坡啊，
如今已遍体鳞伤！

城边的小河啊，
仍然在流淌。
原本清澈的河水，
现在却变得污浊肮脏。
不见儿童戏水，
没有妇人浣裳。

身旁的建筑物啊，
原本是一座座楼房。
现在也是另一类模样——

六楼上的一个沙发静静地倒挂在阳台上，
四楼窗沿上的那一双拖鞋已被尘土抹去原样。

河边原本俊秀的公园啊，
现在布满了帐房。
帐篷边那缕缕炊烟，
早已让人们断肠。
原本熟悉的油盐酱醋，
现在都已被废墟埋藏。

街道旁偶然可见的市民，
呆立在废墟旁，
风雨中保险公司的横幅更让人心伤——
"你平安吗？你在何方？"

余震不断，泪已流光。
房屋虽倒，精神更强。
救援的人流物流如洪流入川。
重建家园，救死扶伤。
相信有你、有我，
美丽的青川，定会恢复昔日模样。

（梁朝朝，安徽医科大学第一附属医院院长。2008年"5·12"汶川大地震期间，梁朝朝同志担任安徽省抗震救灾医疗队2队队长，是首批进入灾区参加救援的医疗队伍成员之一。该诗由作者在青川县救灾现场有感而作）

前　言

中国是世界上灾害发生最多、灾害损失最严重的国家之一，频繁发生的自然灾害、事故灾害和突发公共卫生事件，不仅对人类的生命、财产造成巨大的损失，而且对社会稳定、国家安全和经济发展也带来重大影响。因此，当前严峻形势下，全国提出全民灾害急救知识与技能的普及教育。然而，如何结合时代的发展和实际的需要加强灾害救援知识与技术的宣教与培训，成为迫切需要解决的问题。

本书以简单易懂的"一问一答"的方式，科学、实用、针对性地阐述了灾害及灾害护理救援的基本知识、核心环节、关键流程与主要困惑。本书以"灾害"和"灾害救援"为主线，从政府、社会公众、护理人员三者的角度，阐述了灾害救援与护理的理论与实践，探讨了护理人员在防灾减灾准备阶段、灾害现场救援阶段及灾后恢复阶段中的角色特征和职责，旨在帮助社会公众和护理人员提高对灾害的认知和应对能力。

全书分为12章，共62节。第一章"绪论"和第二章"灾害医学救援体系"介绍了灾害、灾害医学、灾害护理和医学救援的定义、范畴、发展历程和当前现状。第三章"自然灾害护理救援"、第四章"事故灾害护理救援"和第五章"突发公共卫生事件护理救援"分别从自然灾害、事故灾害和突发公共卫生事件三种灾害的定义、常见种类、灾害特点、救援要点和注意事项等依次进行针对性的介绍；第六章"灾害护理操作技能"、第七章"后送转运"和第八章"灾害护理人员的职业防护"详细阐明了在灾害救援中的一些必备急救知识，以及最能体现护理专业性的常用操作技能的实施方法、基本要求和注意事项等。第九章"受灾人群的营养护理"、第十章"灾害心理危机干预与护理"和第十一章"特殊受灾人群的护理"阐述了灾害救援中病人的管理和护理人员的自我调适等。第十二章"灾害护理应急救援预案与演练"对我国目前应急救援政策方针、相关应急预案和演练进行了说明。

我们期望本书能够为今后公众及护理专业的灾害教学及培训作出贡献，提高公众的灾害急救意识及技能，提高社会灾害应急救援力量。本书在编写过程中，编写团队最大限度地保证了教材内容的真实性、前沿性和贴近灾害救援实践。考虑到社会公众以及各个层次护理人员的使用需求，本书既有基本的理论知识，又有灾害救援实践中常见问题的处理与各类受灾人群的护理；既能为初学者奠定良好的基础，又能为资深护理人员提高灾害救援与护理能力提供帮助。由于编写经验有限，编写时间紧迫，本书难免有不足之处，恳请广大读者给予指正。

胡少华

2018 年 10 月

目　录

第一章　绪论 ………………………………………………… 001

第一节　灾害概述 ………………………………………… 001

1.灾害的定义是什么? ……………………………… 001

2.灾害的两要素是什么? …………………………… 001

3.灾害的特征及其含义是什么? …………………… 001

4.按灾害发生的过程、性质和机制,灾害有哪些分类? …… 002

5.灾害按其反应规模如何分类? …………………… 002

6.灾害分级有哪些方法? …………………………… 002

7.何为单种灾度评估法? …………………………… 003

8.何为综合灾度评估法? …………………………… 003

第二节　灾害医学概述 …………………………………… 003

1.灾害医学的概念是什么? ………………………… 003

2.灾害医学的主要任务是什么? …………………… 004

3.灾害医学的特征是什么? ………………………… 004

4.灾害医学的范畴包括哪些? ……………………… 004

5.国际灾害医学是如何形成与发展的? …………… 005

6.我国灾害医学是如何形成与发展的? …………… 005

7.我国灾害医学的展望是什么? …………………… 006

8.医疗卫生救援事件是如何分类的? ……………… 006

9.我国灾害管理的目标及主要任务是什么? ……… 007

第三节 灾害护理概述 ································ 007

1. 什么是灾害护理? ································ 007

2. 灾害护理学的研究内容有哪些? ································ 007

3. 灾害护理有哪些特征? ································ 008

4. 灾害护理的范畴是什么? ································ 008

5. 灾害护理的任务有哪些? ································ 008

6. 国际灾害护理的发展现状是什么? ································ 008

7. 我国灾害护理的发展现状如何? ································ 009

8. 我国灾害护理的展望是什么? ································ 009

9. 灾害护理学教育的主要内容是什么? ································ 010

10. 灾害护理中的人际关系及其特点是什么? ································ 010

11. 灾害护理中的伦理矛盾有哪些? ································ 010

12. 灾害护理救援中的救护原则是什么? ································ 010

13. 灾害护理对护士的能力有哪些要求? ································ 011

第二章 灾害医学救援体系 ································ 012

第一节 灾害医学救援概述 ································ 012

1. 灾害医学救援的概念是什么? ································ 012

2. 灾害医学救援的特点是什么? ································ 012

3. 什么是灾害医学救援的组织体制? ································ 012

4. 什么是分级救护? 为什么要进行分级救护? ································ 013

5. 分级救护的组织形式是什么? ································ 013

6. 灾害救援现场急救的组织指挥机构有哪些? ································ 013

7. 什么是灾害救援体制? ································ 013

8. 灾害现场急救早期自救互救的具体措施是什么? ································ 014

9. 灾害事故医疗救援上报的规定是什么? ································ 014

10. 灾害事故医疗救援上报的内容是什么? ································ 014

第二节　灾害护理救援队伍 ·························· 015

1. 我国主要应急医学救援队伍有哪些? ·················· 015

2. 灾害救援队如何分类? ························· 015

3. 灾害救援人员常分为哪几类? ···················· 015

4. 应急医学救援队有哪些组建模式? 人员组成有哪些? ····· 015

5. 灾害救援分哪几个阶段? ······················· 016

6. 应急医学救援队的活动有哪些? ·················· 016

7. 什么是灾害护理救援组织管理? ·················· 016

8. 灾害护理救援组织管理的主要内容是什么? ··········· 016

9. 为提升护士应急救援中的救护能力,需要培训哪些内容? ····· 017

10. 灾害救援护士应具备的素质有哪些? ··············· 017

第三节　灾害护理救援装备 ·························· 017

1. 在灾害现场医学救援工作中,卫生应急物资分为哪几类? ··· 017

2. 应急药材类卫生应急物资包括哪些物品? ············· 018

3. 医疗文书类卫生应急物资包括哪些物品? ············· 018

4. 宿营和通信器材类卫生应急物资包括哪些物品? 如何配置? ··· 018

5. 运输工具类卫生应急物资包括哪些? ··············· 019

6. 其他物资类卫生应急物资包括哪些? ··············· 019

7. 卫生应急物资应如何管理? ····················· 019

8. 卫生应急物资管理的注意事项有哪些? ·············· 020

9. 紧急医学救援队的装备有哪些? ·················· 020

10. 医疗救援物品包括哪些? ······················ 020

11. 运输装备包括哪些? 各有什么要求? ·············· 021

12. 通信设备包括哪些? ························· 021

13. 后勤保障装备有哪些? ······················· 021

14. 紧急医学救援队员个人携行装备主要配备哪些物品? ····· 021

15. 紧急医学救援队的搜救设备有哪些? ··············· 022

第三章　自然灾害护理救援 ………………………………… 023

第一节　自然灾害概述 …………………………………… 023

1.什么是自然灾害？ …………………………………… 023

2.根据我国国情,自然灾害的分级有哪些？ ……………… 023

第二节　地震 ……………………………………………… 024

1.什么是地震？ ………………………………………… 024

2.根据震动性不同,地震可分为哪些类型？ …………… 024

3.地震灾害可划分为哪几个等级？ …………………… 024

4.地震伤情可分成几类？ 分别以什么颜色的伤病卡进行区分？ …… 026

5.地震的现场特点有哪些？ …………………………… 026

6.地震所致的创伤类型有哪些？ ……………………… 026

7.地震伤的特点有哪些？ ……………………………… 026

8.地震的现场救护原则有哪些？ ……………………… 026

9.地震现场检伤分类救护的必要措施是什么？ ………… 026

10.地震现场的急救护理措施有哪些？ ………………… 027

11.地震早期处理的注意事项是什么？ ………………… 027

12.地震挤压综合征的临床表现有哪些？ ……………… 027

13.地震挤压综合征的护理要点有哪些？ ……………… 027

14.地震挤压综合征早期补液的注意事项是什么？ ……… 028

15.地震引起的创伤性休克的早期处理原则是什么？ …… 028

16.呼吸道梗阻和窒息的早期处理原则是什么？ ………… 029

17.出血、伤口和骨折的早期处理原则是什么？ ………… 029

18.颅脑伤的早期处理原则是什么？ …………………… 030

10.颌面颈部损伤的早期处理原则是什么？ …………… 030

20.胸部损伤的早期处理原则是什么？ ………………… 030

21.腹部损伤的早期处理原则是什么？ ………………… 031

22.骨盆部损伤的早期处理原则是什么？ ……………… 031

23.四肢伤的早期处理原则是什么？ …………………… 031

24.地震灾害发生后,抗震救灾指挥机构需采取的紧急措施

　包括哪些? ·· 031

25.地震后如何做好紧急搜救护理? ···························· 032

26.地震自救互救的形式有哪些? ····························· 032

27.震后进行互救的原则是什么? ····························· 032

28.自救互救应注意哪些问题? ································· 033

29.地震时必要的逃生技巧有哪些? ·························· 033

30.地震后如何做好卫生防疫? ································· 034

第三节　海啸 ·· 034

1.什么是海啸? ·· 034

2.根据引发原因的不同,海啸分为哪几种类型? ············ 034

3.海啸预警的级别有哪些? 分别以什么颜色表示? ········ 034

4.海啸作为原生灾害,由其引发的次生灾害有哪些? ······ 034

5.海啸后伤病的特点是什么? ································· 035

6.海洋生物对落水遇险者的常见伤害及其症状有哪些? ··· 035

7.海啸后导致各种疾病高发和传染病流行的原因有哪些? · 035

8.海啸救援现场护士应做好哪些评估内容? ··············· 035

9.海水淹溺的救治措施有哪些? ····························· 036

10.对于海啸中体温过低的伤员应做好哪些护理措施? ····· 036

11.对于损伤程度较重的低体温症伤员,可采取主动深部复温

　法,其常见的具体方法有哪些? ·························· 036

12.肢体损伤合并海水浸泡的早期救治措施有哪些? ······· 037

13.海啸后的卫生防疫措施有哪些? ·························· 037

第四节　水灾 ·· 038

1.什么是水灾? ·· 038

2.洪水分为哪几个等级? ······································· 038

3.洪水淹没化工厂时,会造成什么危害? ··················· 038

4.水灾对人的伤害有哪些? ···································· 038

5.水灾发生后传染病流行的特点有哪些? ··················· 039

6. 水灾引起的常见皮肤病有哪些？ ······ 039

7. 常见皮肤病的护理要点有哪些？ ······ 039

8. 水灾发生时，高压输电设备被破坏容易致人体电击伤，如何进行现场急救？ ······ 039

9. 水灾现场伤员的评估包括哪些方面？ ······ 040

10. 发生水灾时，灾民在自救互救过程中有哪些注意事项？ ··· 040

11. 水灾之后，如何解决群众的安全饮水问题？ ······ 040

12. 野外条件下对水的净化方法有哪些？ ······ 041

13. 水灾发生后，灾民和救援人员在野外如何防止被毒蛇咬伤？ 041

14. 如果被毒蛇咬伤，如何进行现场急救？ ······ 041

15. 灾后初期，如何做好救灾食品的卫生监督？ ······ 042

16. 水灾发生后，消灭蚊蝇的措施有哪些？ ······ 042

第五节　泥石流 ······ 042

1. 什么是泥石流？ ······ 042

2. 泥石流形成的必要条件有哪些？ ······ 043

3. 泥石流的诱发因素有哪些？ ······ 043

4. 泥石流的灾害特点有哪些？ ······ 043

5. 泥石流来临时应如何转移？ ······ 044

6. 泥石流灾害早期(24 小时内)，会导致的人体伤害主要有哪些？应如何应对？ ······ 044

7. 泥石流灾害中期(24～72 小时)，灾民疾病特点会发生什么转变？造成的原因有哪些？ ······ 044

8. 泥石流灾害晚期(72 小时～21 天)，灾区疾病发展特点有哪些？造成的原因有哪些？ ······ 045

9. 泥石流发生时容易引发山体塌方，救援人员在进入现场救援的路上，如何做好山体塌方的防护？ ······ 045

10. 防治泥石流的重要环节包括哪些？ ······ 045

11. 泥石流突然暴发，容易导致灾民发生呼吸道阻塞性窒息的原因有哪些？ ······ 045

12.泥石流造成伤员呼吸道阻塞性窒息的主要临床表现有哪些? … 046

13.泥石流造成伤员呼吸道阻塞性窒息的急救原则有哪些? …… 046

14.在野外饮用水缺乏时,如何指导灾民科学饮水? ……… 046

15.救援人员如何避免在野外迷路? ……… 046

16.如果在山路行进过程中发生迷路,应如何正确应对? …… 047

第六节　风灾 ……… 047

1.什么叫风灾? ……… 047

2.台风是如何形成的? 为何有如此大的危害力? ……… 047

3.风灾对人群的伤害有哪些? ……… 048

4.台风造成皮肤挫裂伤的特点有哪些? ……… 048

5.什么叫失温? 包括哪些类型? ……… 048

6.轻度失温症的临床表现和应对措施有哪些? ……… 048

7.中度及重度失温症的临床表现和应对措施有哪些? …… 049

8.如何预防失温症的发生? ……… 049

9.遭受雷击伤员的现场急救措施有哪些? ……… 049

10.溺水者胸外按压的注意事项有哪些? ……… 049

11.如何做到在安全救起溺水者的同时,做好自身防护? …… 050

12.为减轻风灾的影响程度,可以采取哪些防御措施? …… 050

13.发生风灾时应如何避险? ……… 050

14.什么是风暴潮? 如何做好风暴潮灾后卫生防疫工作? …… 050

第七节　雪灾 ……… 051

1.什么是雪灾? ……… 051

2.暴风雪的构成要素有哪些? ……… 051

3.大雪是如何定义的? ……… 051

4.雪灾中发病率最高的是哪类疾病? ……… 051

5.雪灾评估包括哪些内容? ……… 052

6.什么是冻伤? 其影响因素有哪些? ……… 052

7.什么是低温? ……… 052

8.低温如何分类? ……… 052

9. 意外低温患者现场与院前急救的优先措施有哪些？ ········ 052

10. 意外低温患者复温的方法有哪些？ ···················· 053

11. 冻伤如何分度？ ································ 053

12. 冻伤处理的基本原则和治疗要点有哪些？ ·············· 054

13. 造成雪崩掩埋者窒息的主要原因有哪些？ ·············· 054

14. 对雪崩遇险者的现场紧急医疗处理，一般按什么步骤进行？ ····· 054

15. 如何对雪崩遇险者进行搜救？ ···················· 054

16. 当发布严寒风暴预警时，公众应遵守的一般原则是什么？ ········ 055

第八节　热浪 ····································· 055

1. 什么是热浪？ ································ 055

2. 如何读懂高温预警信息？ ························ 055

3. 按影响健康的机理分类，热浪分为哪些类型？ ·············· 056

4. 热浪的损伤机制与易感人群有哪些？ ·················· 056

5. 热浪会导致哪些相关疾病的发生率增加？ ·············· 056

6. 什么是中暑？ ································ 056

7. 中暑分为哪几种类型？其临床表现是什么？ ·············· 056

8. 中暑的现场急救措施有哪些？ ···················· 057

9. 中暑的急救护理措施有哪些？ ···················· 057

10. 当在高热环境下进行灾害救援时，救援人员应如何预防中暑？ ··· 058

11. 救援人员发生热损伤的前兆症状有哪些？ ·············· 058

12. 政府及公众应采取哪些应对措施以降低热浪影响？ ········ 058

第四章　事故灾害护理救援 ···················· 059

第一节　事故灾害概述 ························· 059

1. 什么是事故火害？ ······························ 059

2. 事故灾害主要包括哪些？ ························ 059

3. 事故灾害的基本特征包括哪些？ ···················· 059

第二节　交通事故 ····························· 060

1. 什么是交通事故？ ······························ 060

2.按事故造成的后果划分,交通事故如何分类? …………… 060

3.按事故的轻重程度划分,交通事故如何分类? …………… 060

4.按事故的性质划分,交通事故如何分类? …………………… 060

5.公路交通事故的主要特点是什么? …………………………… 061

6.高速公路交通事故的主要特点是什么? ……………………… 061

7.高速公路交通事故产生的主要原因是什么? ………………… 061

8.公路交通事故伤情有哪些特点? ……………………………… 061

9.交通事故伤的救治链包括哪些? ……………………………… 062

10.发生交通事故后,现场救治的原则是什么? ……………… 062

11.发生交通事故后,在转移中必须遵循哪两条原则? ……… 062

12.发生公路交通事故后,如何进行现场救治? ……………… 062

13.公路交通事故急救中,有效止血、快速灌注液体恢复血容量
的原则是什么? ……………………………………………… 063

14.发生公路交通事故后,如何进行现场疏散? ……………… 063

15.发生交通事故后,伤员的运送原则有哪些? ……………… 063

16.什么是铁路交通事故? ……………………………………… 064

17.铁路交通事故伤者的伤情特点有哪些? …………………… 064

18.铁路交通事故的伤情按受伤程度分为哪几类? …………… 064

19.铁路交通事故应急预案的特点是什么? …………………… 064

20.发生铁路交通事故后,在出现大批量伤员的情况下,急救和
转运的优先顺序是什么? …………………………………… 065

21.发生交通事故后,在出现大批量伤员时,救援人员需要分出
哪四个区域? ………………………………………………… 065

22.发生铁路交通事故后,如何进行现场救治? ……………… 065

23.发生铁路交通事故后,如何进行现场疏散? ……………… 066

24.什么是多发伤? ……………………………………………… 066

25.多发伤的急诊急救处理指征是什么? ……………………… 066

26.什么是复合伤? ……………………………………………… 066

27.严重创伤病人有哪几个死亡高峰期? ……………………… 067

28. 铁路事故的灾害预防措施有哪些？ …………………………… 067

29. 发生铁路交通事故后，如何做好灾后卫生防疫的应对工作？ …… 067

30. 沉船事故的发生原因有哪些？ ………………………………… 067

31. 沉船事故的伤情特点是什么？ ………………………………… 067

32. 沉船事故的救援特点包括哪些？ ……………………………… 068

33. 沉船事故现场的应急救援重点是什么？ ……………………… 068

34.《国家海上搜救应急预案》中，将水上突发事件险情分为哪几级？ … 068

35. 根据《国家海上搜救应急预案》，属于特别重大险情(I级)的有哪些？ 068

36. 沉船事故救援的过程中，由多部门协调配合，其主要工作
    原则是什么？ ……………………………………………… 069

37. 发生交通事故后，如何进行卫生防疫？ ……………………… 069

38. 发生交通事故后，如何启动卫生防疫流程？ ………………… 069

39. 为了避免公路交通事故的发生，如何进行预防和教育？ … 070

第三节　火灾 ……………………………………………………… 070

1. 什么是火灾？ …………………………………………………… 070

2. 按燃烧对象划分，火灾如何分类？ …………………………… 070

3. 按火灾损失的严重程度划分，火灾怎样分类？ ……………… 070

4. 高层建筑发生火灾有哪些特点？ ……………………………… 071

5. 地铁火灾时人员疏散与救助的难度体现在哪些方面？ …… 071

6. 医院火灾的特点有哪些？ ……………………………………… 071

7. 一旦发现火情，首先应该怎么做？ …………………………… 071

8. 身体不慎着火时应该怎么做？此时能否奔跑寻求救助？
   是否可以用灭火器对准着火人身体喷射？ ……………… 072

9. 为什么说不能在火场中喊叫或张口呼吸？应该怎样逃离
   火场？ ……………………………………………………… 072

10. 常用的灭火方法有哪些？ …………………………………… 072

11. 常用的灭火器有哪几种？分别用于扑救哪类火灾？ …… 072

12. 烧伤面积怎样表示？估计烧伤面积的常用方法有哪些？ … 073

13. 如何用"三度四分法"评估烧伤的深度？ ………………… 073

14. 烧伤休克早期复苏补液的种类有哪些？补液的顺序是什么？ … 073

15. 是否所有的烧伤患者都需要尽快静脉补液？对于防治烧伤
休克,国内常用的复苏补液方案是什么？ …………… 073

16. Ⅱ度烧伤患者表皮处的水疱应该如何处理？ ………… 074

17. 躯干和四肢烧伤患者的创面包扎有哪些要求？ ……… 074

18. 火灾现场的救护要点有哪些？ …………………… 074

19. 烧伤早期采取正确的姿势、保持肢体功能位的意义是什么？ … 075

第四节　踩踏事件 ………………………………… 075

1. 什么是踩踏事件？ ……………………………… 075

2. 踩踏事件常发生于哪些地方？ …………………… 075

3. 公共场合中易发生踩踏事件的人流对冲点有哪些？ …… 075

4. 踩踏事件发生的原因主要有哪些？ ………………… 075

5. 踩踏事件的发展演化有哪几个阶段？ ……………… 076

6. 踩踏事件中的主要致伤因素是什么？ ……………… 077

7. 踩踏事件中的伤亡人员构成特点是什么？ ………… 077

8. 踩踏事件的伤情有哪些特点？ …………………… 077

9. 踩踏事件应急处理程序有哪些？ ………………… 077

10. 踩踏事件中胸部损伤时的现场急救措施有哪些？ …… 077

11. 踩踏事件中腹部损伤时的现场急救措施有哪些？ …… 078

12. SALT检伤分类法在踩踏事件的救援中有何重要意义？ … 078

13. SALT检伤分类法将伤患分为哪几类？ …………… 079

14. SALT检伤分类法是如何通过自我评估对伤患进行总体
分类的？ ……………………………………… 079

15. 踩踏事件发生后,如何有效实施院前急救？ ……… 079

16. 如何提高踩踏事件的救援成功率？ ……………… 080

17. 运送伤员的注意事项有哪些？ …………………… 080

18. 踩踏事件对伤员的心理影响有哪些？ …………… 080

19. 踩踏事件后如何尽快恢复当事人的安全感？ ……… 080

20. 发生踩踏事件时,当事人如何避险和逃生？ ……… 081

21. 踩踏事件发生时如何互救？ …………………………………… 082

22. 踩踏事件的预防措施有哪些？ ………………………………… 082

23. 学校踩踏事件的预防措施有哪些？ …………………………… 083

24. 大型城市广场关于踩踏事件应急管理改善的策略有哪些？ … 083

第五节　瓦斯爆炸 …………………………………………………… 083

1. 什么是矿井瓦斯？ ……………………………………………… 083

2. 瓦斯是从哪里来的？ …………………………………………… 084

3. 矿井瓦斯等级是怎样划分的？ ………………………………… 084

4. 井下发生瓦斯爆炸的条件是什么？ …………………………… 084

5. 瓦斯爆炸的危害有哪些？ ……………………………………… 084

6. 瓦斯爆炸燃烧分为哪几种类型？ ……………………………… 084

7. 发生瓦斯爆炸的原因有哪些？ ………………………………… 085

8. 预防瓦斯爆炸的措施有哪些？ ………………………………… 085

9. 发生瓦斯爆炸时应该怎么做好个人救护？ …………………… 085

10. 发生瓦斯爆炸时使用自救器的注意事项是什么？ ………… 086

11. 井下救助伤者应遵循哪些原则？ …………………………… 086

12. 因瓦斯爆炸而造成的 CO 中毒按程度可分为哪几级？ …… 086

13. 因瓦斯爆炸而造成的 CO 中毒伤者该如何抢救？ ………… 087

第六节　空难 ………………………………………………………… 087

1. 什么是空难？ …………………………………………………… 087

2. 空难的特点是什么？ …………………………………………… 087

3. 空难的应急处置划分为哪些等级？ …………………………… 088

4. 空难事故的伤情特点是什么？ ………………………………… 088

5. 民航飞行事故致伤种类包括哪些？ …………………………… 088

6. 空难救援的特点有哪些？ ……………………………………… 089

7. 在飞机失联的情况下,进行有针对性营救的首要步骤是什么？ … 089

8. 空难发生后应急救援行动实施的关键时间段是什么？ ……… 089

9. 空难现场医疗救护工作的最佳地点是什么？ ………………… 089

10. 空难的现场救援措施包括哪些？ …………………………… 089

11.空难现场医疗救援的要点有哪些？ …………………………… 089

12.医疗救护人员在机场应急救援工作中的主要职责有哪些？ …… 089

13.发生空难事故后,如何进行现场救治？ ………………………… 090

14.医护人员在现场急救时需要进行哪些自我防护？ …………… 090

15.在飞机失事前需要跳伞或其他从紧急出口逃生的情况下,
乘务员如何组织乘客逃生？ …………………………………… 091

16.空难最多发生在飞机起飞和降落的过程中,其原因主要
是什么？ ………………………………………………………… 091

17.飞机非正常降落在机场或人口密集区,地面救援人员的
首要任务是什么？ ……………………………………………… 091

18.空难发生后,指挥人员在事故现场要求"抬了就走,快送
医院,迅速清理现场",这种指导思想是否正确？ …………… 091

第五章　突发公共卫生事件护理救援 ……………………… 092

第一节　突发公共卫生事件概述 ……………………………… 092

1.突发公共卫生事件的定义是什么？ …………………………… 092

2.突发公共卫生事件可分为哪几类？ …………………………… 092

3.突发公共卫生事件有哪些特点？ ……………………………… 092

4.特别重大突发公共卫生事件有哪些？ ………………………… 093

5.《国家突发公共卫生事件应急预案》的适用范围有哪些？ … 093

6.《国家突发公共卫生事件应急预案》的工作原则是什么？ … 093

7.全国突发事件应急处理指挥部的组成和职责是什么？ ……… 093

8.省级突发事件应急处理指挥部的组成和职责是什么？ ……… 094

9.突发公共卫生事件应急处理的专业技术机构有哪些？ ……… 094

10.突发公共卫生事件发生后的应急保障措施有哪些？ ………… 094

第二节　突发公共卫生事件应对处置 ………………………… 094

1.突发公共卫生事件发生后医疗卫生机构的工作重点有哪些？ … 094

2.突发公共卫生事件发生后报告时限是多少？ ………………… 095

3.突发公共卫生事件发生后如何进行信息管理？ ……………… 095

4.突发公共卫生事件发生后如何进行通报？ ……………… 095

5.突发公共卫生事件储备应急医疗救援队伍的平时工作原则
   是什么？ …………………………………………………… 096

第三节　重大传染病疫情 ………………………………………… 096

1.传染病的定义是什么？ ………………………………… 096

2.传染病分为哪几类？包括哪些病种？ ………………… 096

3.传染病的基本特征和传播基本环节有哪些？ ………… 097

4.传染病的主要传播途径有哪些？ ……………………… 097

5.传染病的报告时限是多少？ …………………………… 097

6.甲类传染病的报告标准是什么？ ……………………… 098

7.乙类传染病的报告标准是什么？ ……………………… 098

8.丙类传染病的报告标准是什么？ ……………………… 099

9.传染病常见的热型有哪些？ …………………………… 100

10.传染病的隔离措施包括哪些种类？ …………………… 100

11.霍乱的救治原则有哪些？ ……………………………… 101

12.霍乱的护理措施有哪些？ ……………………………… 102

13.鼠疫分为哪几型？ ……………………………………… 102

14.鼠疫的救治原则有哪些？ ……………………………… 102

15.鼠疫的护理要点有哪些？ ……………………………… 103

16.手足口病的防控措施有哪些？ ………………………… 104

17.流行性乙型脑炎的防控措施有哪些？ ………………… 105

18.什么是重大传染病疫情？ ……………………………… 105

19.重大传染病疫情的特征有哪些？ ……………………… 105

20.重大传染病事件的应对策略有哪些？ ………………… 105

21.近年来我国重大传染病疫情防控能力得到明显提升,主要
   表现在哪些方面？ ……………………………………… 106

22.如何掌握公众对重大传染病疫情的健康教育的需求内容？ …… 106

23.灾害传染病的预防控制措施有哪些？ ………………… 107

24.灾后传染病的护理对策有哪些？ ……………………… 107

第四节　食物中毒 ·· 107

1. 食物中毒的定义是什么？ ·························· 107

2. 食物中毒的分类包括哪些？ ····················· 108

3. 动物性中毒食品主要有哪几种？ ·············· 108

4. 植物性中毒食品主要有哪几种？ ·············· 108

5. 什么是细菌性食物中毒？ ·························· 108

6. 什么是真菌性食物中毒？ ·························· 109

7. 什么是化学性食物中毒？ ·························· 109

8. 食物中毒的特点有哪些？ ·························· 109

9. 食物中毒的治疗原则包括哪些？ ·············· 109

10. 食品安全事故如何分级？ ························· 110

11. 食物中毒事件后由什么部门负责监管？ ····· 110

12. 食物中毒网络直报上级卫生行政部门时,哪几种情况责任
单位必须在 2 小时内上报？ ····················· 110

13. 对于食物中毒或者疑似食物中毒事故,应实施紧急报告
制度的包括哪些情况？ ····························· 110

14. 对造成食物中毒事故的食品或者有证据证明可能导致食物
中毒事故的食品应采取哪些控制措施？ ····· 111

15. 食物中毒的预防措施有哪些？ ·················· 111

第五节　化学中毒 ·· 111

1. 突发化学中毒事件的定义是什么？ ············ 111

2. 突发化学中毒事件的特点包括哪些？ ········· 112

3. 常见化学中毒事件可分为哪几类？ ············ 112

4. 化学中毒事件现场急救的意义和目的是什么？ ········· 112

5. 突发化学中毒事件发生时如何进行防护？ ··· 112

6. 救援人员进入染毒区域的注意事项有哪些？ ········· 113

7. 群体化学中毒事件的救援力量应如何分配？ ········· 113

8. 化学性急性中毒的诊断原则是什么？ ········· 114

9. 突发化学中毒事件发生时的护理救援原则包括哪些？ ······ 114

10. 腐蚀剂中毒患者的紧急医学处理包括哪些措施？ ………… 114

11. 气体中毒后的救护措施包括哪些？ ………… 114

12. 甲醇中毒后如何救护？ ………… 115

13. 乙醇中毒后如何救护？ ………… 115

14. 有机磷农药中毒后如何救护？ ………… 116

15. 毒鼠强中毒后如何救护？ ………… 116

第六节　饮用水污染 ………… 117

1. 我国现行的《生活饮用水卫生标准》三项原则性的卫生要求
是什么？ ………… 117

2. 发生饮用水污染事件时应如何处理？ ………… 117

3. 灾区水污染分哪几类？ ………… 117

4. 灾害期间水源选择的卫生要求包括哪些？ ………… 117

5. 灾害期间饮水卫生要遵循的原则是什么？ ………… 118

6. 灾区地表饮用水水源地的管理措施有哪些？ ………… 118

7. 灾害期间与水相关的疾病分哪几类？ ………… 118

8. 灾害期间水源选择的原则是什么？ ………… 118

9. 灾害发生后对饮用水快速检验的意义是什么？ ………… 118

10. 水源卫生侦查的内容包括哪些？ ………… 119

11. 水源受到污染或检出霍乱菌株时应采取哪些措施？ ………… 119

12. 个人饮水消毒常用的方法有哪些？ ………… 119

13. 氯化消毒的优点有哪些？ ………… 119

14. 不得从事供、管水工作的人员包括哪些？ ………… 119

第七节　生物恐怖事件 ………… 120

1. 生物恐怖袭击的定义是什么？ ………… 120

2. 生物恐怖袭击的模式有哪些？ ………… 120

3. 生物恐怖袭击事件的特点包括哪些？ ………… 120

4. 生物恐怖袭击可能发生的时间和地点是什么？ ………… 121

5. 生物恐怖袭击的主要制剂有哪几种？ ………… 121

6. 生物恐怖事件中细菌性疾病的致病菌和传播途径分别是什么？ … 121

7. 生物恐怖事件中病毒性疾病的致病原和传播途径分别是什么？… 122

8. 哪些情况下应警惕生物恐怖袭击的发生？ 122

9. 反生物恐怖袭击应急预案的特点有哪些？ 122

10. 应对生物战剂袭击中,去除污染的定义是什么？ 122

11. 生物恐怖袭击发生后,现场救治的注意事项有哪些？ 123

12. 生物恐怖袭击发生后,现场如何进行隔离控制？ 123

13. 生物恐怖袭击发生后,医疗救援队一般由哪些人员组成？ 123

14. 生物恐怖袭击发生后,医务人员应如何做好个体防护？ 123

15. 生物恐怖袭击发生后,如何选择正确的逃生路线？ 124

第八节　爆炸 124

1. 爆炸的定义是什么？ 124

2. 爆炸伤的定义是什么？ 124

3. 爆炸伤的特点有哪些？ 125

4. 儿童、孕妇和老年人爆炸伤的伤情特点有哪些？ 125

5. 爆炸伤的分型有哪些？ 125

6. 爆炸现场创伤急救的原则是什么？ 125

7. 爆炸复合伤的急救原则及救护顺序是什么？ 126

8. 烧冲复合伤的治疗原则有哪些？ 126

9. 维持爆炸伤患者气道通畅及有效通气的措施是什么？ 126

10. 爆震伤中对爆震波最敏感的器官及其受损后的临床表现
是什么？ 127

11. 爆炸伤致腹腔内脏脱出时正确的处理方法是什么？ 127

12. 爆炸现场救援时,一名双侧大腿烧伤伴背部有碎片穿透
伤口的伤员应如何处理？ 127

13. 爆炸事件现场应如何分区？ 不同区域的注意事项和作用
是什么？ 128

14. 救援人员在进入现场时有哪些注意事项？ 128

15. 爆炸现场危险性高,如何在有限资源的情况下尽量多地
提供救援？ 128

16.爆炸引起火灾致烧伤时的自救措施包括哪些？ …………… 129

17.医院接到爆炸事故通知时,急诊室应做哪些准备？ ……… 129

第九节　核辐射 ……………………………………………… 130

1.影响核辐射总吸收量的因素主要是什么？ …………………… 130

2.核辐射事故的定义是什么？ ……………………………………… 130

3.核辐射的来源包括哪些？ ………………………………………… 130

4.核辐射的分级有哪些？ …………………………………………… 130

5.核辐射的常见形式有哪些？ ……………………………………… 131

6.核辐射伤员的分类包括哪些？ …………………………………… 131

7.核辐射的危害有哪些？ …………………………………………… 131

8.急性辐射综合征通常分为哪几个阶段？ ……………………… 131

9.核辐射后的患者应如何进行皮肤去污？ ……………………… 132

10.体内照射的防护原则有哪些？ ………………………………… 132

11.核事故医学应急救援梯队及其基本任务有哪些？ ………… 132

12.核辐射现场医学救援的组织指挥原则包括哪些？ ………… 133

13.接触核辐射的人群在饮食上的注意事项有哪些？ ………… 133

14.救援人员进入现场后如何做好自我防护？ ………………… 134

15.在有可能发生核事故地的居民应如何做好自我防护？ …… 134

第六章　灾害护理操作技能 …………………………………… 135

第一节　检伤分类 ……………………………………………… 135

1.检伤分类的定义是什么？ ………………………………………… 135

2.检伤分类的适用范围有哪些？ …………………………………… 135

3.灾害救援时检伤分类的目的是什么？ ………………………… 135

4.检伤分类的意义是什么？ ………………………………………… 135

5.检伤分类有何重要作用？ ………………………………………… 136

6.检伤分类时要掌握哪些原则？ …………………………………… 136

7.检伤分类的种类有哪些？ ………………………………………… 136

8.灾难现场检伤分类基于哪些要素？ …………………………… 136

9. 在大规模灾难事件中,常见的检伤分类错误有哪些? ········ 136

10. 检伤分类的模式有哪些? ·································· 137

11. 在大规模人员伤亡事件中,选择检伤分类方法要考虑
哪些要素? ··· 137

12. 完善的检伤分类需要经历哪几个阶段? ·················· 137

13. 常用的检伤分类方法有哪些? ·························· 138

14. 在灾难现场选择检伤分类区应考虑哪些重要因素? ········ 138

15. 检伤分类的等级含义和标识是什么? ···················· 138

16. 院前模糊定性检伤分类法(ABCD 法)主要指什么? ······ 138

17. START 检伤分类法的定义是什么? ···················· 139

18. Jump START 检伤分类法的定义是什么? ················ 140

19. SALT 检伤分类法的定义是什么? ······················ 140

20. Care Flight 检伤分类法的定义是什么? ················ 141

21. MASS 检伤分类法的定义是什么? ······················ 141

22. 创伤评分的定义是什么? 创伤评分分为哪几类? ·········· 142

23. 院前分类指数评分法的定义是什么? ···················· 142

24. 创伤评分法的定义是什么? ···························· 143

25. 修正创伤评分法的定义是什么? ························ 143

26. CRAMS 评分法的定义是什么? ·························· 144

27. 格拉斯哥昏迷指数评分法的定义是什么? ················ 145

28. 损伤严重度评分法的定义是什么? ······················ 145

29. 国际创伤生命支持的定义是什么? ······················ 145

第二节 心肺脑复苏 ···································· 146

1. 心肺脑复苏的定义是什么? ···························· 146

2. 引起呼吸心脏骤停的常见原因有哪些? ·················· 146

3. 呼吸心脏骤停的典型"三联征"是什么? 具体临床表现有
哪些? ·· 146

4. 早期除颤是心肺复苏的关键起始措施之一,除颤时如何
选择能量? 电极板如何放置? ························ 147

5. 心脏骤停的"生存链"包括哪些？ …………………………………… 147

6. 地震后,搜救人员从坍塌的建筑物中发现一名意识丧失的
患者,这时首先应该做什么？ …………………………………… 147

7. 当成人患者突发心脏骤停时,一名不懂 CPR 的市民打电话到
120 急救中心,调度员是否可以利用电话指导这名市民进行 CPR? … 148

8. 什么是正确的胸外心脏按压？ …………………………………… 148

9. 常用的开放气道的方法有哪几种？ 患者在火灾中跳楼逃生,
坠落在地,如何对其开放气道？ …………………………………… 148

10. 人工通气的方法主要有哪几种？ ……………………………………

11. 患者突发心脏骤停时,为什么要强调先按压后通气？ ……… 148

12. 是否需要协助患者左侧位倾斜 30°行心肺复苏？ 为什么？ …… 149

13. 此时,应如何对该孕妇行正确的心肺复苏？ …………………… 149

14. 救护车准备转运该孕妇至医院救治,此时持续胸外按压的
最佳方法是什么？ ………………………………………………… 149

15. 成人、儿童、婴儿的胸外按压与人工呼吸比例分别是多少？ …… 149

16. 什么是高质量的心肺复苏？ ……………………………………… 149

17. 婴儿心肺复苏的注意事项有哪些？ ……………………………… 150

18. 什么是口咽通气道？ 它适用于哪些患者？ 如何放置？ …… 150

19. 心肺复苏的并发症有哪些？ ……………………………………… 150

20. 怎样判断复苏有效？ ……………………………………………… 150

21. 不实施心肺复苏的情况有哪些？ ………………………………… 151

22. 监测呼气末二氧化碳的意义是什么？ …………………………… 151

23. 对心脏骤停患者,使用心肺复苏药物治疗时有哪些给药途径？ … 151

24. 什么是目标温度管理？ …………………………………………… 151

25. 对院外心脏骤停的成年患者,旁观者应该如何参与心肺复苏？ … 151

第三节 静脉输液与输血 …………………………………………… 152

1. 静脉输液的定义是什么？ ………………………………………… 152

2. 密闭式静脉输液法的定义是什么？ 可分为哪几种？ ……… 152

3. 静脉输液的目的有哪些？ ………………………………………… 152

4. 静脉输液的原则包括哪些？在给病人补钾过程中应遵循的原则是什么？ ……………………………………… 153

5. 创伤性休克液体复苏的原则有哪些？ ……………… 153

6. 创伤性休克液体复苏的目标有哪些？ ……………… 153

7. 创伤性休克液体复苏的方案是什么？ ……………… 154

8. 常见的输液反应有哪些？ …………………………… 154

9. 在输液过程中出现循环负荷过重反应的原因、临床表现和处理方法分别是什么？ …………………………………… 154

10. 在输液过程中出现空气栓塞的原因、临床表现和处理方法分别是什么？ …………………………………………… 155

11. 静脉输血的定义和目的是什么？ …………………… 156

12. 静脉输血的原则是什么？ …………………………… 156

13. 输血前检查的目的是什么？ ………………………… 156

14. 成分输血的注意事项有哪些？ ……………………… 156

15. 自体输血的适应证和禁忌证有哪些？ ……………… 157

16. 交叉配血试验包含哪些内容？ ……………………… 157

17. 输血时"三查八对"的内容是什么？ ………………… 157

18. 如何评估创伤及手术中的输血量？ ………………… 157

19. 大量输注库存血容易发生酸中毒和高血钾的原因是什么？ ……… 158

20. 患者血型不明时紧急输注 O 型红细胞的适用情况和处理流程包括哪些？ ………………………………………… 158

21. 不良输血事件的定义是什么？ ……………………… 158

22. 不良输血事件分哪几类？ …………………………… 159

23. 输血反应程度的分级有哪些？ ……………………… 159

24. 常见的输血反应有哪些？ …………………………… 159

25. 溶血反应的定义是什么？其发生原因和临床表现有哪些？ ……… 159

26. 发生急性溶血反应后的处理措施有哪些？ ………… 160

27. 灾害救援中造成血液供应困难的原因有哪些？ …… 161

第四节 清创 ………………………………………… 161

　1. 清创术的定义是什么? ………………………… 161

　2. 清创术的目的有哪些? ………………………… 161

　3. 清洁创口的定义是什么? ……………………… 161

　4. 清创的基本步骤有哪些? ……………………… 162

　5. 如何根据受伤的时间进行清创术的选择? …… 162

　6. 在清创术中如何进行伤口的清洗与消毒? …… 162

　7. 如何进行皮肤的清创? ………………………… 163

　8. 在清创术中如何进行血管损伤的处理? ……… 163

　9. 清创术中修复和缝合的步骤有哪些? ………… 163

　10. 清创术术后的治疗和护理措施包括哪些? …… 164

第五节 止血、包扎和固定 ………………………… 164

　1. 外伤出血的分类有哪些? ……………………… 164

　2. 常用的止血材料有哪些? ……………………… 164

　3. 常用的止血方法有哪些? ……………………… 165

　4. 颈部、面深部及头皮部出血时应如何止血? … 165

　5. 止血带止血法的注意事项有哪些? …………… 165

　6. 伤口包扎的目的是什么? ……………………… 166

　7. 包扎的常用材料有哪些? ……………………… 166

　8. "8"字形包扎法的操作方法是什么? 适用于哪些部位? 166

　9. 下颌部位损伤应如何包扎? …………………… 166

　10. 胸部外伤应如何包扎? ………………………… 167

　11. 肋骨骨折的处理原则是什么? ………………… 167

　12. 腹部外伤伴有内脏脱出者应如何处理? ……… 167

　13. 异物刺入后现场应如何处埋? ………………… 167

　14. 包扎的注意事项有哪些? ……………………… 167

　15. 对骨折部位固定的目的是什么? ……………… 168

　16. 骨折固定的原则有哪些? ……………………… 168

　17. 常用的骨折固定方法有哪些? ………………… 168

18. 锁骨骨折应如何固定？ …………………………………… 168

19. 前臂骨折应如何固定？ …………………………………… 168

20. 大腿骨折应如何固定？ …………………………………… 169

21. 脊柱骨折应如何固定？ …………………………………… 169

22. 骨盆骨折应如何固定？ …………………………………… 169

23. 肱骨骨折应如何固定？ …………………………………… 169

24. 骨折固定的注意事项有哪些？ …………………………… 169

第六节　搬运 …………………………………………………… 170

1. 什么是搬运？ ……………………………………………… 170

2. 搬运的方法有哪些？ ……………………………………… 170

3. 单人搬运有哪些方法？ …………………………………… 170

4. 双人搬运有哪些方法？ …………………………………… 171

5. 昏迷伤员该如何搬运？ …………………………………… 171

6. 骨盆损伤的伤员该如何搬运？ …………………………… 171

7. 脊椎损伤的伤员该如何搬运？ …………………………… 171

8. 腹部内脏脱出的伤员该如何搬运？ ……………………… 171

9. 身体带有刺入物的伤员搬运过程中的注意事项有哪些？ … 171

10. 搬运过程中的注意事项有哪些？ ………………………… 172

第七节　消毒隔离 ……………………………………………… 172

1. 消毒隔离的定义是什么？ ………………………………… 172

2. 什么是手卫生？ …………………………………………… 172

3. 手卫生的基本要求有哪些？ ……………………………… 173

4. 外科手消毒应遵循什么原则？ …………………………… 173

5. 手卫生合格的判断标准是什么？ ………………………… 173

6. 在什么情况下需要洗手？ ………………………………… 173

7. 在什么情况下应先洗手再卫生手消毒？ ………………… 173

8. 无菌技术的相关概念有哪些？ …………………………… 173

9. 无菌技术操作有哪些原则？ ……………………………… 174

10. 在什么情况下应戴手套或脱手套？ ……………………… 174

11.隔离的定义及原则分别是什么？ …………………………… 174

12.在什么情况下要穿隔离衣？ …………………………… 175

13.在什么情况下要穿防护服？ …………………………… 175

14.什么是标准预防？ …………………………… 175

15.标准预防的措施有哪些？ …………………………… 175

16.如何做好灾区环境的消毒工作？ …………………………… 176

第八节 尸体处理 …………………………… 177

1.一般在死亡后多长时间内进行尸体护理？ …………………………… 177

2.尸体护理的目的是什么？ …………………………… 177

3.遇难者的尸体处理原则有哪些？ …………………………… 177

4.存放尸体有哪些时间限定？ …………………………… 177

5.尸体包裹有哪些要求？ …………………………… 177

6.如何做好传染病病人的尸体护理？ …………………………… 178

7.尸体清理工作人员有哪些防护要求？ …………………………… 178

第九节 气管插管术 …………………………… 178

1.什么是气管插管术？在抢救患者时的作用是什么？ …………………………… 178

2.气管插管的适应证有哪些？ …………………………… 178

3.气管插管的禁忌证有哪些？ …………………………… 179

4.气管插管时应如何选择气管导管？导管内径型号如何选择？ …… 179

5.气管插管的深度如何选择？ …………………………… 179

6.判断气管导管位于气管内的方法有哪些？ …………………………… 179

第七章 后送转运 …………………………… 180

第一节 后送转运概述 …………………………… 180

1.后送转运的定义是什么？ …………………………… 180

2.后送转运的目的是什么？ …………………………… 180

3.后送转运的意义是什么？ …………………………… 180

4.后送转运有哪些要求？ …………………………… 180

5.后送转运有哪些方式？ …………………………… 180

第二节　后送转运的组织领导 ·························· 181

1. 建立后送转运指挥组的目的是什么? ·············· 181

2. 什么是中转医疗所? ·························· 181

3. 中转医疗所有哪些任务? ······················ 181

4. 医疗后送组的具体任务有哪些? ·················· 181

5. 后送转运中护理人员承担什么样的角色? ·········· 182

6. 后送转运中对护送医疗队人员有哪些要求? ········ 182

7. 护送医疗队应配备哪些物资? ···················· 182

8. 伤员后送前的准备工作有哪些? ················ 182

9. 伤员转运的次序是什么? ······················ 182

10. 伤员转运前需做哪些初步处理? ················ 183

11. 伤员后送转运的基本条件是什么? ·············· 183

12. 后送转运的禁忌证有哪些? ···················· 183

13. 如何保证途中的持续监护与救护? ·············· 184

14. 后送转运有哪些注意事项? ···················· 184

第三节　后送转运运输工具及护理 ·············· 184

1. 担架的种类、适用范围和优缺点分别是什么? ········ 184

2. 急救汽车的种类、适用范围和优缺点分别是什么? ···· 185

3. 转运火车的种类、适用范围和优缺点分别是什么? ···· 185

4. 转运船只的种类、适用范围和优缺点分别是什么? ···· 185

5. 空运后送工具的种类、适用范围和优缺点分别是什么? ····· 185

6. 后送护理的定义是什么? ······················ 185

7. 担架转运伤员的护理要点有哪些? ·············· 186

8. 卫生车辆转运伤员的护理要点有哪些? ·········· 186

9. 卫生船只后送伤员时应如何进行伤员的搬运和换乘? ··· 186

10. 卫生船只后送伤员应如何安排舱位? ············ 187

11. 卫生船只后送伤员的护理要点有哪些? ·········· 187

12. 空运后送前的准备工作有哪些? ················ 187

13. 空运后送伤员应如何安排舱位? ················ 187

14. 空运后送伤员的护理要点有哪些？ ………………………………… 188

第四节　后送转运方式 ……………………………………………… 188

　1. 前接的定义是什么？ ………………………………………………… 188

　2. 后转的定义是什么？ ………………………………………………… 188

　3. 前接和后转各有何优缺点？ ………………………………………… 189

　4. 院际转运时应评估哪些因素？ ……………………………………… 189

　5. 伤员后转结束后需要做哪些工作？ ………………………………… 189

第五节　监护 ………………………………………………………… 189

　1. 重症监护的定义是什么？ …………………………………………… 189

　2. 危重症患者查体的顺序是什么？ …………………………………… 190

　3. 呼吸系统功能监测包括哪些项目？ ………………………………… 190

　4. 呼吸系统监护的一般观察包括哪些内容？ ………………………… 190

　5. 常见的异常呼吸类型有哪些？ ……………………………………… 190

　6. 动脉血气 pH 监测有什么临床意义？ ……………………………… 190

　7. SpO_2 的监测有何临床意义？ ……………………………………… 190

　8. SpO_2 监测结果的影响因素包括哪些？ …………………………… 191

　9. 紧急救援时常用的非确定性人工气道技术有哪几项？ ………… 191

　10. 人工气道的护理要点有哪些？ …………………………………… 191

　11. 循环系统监护的一般观察包括哪些内容？ ……………………… 191

　12. 心电图监测有什么意义？ ………………………………………… 192

　13. 液体平衡监护应包括哪些内容？ ………………………………… 192

　14. 颅内压增高的征象有哪些？ ……………………………………… 193

　15. 颅脑直接监测技术有哪几项？ …………………………………… 193

　16. 哪些因素可影响颅内压？ ………………………………………… 193

　17. 应从哪些方面对泌尿系统功能进行监测？ ……………………… 193

　18. 泌尿系统监护包括哪些内容？ …………………………………… 193

第六节　后送文书 …………………………………………………… 194

　1. 后送文书的定义是什么？ …………………………………………… 194

　2. 我国军队目前使用的医疗后送文书有哪些？ ……………………… 194

3. 我国军队伤票的主要内容有哪些？ ……………… 194

4. 伤票中伤员的基本信息包括哪些？ ……………… 194

5. 伤票分类信息包括哪些内容？ ……………………… 195

6. 伤票的处置信息包括哪些内容？ …………………… 195

7. 后送信息包括哪些内容？ …………………………… 195

8. 后送途中伤病员病情记录要点有哪些？ ………… 195

第八章　灾害护理人员的职业防护 …………………… 196

第一节　职业防护概述 ………………………………… 196

1. 职业防护的定义是什么？ …………………………… 196

2. 开展职业防护的意义有哪些？ ……………………… 196

3. 预防职业危害的方法有哪些？ ……………………… 196

4. 我国的法定职业病包括哪些种类？ ……………… 197

5. 医院的职业安全管理体系由哪些机构组成？ … 197

6. 护理职业防护的定义是什么？ ……………………… 197

7. 医务人员三级防护原则是什么？ ………………… 198

8. 护理职业中的危害因素有哪些？ ………………… 198

9. 医务人员的个人防护用品和使用注意事项包括哪些？ … 198

10. 额外预防的定义是什么？分类有哪些？ ……… 199

11. 口罩的种类及适用范围有哪些？ ………………… 199

12. 护士在职业防护中的权利和义务有哪些？ …… 199

13. 医用防护口罩 N95 型的佩戴和脱卸方法是什么？ ……… 200

14. 防护装备主要包括哪些物品？ …………………… 201

第二节　物理性因素危害及防治 …………………… 201

1. 日常护理工作中,常见的物理性危害因素包括哪些？ … 201

2. 锐器伤的预防措施有哪些？ ………………………… 201

3. 锐器伤的处理流程有哪些？ ………………………… 202

4. 放射性损伤的危险因素有哪些？ ………………… 202

5. 电离辐射防护的基本措施有哪些？ ……………… 202

6.发生电离辐射伤的应急处理措施有哪些？ …………… 203

第三节　化学性因素危害及防治 ………………………… 203

1.常见的化学性危害因素包括哪些？ …………………… 203

2.化学性毒物职业危害的防护原则有哪些？ …………… 204

3.如何安全配制和使用化学消毒液？ …………………… 204

4.临床常用的医用气体有哪些？ ………………………… 205

5.医用气体导致危害的原因有哪些？ …………………… 205

6.预防医用气体危害的措施有哪些？ …………………… 205

7.汞泄漏的原因及危害有哪些？ ………………………… 205

8.化学突发事件现场救援人员使用的防毒面具主要分为

哪几种？ …………………………………………………… 205

9.化学防护服分为哪几种？ ……………………………… 206

10.除防毒面具和防护服之外,还应佩戴哪些防护用具？ … 206

第四节　生物性因素危害及防治 ………………………… 206

1.生物性职业危害的传播途径有哪些？ ………………… 206

2.生物性职业危害防护的基本措施有哪些？ …………… 207

3.接触患者血液和体液的标准预防措施包括哪些？ …… 207

4.护理人员接触艾滋病患者后如何进行皮肤、黏膜和

手的消毒？ ………………………………………………… 207

5.传染性非典型肺炎职业暴露的常见因素有哪些？ …… 208

6.严重急性呼吸道综合征(SARS)职业暴露后的处理措施

包括哪些？ ………………………………………………… 208

7.生物恐怖袭击病原微生物主要包括哪些种类？ ……… 208

8.生物恐怖医学防护包括哪几种？ ……………………… 208

第九章　受灾人群的营养护理 ……………………………… 209

第一节　救援营养概述 …………………………………… 209

1.什么是救援营养？ ……………………………………… 209

2.为什么要研究救援营养？ ……………………………… 209

3. 救援营养的研究对象有哪些? ······ 209

4. 根据救援营养的特点和要求,灾害阶段如何划分? ······ 210

5. 救援期间满足成人机体基本需求的各种营养素的标准
有哪些? ······ 210

6. 救援特急期的人体营养需求有哪些? ······ 210

7. 救援应急期的人体营养需求有哪些? ······ 210

8. 救援重建期的人体营养需求有哪些? ······ 211

9. 灾害期间灾区救援人员及灾民如何合理选择食物? ······ 211

10. 灾害期间推荐摄入的食品种类、功能及用量是什么? ······ 211

11. 灾害期间的食品供应应注意什么? ······ 212

12. 救援人员及灾民怎样预防食源性疾病的发生? ······ 213

第二节　特殊救援环境的营养护理 ······ 213

1. 特殊环境救援食品有哪些? ······ 213

2. 高温环境的定义是什么? ······ 213

3. 高温环境下人体的营养需求有哪些? ······ 214

4. 高温环境营养护理的主要原则包括哪些? ······ 214

5. 高温应激食品有哪些? ······ 214

6. 低温环境的定义是什么? ······ 214

7. 低温环境下人体的营养需求有哪些? ······ 214

8. 低温环境营养护理的主要原则包括哪些? ······ 215

9. 低温应激食品有哪些? ······ 215

10. 低温环境下人体的消化系统有哪些特点? ······ 215

11. 低温环境下行肠内营养护理的注意事项有哪些? ······ 215

12. 高原的定义是什么? 高原气候有哪些特点? ······ 215

13. 高原低氧环境下人体的营养需求有哪些? ······ 216

14. 耐缺氧食品有哪些? ······ 216

15. 高原低氧对人体的危害有哪些? ······ 216

16. 高原低氧对消化功能的影响是什么? ······ 216

17. 电离辐射的定义是什么? ······ 217

18. 辐射环境下人体的营养需求有哪些？ …………………… 217

19. 辐射作业人群的营养护理原则主要包括哪些？ ………… 217

20. 具有防治辐射损伤作用的食品有哪些？ ………………… 218

21. 创伤的定义是什么？创伤患者的营养代谢特点包括哪些？ 218

22. 创伤后机体组织修复过程中的营养需求有哪些？ ……… 218

23. 创伤患者营养支持途径的一般原则主要包括哪些？ …… 219

24. 创伤患者专用食品有哪些？ ……………………………… 219

25. 创伤患者营养护理的注意事项有哪些？ ………………… 219

第三节　救援食品 …………………………………………… 219

1. 救援食品的概念是什么？ ………………………………… 219

2. 生产救援食品的要求有哪些？ …………………………… 220

3. 救援食品应具备的特点有哪些？ ………………………… 220

4. 选择救援食品的原则是什么？ …………………………… 220

5. 国内常见的救援食品有哪些？ …………………………… 220

6. 国内救援食品的常见组合有哪些？ ……………………… 221

7. 不适宜作为应急救援的食品有哪些？ …………………… 221

8. 特殊功能救援食品包括哪些？ …………………………… 221

9. 灾害时机体在应激状态下为什么会出现疲劳？ ………… 222

10. 我国对抗疲劳食品的研究现状是怎样的？ ……………… 222

11. 救援食品的研制存在的主要问题有哪些？ ……………… 222

第十章　灾害心理危机干预与护理 ………………………… 223

第一节　灾害心理危机概述 ………………………………… 223

1. 心理危机的概念是什么？ ………………………………… 223

2. 心理危机的判断标准有哪些？ …………………………… 223

3. 灾害心理危机的概念是什么？ …………………………… 223

4. 灾害心理危机有什么特点？ ……………………………… 223

5. 灾害对个体产生的一般性心理反应可以表现在哪几个方面？ …… 224

6. 灾害心理危机的影响因素有哪些？ ……………………… 224

7. 灾害后容易出现哪些精神心理障碍? ……………………… 224

8. 急性应激障碍的概念是什么? ………………………… 224

9. 急性应激障碍的主要临床表现有哪些? ……………… 224

10. 急性应激障碍患者的干预与护理措施有哪些? ……… 225

11. 创伤后应激障碍的概念是什么? ……………………… 225

12. 创伤后应激障碍的主要临床表现有哪些? …………… 225

13. 创伤后应激障碍患者的干预与护理措施有哪些? …… 225

14. 目前关于心理危机的研究理论主要有哪些? ………… 226

15. Caplan 情绪危机模型指出心理危机状态分为哪几个阶段? …… 226

16. Tyhurst 理论指出心理危机者经历的危机过程分为哪
    三个阶段? …………………………………………… 226

17. 布拉默应用危机理论的内容包括哪三个方面? ……… 227

18. 灾害心理危机干预原则有哪些? ……………………… 227

19. 灾害心理危机干预技术主要有哪些? ………………… 227

20. 心理危机结局的常见类型有哪些? …………………… 227

第二节　受灾人群心理干预与护理 ………………………… 227

1. 《灾难心理卫生的主要观念》指出心理危机的基本观念
   包括哪些? ……………………………………………… 227

2. 心理危机干预的概念是什么? ………………………… 228

3. 心理危机干预的最佳时间是什么? …………………… 228

4. 心理危机干预的主要目的包括哪些? ………………… 228

5. 心理危机干预的基本准则包括哪些? ………………… 228

6. 灾害救援人员实施心理危机干预时应遵循哪些原则? …… 229

7. 灾难性心理创伤可以分为哪两种类型? ……………… 229

8. 心理危机干预的工作对象包括哪些? ………………… 229

9. 哪些人属于个体心理危机干预的重点对象? ………… 229

10. 按照灾害影响的程度不同,将个体心理危机干预的重点对象
    分为哪几级? ………………………………………… 229

11. 救援人员可以通过哪些方式来确定需要心理危机干预的

对象？ ………………………………………………………… 230

12. 灾害现场常使用的心理危机评估量表有哪些？ ………… 230

13. 灾害救援过程中,按照干预对象的不同,心理危机干预模式
包括哪几种？ ……………………………………………… 230

14. 灾害救援过程中,按照干预方法的不同,心理危机干预模式
包括哪几种？ ……………………………………………… 230

15. 何谓危机干预的平衡模式？ ……………………………… 230

16. 何谓危机干预的认知模式？ ……………………………… 231

17. 何谓危机干预的心理社会转变模式？ …………………… 231

18. "危机干预六步法"具体包括什么？ ……………………… 231

19. 按照护理程序,灾难心理危机干预可以分为哪几个步骤？ … 231

20. 创伤后应激障碍(PTSD)患者常用的治疗方案有哪些？ … 231

21. 何谓系统脱敏疗法？ ……………………………………… 232

22. 灾害幸存者的危机干预主要包括哪些要素和步骤？ …… 232

23. 如何评估灾害幸存者自杀的高危行为特征？ …………… 232

24. 如何评估灾害幸存者自杀的高危情感特征？ …………… 232

25. 灾害丧亲者常见的表现有哪些？ ………………………… 233

26. 护理人员如何协助灾害丧亲者度过哀伤期？ …………… 233

27. 灾害丧亲者的危机干预中,出现哪些异常哀恸现象时,要
及时转介专业机构？ ……………………………………… 233

28. 受灾的儿童和青少年的心理护理干预要点有哪些？ …… 233

29. 对受灾的儿童和青少年实施紧急心理援助的注意事项有哪些？ … 234

30. 改善灾害后睡眠障碍者的措施有哪些？ ………………… 234

31. 灾后心理危机干预的注意事项有哪些？ ………………… 234

32. 何为紧急事件应激唔谈法？ ……………………………… 234

第三节　护理人员的心理健康与维护 …………………………… 235

1. 心理健康的概念是什么？ ………………………………… 235

2. 护理人员的心理健康标准是什么？ ……………………… 235

3. 灾害本身会给救援护理人员带来怎样的压力？ ………… 235

4. 灾害对救援护理人员的职业产生怎样的影响？ ·············· 235

5. 灾害救援中,护理人员出现职业紧张对个体有什么影响？ ······· 235

6. 灾害救援中,护理人员出现职业倦怠对个体有什么影响？ ······· 236

7. 应激源的来源有哪些？救援护理人员常见的应激源有哪些？ ····· 236

8. 救援护理人员常见的不良应激反应有哪些？ ·············· 236

9. 救援护理人员发生灾害性心理危机时,为什么要实施心理干预？ ··· 237

10. 救援护理人员的常见心理疾病有哪些？ ··············· 237

11. 在救援过程中,救援护理人员为何易出现一般适应综合障碍？ ··· 237

12. 一般适应综合障碍的分期有哪些？ ················· 237

13. 救援护理人员面对灾害压力时常见的应对方式有哪些？ ······· 237

14. 灾害救援人员的心理干预策略有哪些？ ··············· 237

15. 从组织管理方面对灾害救援护理人员的心理可采取哪些
    护理对策？ ·································· 238

16. 救援护理人员发生灾害性心理危机后,实施心理干预的
    内容有哪些？ ································ 238

17. 救援护理人员严重的心理疾病治疗方法有哪些？ ··········· 239

18. 救援护理人员自我心理干预的主要方法有哪些？ ··········· 239

19. 灾害救援护理人员如何做好心理应激的自我护理？ ·········· 239

20. 预防救援护理人员心理应激障碍的调控措施有哪些？ ········· 239

21. 灾害救援护理人员应从哪些方面对心理应激进行自我评估？ ····· 240

22. 如何提高灾害救援护理人员的应激应对能力？ ············ 240

23. 什么是放松训练？救援护理人员常用的自我放松训练有哪些？ ··· 240

24. 救援护理人员发生创伤后应激障碍(PTSD)的心理治疗
    技术有哪些？ ································ 240

第十一章　特殊受灾人群的护理 ·························· 241

　第一节　灾害现场目击者的护理 ······················ 241

　　1. 灾害现场目击者的定义是什么？ ················· 241

　　2. 灾害现场目击者包括哪些人群？ ················· 241

3. 灾害现场目击者的特点及作用是什么？ …………………… 241

4. 灾害现场目击者的灾后反应有哪些？ …………………… 242

5. 灾害现场目击者产生心理反应的原因有哪些？ …………… 242

6. 灾害过后,灾害现场目击者易出现哪几种心理健康问题？ …… 243

7. 什么是灾害现场目击者创伤后精神紧张性精神障碍(PDSDs)？
其诊断标准有哪些？ …………………… 243

8. 灾害现场目击者最常出现的灾害心理危机综合征是什么？ …… 243

9. 灾害现场目击者替代性创伤心理的临床表现有哪些？ …… 243

10. 在重大灾害事件后,对现场目击者的心理危机评估使用
评定量表的目的是什么？ …………………… 244

11. 对灾害现场目击者进行心理危机干预的目的是什么？ …… 244

12. 如何对灾害现场目击者进行针对性护理？ …………… 244

13. 灾害现场目击者的心理辅导会谈技巧有哪些？ …… 244

14. 如何对灾害现场目击者使用系统脱敏疗法？ …………… 245

15. 作为救援人员的灾害现场目击者所承受的心理压力源主要
有哪些？ …………………… 245

16. 作为救援人员的灾害现场目击者有哪些常用的、简单的
自我心理调适方法和技巧？ …………………… 246

第二节　家人失散者的护理 ………………… 246

1. 灾害弱势群体包括哪些人群？ …………………… 246

2. 灾害发生后家人失散者的身心反应有哪些？ …………… 246

3. 灾害发生后家人失散者的常见健康问题有哪些？ …… 246

4. 灾害发生后家人失散者有哪些心理上的后遗症？ …… 247

5. 如何评估家人失散者的心理问题？ …………………… 247

6. 对灾害中家人失散者进行心理危机干预的目的是什么？ … 247

7. 家人失散者的哀伤期分为哪几个阶段？ …………… 247

8. 家人失散者哀伤期心理干预的具体措施有哪些？ …… 248

9. 家人失散者心理干预的主要任务是什么？ …………… 248

10. 家人失散者心理干预的具体技术有哪些？ …………… 248

11. 家人失散者心理干预的注意事项有哪些? ·············· 249

12. 如何做好家人失散者的日常生活护理? ·············· 249

13. 如何对家人失散者的营养状况进行评估? ·············· 249

14. 引起家人失散者睡眠形态紊乱的原因是什么? ·············· 250

15. 如何进行家人失散者的失眠护理? ·············· 250

第三节　灾后慢性疾病患者的护理 ·············· 250

1. 灾后慢性疾病患者出现哪些症状表明其有发生创伤后
  应激综合征的危险? ·············· 250

2. 灾后慢性疾病患者病情恶化的主要原因有哪些? ·············· 251

3. 灾后如何指导慢性疾病患者及家属对生存环境变化的适应? ····· 251

4. 灾后慢性疾病患者维持疾病治疗有哪些方法? ·············· 251

5. 灾后慢性疾病患者和家属应对紧急情况的策略有哪些? ··· 251

6. 慢性疾病患者和家属应对再次灾害及次生灾害的发生需要
  准备哪些物品? ·············· 252

7. 灾后慢性呼吸系统疾病患者出现哪些症状提示疾病恶化? ······· 252

8. 灾后维持呼吸系统疾病患者有效氧疗的护理措施有哪些? ······· 252

9. 灾后慢性阻塞性肺疾病患者发生呼吸道感染的症状
  有哪些? ·············· 253

10. 灾后原有心血管疾病患者出现哪些症状提示发生了急性
  心力衰竭? 现场急救措施有哪些? ·············· 253

11. 灾后原有心血管疾病患者的生活护理注意事项有哪些? ······· 253

12. 灾后如何指导原有心血管疾病患者的饮食护理? ·············· 253

13. 灾后糖尿病患者出现哪些症状提示病情恶化? ·············· 254

14. 灾后风湿病患者出现哪些症状提示病情恶化? ·············· 254

15. 灾后肾功能衰退接受透析的患者出现哪些症状提示病情
  恶化? ·············· 254

第四节　灾后失能老人的护理 ·············· 254

1. 灾后失能老人常见的身体健康问题有哪些? ·············· 254

2. 灾后失能老人的相关疾病应从哪些方面进行评估? ······· 254

3. 如何对灾后失能老人的身体健康问题进行干预？ ·········· 255

4. 如何护理灾后临时安置点中的失能老人？ ·········· 255

5. 灾后失能老人的心理特点有哪些？ ·········· 256

6. 如何对灾后失能老人的心理问题进行全面评估？ ·········· 256

7. 何谓失能老人创伤后应激障碍？ ·········· 257

8. 灾后失能老人的应激障碍应从哪些方面进行评估？ ·········· 257

9. 如何教育灾后失能老人学会缓解压力？ ·········· 257

10. 如何对灾后失能老人进行饮食护理？ ·········· 258

11. 灾后失能老人活动能力再减退的原因有哪些？ ·········· 258

12. 如何预防灾后失能老人活动能力再减退？ ·········· 259

13. 如何对灾后长期卧床的失能老人进行护理？ ·········· 259

14. 如何护理灾后住宅中的失能老人？ ·········· 259

15. 如何对灾后失能老人进行备灾教育？ ·········· 260

第五节　灾后儿童的护理 ·········· 260

1. 在儿童灾害医学救援中，护理组织的主要任务有哪些？ ······ 260

2. 如何进行灾害现场儿童检伤分类？ ·········· 260

3. 儿童灾害救援储备物品包括哪几类？ ·········· 261

4. 地震灾害儿童医学救援原则与要点有哪些？ ·········· 261

5. 火灾灾害儿童医学救援原则与要点有哪些？ ·········· 261

6. 如何判断火灾灾害后儿童的烧伤程度？ ·········· 262

7. 儿童发生电击伤的现场处理方法有哪些？ ·········· 262

8. 儿童发生急性中毒的处理方法有哪些？ ·········· 262

9. 洪涝灾害儿童医学救援要点有哪些？ ·········· 262

10. 儿童舌后坠阻塞气道的处理方法有哪些？ ·········· 262

11. 儿童异物阻塞气道的急救处理方法有哪些？ ·········· 263

12. 儿童创伤的急救处理有哪些？ ·········· 263

13. 儿童外出血的止血方法有哪些？ ·········· 263

14. 灾害中新生儿初步复苏注意要点有哪些？ ·········· 263

15. 高质量的儿童心肺复苏注意要点有哪些？ ·········· 264

16. 如何预防灾后儿童腹泻病？ ·················· 264

17. 灾害发生后儿童心理反应会有哪几个阶段？ ·········· 264

18. 灾后儿童心理障碍的主要类型有哪些？ ··········· 265

19. 灾后儿童心理危机快速干预策略有哪些？ ·········· 265

20. 灾后儿童安全避难的措施有哪些？ ·············· 265

第六节 灾后孕产妇的护理 ·················· 265

1. 孕产妇身体在灾害中受到伤害的一般护理要点有哪些？ ··· 265

2. 灾害中孕妇受伤时，严重影响胎儿宫内安危的最常见情况
是什么？ ··························· 266

3. 灾害中孕妇受伤时，当孕妇血细胞比容不足多少时较
为危急？ ·························· 266

4. 在灾害救援中，中晚期妊娠发生创伤，应特别警惕哪些情况
发生？ ··························· 266

5. 孕龄 20 周以上的创伤孕妇进行胎儿监护时应注意观察
哪些方面？ ························· 266

6. 灾害救援中，妊娠期创伤处理包括哪些方面？ ········ 266

7. 灾害救援中，妊娠期创伤的产科处理有哪些要求？ ······ 266

8. 灾害救援中，妊娠期伤员禁用和慎用的抗生素类药品有哪些？ ·· 267

9. 灾后孕产妇常见的心理健康问题有哪些？ ·········· 267

10. 灾后如何做好孕产妇的心理关怀？ ············· 267

11. 如何减轻灾后孕产妇的焦虑、抑郁情绪？ ·········· 268

12. 灾后产妇的基本需求有哪些？ ··············· 268

13. 灾区孕产妇院前或转运途中分娩的处理原则有哪些？ ···· 268

14. 灾害发生后，如何做好医疗机构内分娩后产妇的护理？ ··· 268

15. 灾后如何指导家人照护孕产妇？ ·············· 268

16. 灾后产妇产褥期以子宫等恢复为主的退行性变化的评估
包括哪些内容？ ······················ 269

17. 灾后产妇产褥期以乳房的发育和乳汁的分泌为主的动态
评估包括哪些内容？ ···················· 269

18. 针对孕妇的备灾措施有哪些? ……………………………… 269

第七节　灾后精神疾病患者的护理 ……………………… 269

1. 灾害后对精神疾病患者管理的重要性有哪些? ………… 269

2. 灾害后精神疾病患者的特点有哪些? …………………… 269

3. 灾害后精神疾病患者会出现哪些生理反应? …………… 270

4. 灾害后精神疾病患者会出现哪些心理反应? …………… 270

5. 灾害后精神疾病患者出现哪些表现预示有复发的先兆? … 270

6. 灾害期间导致精神疾病复发的因素有哪些? …………… 270

7. 灾害期间如何做到合理用药,预防精神疾病复发? …… 271

8. 灾害发生后,为何要加强精神疾病患者的心理支持? … 271

9. 灾害发生后,如何对精神疾病患者进行安置与照护? … 271

10. 如何做好灾害后精神疾病患者的饮食护理? ………… 271

11. 如何做好灾害后精神疾病患者的睡眠护理? ………… 272

12. 如何做好灾害后精神疾病患者的生活护理? ………… 272

13. 灾害后精神疾病患者出现冲动行为时如何护理? …… 272

14. 灾害后精神疾病患者出现妄想时如何护理? ………… 272

15. 灾害期间,对于不合作的精神疾病患者如何进行家庭护理? … 273

16. 灾害后精神疾病患者家庭护理的目标有哪些? ……… 273

17. 灾害后对精神疾病患者家庭干预的方法有哪些? …… 273

18. 如何为灾害后精神疾病患者提供良好的社会支持系统? … 274

19. 灾害后精神疾病患者的家属的常见反应有哪些? …… 274

20. 如何对灾害后精神疾病患者的家属进行护理? ……… 274

第十二章　灾害护理应急救援预案与演练 ……………… 275

第一节　应急预案 ………………………………………… 275

1. 应急预案编制的意义是什么? …………………………… 275

2. 应急预案编制的原则有哪些? …………………………… 275

3. 应急预案的编制程序是什么? …………………………… 275

4. 总体应急预案编制的目的是什么? …………………… 275

5. 应急预案编制的流程是什么? …………………… 275

6. 应急预案体系的组成包括哪些? …………………… 276

7. 应急预案包括哪些内容? …………………… 276

8. 突发事件应急预案的定义是什么? …………………… 276

9. 完善应急预案的原则有哪些? …………………… 276

10. 应急预案的六要素是什么? …………………… 276

11. 制定总体应急预案的指导原则是什么? …………………… 277

12. 预警信息包括哪些? …………………… 277

13. 突发公共事件实行的"一案三制"是指哪些? …………………… 277

第二节　应急演练 …………………… 277

1. 应急管理分为哪几个阶段? …………………… 277

2. 什么叫应急演练? …………………… 277

3. 应急演练的意义是什么? …………………… 277

4. 卫生应急演练的目的有哪些? …………………… 278

5. 应急演练与应急预案有什么关系? …………………… 278

6. 应急演练的种类有哪些? …………………… 278

7. 什么是桌面演练? …………………… 278

8. 桌面演练的优点有哪些? …………………… 279

9. 应急演练的参演人员包括哪些? …………………… 279

10. 演练实施包括哪些内容? …………………… 279

11. 演练评估有哪些基本步骤? …………………… 279

12. 卫生应急演练生命周期包括哪几个阶段? …………………… 279

13. 演练准备与设计包括哪些内容? …………………… 279

14. 演练的基本要素包括哪些? …………………… 279

15. 卫生应急演练的实施阶段包括哪几个步骤? …………………… 280

16. 什么是受练人员? …………………… 280

17. 什么是预案演练的评估? …………………… 280

18. 演练评估的流程包括哪些？ …………………………… 280

19. 演练总结报告应包含哪些内容？ ……………………… 280

20. 桌面演练方案具体包含哪些内容？ …………………… 281

附　录 …………………………………………………… 282

一、法律法规 ……………………………………………… 282

二、应急条例 ……………………………………………… 282

三、应急预案 ……………………………………………… 282

四、灾害相关技术操作标准 ……………………………… 284

五、灾害护理桌面推演案例 ……………………………… 295

参考文献 ………………………………………………… 322

第一章 绪 论

第一节 灾害概述

1. 灾害的定义是什么？

灾害是一种表现为客观条件的突然变化给人类社会造成人员伤亡、财产损失以及生态环境破坏的现象。世界卫生组织(WHO)关于灾害的定义是：任何能引起设施破坏、经济严重受损、人员伤亡、健康状况及卫生服务恶化的事件，如其规模超出事件发生社区的承受能力而不得不向社区外部寻求专门援助时，就可称为灾害事件。联合国"国际减灾十年"专家组将灾害定义为：灾害是一种超出受影响社区现有资源承受能力的人类生态环境的破坏。由此可以看出，灾害是自然的或人为的对人类和人类赖以生存的环境造成破坏性影响事件的总称。

2. 灾害的两要素是什么？

(1)灾害是自然或人为破坏事件，具有突发性。

(2)灾害的规模和强度必须超出受灾社区的自救能力或承受能力。

3. 灾害的特征及其含义是什么？

(1)潜在性：灾害发生前一般都有长短不一的孕育期，用来积累或转换能量，最终打破原有的平衡和稳定性。

(2)突发性：灾害的发生通常没有可直接感受到的前兆或规律可循，不易被监测到或被及时觉察。

(3)复杂性:等级高、强度大的灾害常诱发一连串的其他灾害发生,形成灾害链。

(4)多因性:一种原因可能引起多处灾害,同一灾害可能由多种原因引起。

(5)周期性:相同的灾害性事件间隔一定的时间后又可再度发生。

(6)群发性:一些相同或不同类型的灾害常常接踵而至或者同时发生。

(7)时间持续性:灾害持续的时间有长有短,一次灾害持续的时间越长,社会受到的威胁和影响就越大。

4. 按灾害发生的过程、性质和机制,灾害有哪些分类?

2006 年 1 月 8 日,国务院颁发《国家突发公共事件总体应急预案》,根据突发公共事件的发生过程、性质和机制,将突发公共事件分为四类:

(1)自然灾害:主要包括地震灾害、海洋灾害、气象灾害、水旱灾害、地质灾害、生物灾害及森林草原火灾等。

(2)公共卫生事件:主要包括传染病疫情、食品安全和职业危害、群体性不明原因疾病、动物疫情,以及其他严重影响公众健康和生命安全的事件。

(3)事故灾难:主要包括交通运输事故、工矿商贸等企业的各类安全事故、公共设施和设备事故、环境污染和生态破坏事件等。

(4)社会安全事件:主要包括恐怖袭击事件、经济安全事件和涉外突发事件等。

5. 灾害按其反应规模如何分类?

(1)一级灾害:灾害发生地区内部资源能够自然恢复原状的灾害。

(2)二级灾害:灾害规模比较大,需要邻近地区帮助才能恢复的灾害。

(3)三级灾害:需要国家之间进行大规模救援的灾害。

6. 灾害分级有哪些方法?

灾害的严重程度与受灾社区的承受能力有关,相同的灾害在不同应对能力的社区会有不同的结局,即同等规模的灾害在发展中国家构成灾害,而在发达国家则可能不构成灾害。因此,对灾害的分级目前尚无统一的国际标准,大多数国家采用单种灾度评估和综合灾度评估两种方法来确定社区受灾的严重程度。比如地震、洪灾、矿难等均采用单种灾度评估。

7. 何为单种灾度评估法?

我国的单种灾度分级主要参考人口的直接死亡数和经济损失程度,对每种灾害制定相应的分级等级。

8. 何为综合灾度评估法?

常用的综合灾度评估法包括 PICE (potential injury creating event)分级法和 DSS(disaster severity score)分级法。

PICE 分级法主要考虑三大因素:①事件已经稳定或还在发展中;②地区资源状况是否可以应对;③所造成的影响程度大小。

DSS 分级法主要考虑七大因素:①灾害对冲击地点和周边的影响;②原因;③时间;④灾害范围半径;⑤伤病员数目;⑥存活伤病员的严重度;⑦救援所需时间。

第二节 灾害医学概述

1. 灾害医学的概念是什么?

灾害医学是研究灾难预防和灾害准备相关的医学问题,及灾难后的紧急医学救援、卫生防疫、疾病防治和心理健康问题的一门有关灾难的医学学科,包括减灾(mitigation)、准备(preparedness)、救灾(response)、恢复(recovery)等四个完整环节。灾害医学虽然是一门与灾害有关的医学学科,但它涉及的领域相当广泛,与流行病学、急诊医学、伦理学、公共卫生学、管理学、心理学、地质学、建筑学等许多学科关系密切。

2. 灾害医学的主要任务是什么?

(1)灾前医疗卫生应急准备:①突发公共卫生事件监测、预警;②灾害医学应急反应能力建设。

(2)灾害医学应急救援:①现场急救(通气、止血、包扎、固定、后送等);②紧急救治(检伤分类、心肺复苏、抗休克及防治感染、气管插管或气管切开、烧伤创面的早期处理、清创术等);③早期救治(开颅、开胸探查、剖腹探查、截肢术、清创术、损伤控制外科技术的应用等);④灾害伤病员(后续)医疗救治。

(3)灾害疾病预防控制:①灾害疾病预防控制的组织管理;②灾区传染病预防控制;③灾区卫生防病措施。

(4)灾区公共卫生服务:①灾区公共卫生服务的组织管理;②灾区公共卫生服务措施。

(5)做好心理辅导:大灾后灾民中有约 1/3 的人患有创伤后应激障碍或其他心理问题,表现为恐慌、颤抖、出现幻觉、呆滞或过敏等,对此要有专业人员进行心理疏导,必要时应更换环境。

3. 灾害医学的特征是什么?

灾害医学的特征是:①医学救援的社会化;②组织结构网络化;③抢救现场化、知识普及化;④跨学科、跨部门、跨地区、跨国界合作。

4. 灾害医学的范畴包括哪些?

(1)灾害流行病学:运用流行病学和其他预防医学手段,对疫病灾害和灾害诱发疾病的发生、发展规律及其影响因素进行研究,并采取预防和救治措施的学科。

(2)灾害救援医学:研究灾害条件下进行医学救援的科学规律、方式、方法、组织的一门学科,涉及灾害救援的各个阶段和各个方面。

(3)灾害医学教育:开展群众性的宣传教育,对重点人群(如司机、消防员等)进行培训,对救灾医务人员进行特殊技能培训等。

(4)灾害管理:包括灾害风险隐患和信息管理、灾害监测预警管理、救灾物资管理、交通通信管理、灾害学科建设和人才培养管理、立法和经济管理等。

5. 国际灾害医学是如何形成与发展的？

现代灾害医学起步于西方发达国家。1864 年 8 月，"红十字会"组织在瑞士日内瓦成立，该组织由起初的改善战伤救护条件逐渐发展为对各种自然灾害的救援。

灾害医学发展于 20 世纪 50 年代，在欧洲，法国率先创立了"SAMU"，即急救、复苏体系，使医生、护士走出医院，将急救迁移到社区、家庭，开展现场急救；20 世纪 60 年代，法国建立了城市急救网点；20 世纪 70 年代，欧洲国家建立起空中医学救援体系，尤为突出的是德国，国内任何一处可以在 15 分钟内得到航空救援服务。

灾害医学兴起于 20 世纪 80 年代。美国国家科学院原院长、科学家弗兰克·普雷斯(Frank Press)于 1984 年提出了世界性防灾减灾的战略构想，1987 年讨论并通过了这一问题，号召国际社会在 1990－2000 年开展"国际减轻自然灾害十年"活动，并确定每年 10 月的第二个星期三为"国际减轻自然灾害日"。

1963 年，瑞典国家医学咨询委员会成立了世界上第一个灾害医学救援组织。1976 年，来自 7 个国家的急救和重症监护医生在瑞士日内瓦成立了急救和灾害医学俱乐部，后更名为"世界灾难和急诊医学会"（The World Association for Disaster and Emergency Medicine, WADEM），这是世界上第一个专门研究和探讨急诊医学和灾害医学的学术机构。2005 年，美国政府成立了灾害医学委员会和灾害医学协会。至此，美国等西方发达国家逐步建成了灾害救援体系。

6. 我国灾害医学是如何形成与发展的？

20 世纪 80 年代，我国著名急救医学专家李宗浩加入 WADEM 组织，并担任了该学会主编的《院外急救与灾害医学》杂志的编委，这标志着我国灾害医学正式与世界接轨。

1980 年 3 月，由李宗浩主持，在卫生部的支持下，成立了我国第一个急救医学学术团体,即中国急救医学研究会。

1984年,中国政府首次成立了国家级的减灾防灾机构——国家救灾委员会。

1992年,中华医学会急诊医学会成立了"灾害医学专业组"。

1995年,卫生部颁发了我国第一部关于灾害救援的规范性文件《灾害事故医疗救援工作管理办法》。

2000年,成立了中国灾害防御协会救援医学会,同年4月,成立了中国国际救援队。

2006年,国务院正式发布了《国家突发公共事件总体应急预案》,对突发公共卫生事件的预防和应急准备、报告与信息发布、紧急处置及法律责任等问题制定了具体措施,后又陆续公布了《国家突发公共卫生事件应急预案》和《国家突发公共事件医疗卫生救援应急预案》《国家突发重大动物疫情应急预案》《国家重大食品安全事故应急预案》,这标志着我国将应对突发灾害事件纳入法制化轨道。

2008年,汶川大地震后,政府总结了地震救援的经验与教训,在各省市成立了应急救灾办公室,积极参与防灾救灾工作。自2009年开始,每年的5月12日定为"全国防灾减灾日"。

7. 我国灾害医学的展望是什么?

近年来,我国灾害医学取得了一些成就,但其研究和认识远不能适应灾害救援的需要,发展灾害医学任重而道远。我国灾害医学的展望包括:①构建完备的灾害医学救援组织体系;②成立灾害医学研究机构;③培养灾害医学人才。

8. 医疗卫生救援事件是如何分类的?

《国家突发公共事件医疗卫生救援应急预案》根据突发公共事件的性质、严重程度、可控性、影响范围以及导致人员伤亡和健康危害的程度,将医疗卫生救援事件分为:Ⅰ级——特别重大、Ⅱ级——重大、Ⅲ级——较大、Ⅳ级——一般,四级预警的标识分别用红、橙、黄、蓝表示,并据此作出相应的国家级、省级、市级和县级四级响应。各级成立相应的医疗卫生救援领导小组、专家组、医疗卫生救援指挥部等。

9. 我国灾害管理的目标及主要任务是什么？

灾害管理是减灾系统的中枢,管理水平的高低直接决定了减灾科技发展和减灾能力的强弱。2009 年 5 月,国家颁布的《中国的减灾行动》白皮书明确提出:在未来一段时期内我国灾害管理任务繁重。国家的灾害管理目标是:建立比较完善的减灾工作管理体制和运行机制,大幅提升灾害监测预警、防灾备灾、应急处理、灾害救援、恢复重建能力,使公民的减灾意识和技能显著增强,人员伤亡和自然灾害造成的直接经济损失明显减少。灾害管理的主要任务是:灾害风险隐患和信息管理、灾害监测预警管理、救灾物资管理、交通通信管理、灾害学科建设和人才培养管理、立法和经济管理等。

第三节　灾害护理概述

1. 什么是灾害护理？

世界灾害护理学会对灾害护理的定义为:所谓"灾害护理",即系统、灵活地应用有关护理学独特的知识和技能,同时,与其他专业领域开展合作,为减轻灾害对人类的生命、健康所构成的危害而开展的活动。灾害护理涵盖医学、心理学、社会学等多个学科的内容,涉及创伤急救技术、初级治疗、伤情评估与伤患转送、心理诊疗,参与灾害指挥及管理、传染病预估与处理,以及评估救灾人力、物力和数据库的建立、未来灾害与应对等多个方面,并且贯穿于预防灾难、应对灾难、协助灾后重建的全过程。

2. 灾害护理学的研究内容有哪些？

灾害护理学的研究内容包括:①公众的心理干预及灾后创伤后应激障碍(post-traumatic stress disorder,PTSD);②灾害护理理论、组织、装备、人员等方面;③灾害现场救护水平;④重视灾害伤后 1 小时的黄金抢救时间,7分钟的白金抢救时间;⑤批量灾害伤员分类系统;⑥灾后中长期护理的必要性;⑦灾害护理基础教育、毕业后教育以及继续教育的必要性;⑧强化国内外灾害护理的协作网络。

3. 灾害护理有哪些特征?

灾害护理的特征包括:①灾害护理是一门实践性很强的新兴交叉综合性学科,涉及各个方面,需要全社会投入;②灾害护理不同于急救护理,也不同于院内急诊科、ICU、急救中心等;③工作量大且复杂;④面临伦理困境;⑤人员选拔与培养困难;⑥灾后中长期护理的必要性。

4. 灾害护理的范畴是什么?

灾害发生的周期可分为 4 个时期,不同时期内护理人员起到不同的作用。

(1)始动期:分为现场营救和就地抢救、疫情预防和创伤处理。

(2)灾害中期:注重伤员的康复和灾后生活重建。

(3)灾害远期:加强心理干预,建立共同的心理目标。

(4)准备期:灾害发生前的应对是灾害准备期的重要内容,通过防灾活动,将可能受灾人群的健康问题减少到最小范围。

5. 灾害护理的任务有哪些?

灾害护理的主要任务包括:①研究各类灾害致伤的规律;②各类灾害事故应急预案的制定;③研究灾害事故现场抢救指挥;④急救医学护理学的网络建设;⑤赴灾区进行现场抢救。

6. 国际灾害护理的发展现状是什么?

在 2001 年美国"9·11"事件及 2005 年卡特琳娜飓风等灾难救援中,美国国家灾害医疗系统设计的流动医疗队已经投入应用,在急救单元的建立、启动、运行中对护士的地位和作用给予极高的评价,同时,对医生、护士关于高级灾难生命支持等所使用的教材和培训都处于同一等级上。近十多年来,欧美医学救援行业发展非常快,对护理学、护士的地位和作用更为重视。

日本也是一个自然灾害频发的国家，对灾害的防御、演习及医学救援比较重视。1998年成立日本灾害护理学会，日本护理人员对灾害护理的关注度持续增高，灾害发生后，护士积极参与医学救援，充分发挥其专业知识和技能，推动了日本灾害护理的发展。韩国从1990年中期引进

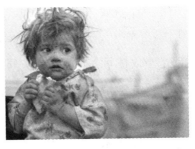

图1-1 灾难中的儿童

"灾害护理"这一概念。红十字看护大学新增"急救与灾害护理"课程，其他学校也在本科教育中增加相应的内容。

近30年来，世界各国以及WHO等国际组织十分重视灾害医疗及护理工作。2008年，由中、日、韩、美、英、泰、印等7国40余家教育、学术机构共同参与并组建了世界灾害护理学会。2010年1月，世界灾害护理学会在日本神户县成功举办了首届学术研讨会，推动了灾害护理在世界范围的发展。

7. 我国灾害护理的发展现状如何？

我国灾害护理起步较晚，尚处在初级探索阶段，我国学术界对灾害护理的探讨开始于2004年参与印尼海啸救援；2008年，汶川地震的发生，使我国灾害护理发生了转折，灾害护理学的重要性在此之后得到各界重视。2008年，中华护理学会灾害护理专业委员会成立，同年，我国卫生部和世界卫生组织共同举办了"2008年亚太地区卫生突发事件与灾害护理协作网会议"；2009年，中华护理学会成功主办了"全国灾害护理学术交流会议"；2011年，四川大学举办了"华西国际护理学术交流会"，探讨灾害护理的发展与研究方向，极大地促进了我国灾害护理的发展；2013年，中华护理学会重返国际护士会，并于2014年在北京承办了"第三届世界灾害护理大会"，标志着我国灾害护理学的发展与世界接轨。

8. 我国灾害护理的展望是什么？

灾害护理在我国是一门新兴学科，想要跟上国际灾害救援医学发展的步伐，适应世界灾害救援的需要，还有很长的路要走。目前，亟须完成

的任务有如下几方面：①成立灾害护理职能部门；②建设灾害护理专业队伍；③向大众普及灾害医学救援知识；④普及灾害医学继续教育；⑤模拟灾害救护训练；⑥开展灾害医学的系统教育。

9. 灾害护理学教育的主要内容是什么？

灾害护理学教育的主要内容包括：①灾害急救护理；②灾害现场常用的急救技术；③灾害管理学；④灾害传染病学；⑤灾害流行病学；⑥灾害心理学；⑦心理干预；⑧灾害人文学；⑨灾害现场救护设施准备与使用；⑩灾害自我防护；⑪灾害健康教育。

10. 灾害护理中的人际关系及其特点是什么？

灾害护理学救援的特殊性决定了其中的人际关系与平常临床实践具有明显不同，不仅从常见的护患关系、护际关系一直延伸到患际关系，而且其时空界限和人员范围也较临床护理活动中的人际关系更宽泛、更复杂。

(1)护患关系，其特点包括：①护患比例严重失调；②护患关系多变，缺乏稳定性；③护理人员的自主性增强，伤病员的自主性相对淡化。

(2)护际关系，其特点包括：①护际关系泛化；②护际关系的临时性；③目的的统一性；④运作的协同性。

(3)患际关系，其特点包括：①患际关系的竞争性；②患际关系的合作性。

11. 灾害护理中的伦理矛盾有哪些？

灾害护理中的伦理矛盾包括：①人人享有平等的救护权与救护中伤员的分类、确定优先救助对象的矛盾；②灾害护理中人道主义原则与放弃无效救护的矛盾；③知情同意原则与紧急救护的矛盾；④挽救生命与改善生命质量的矛盾。

12. 灾害护理救援中的救护原则是什么？

(1)坚持公益性无偿救护原则。①灾害护理学救援为社会公益活动；②不能向受灾者索取报酬；③尽量使受灾人员获得可能得到的益处。

(2)获得最大健康的效益原则。①要求救护工作必须从大局出发，从救灾全过程进行统筹,使护理学救治的人、财、物动态地合理配置;②要求护理人员在救护中将对病人的责任与对社会、对他人、对后代的责任统一起来。

(3)主动适应特殊环境的原则。要求护理人员必须具有:①顽强的斗志和特别能忍耐的精神;②良好的应变能力和适应能力;③开展创造性工作的精神;④良好的自控能力和自我调节能力。

(4)强化组织与协调原则。实施于完成灾害护理任务的过程,是一项社会系统工程,需要全社会多方面的投入与参与,

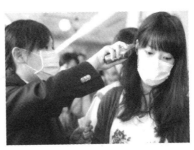

图1-2　H7N9禽流感期间海关人员对入境人员进行筛查

必要时还应取得国际救援机构的支持与协调。因此,护理人员在救灾中,既要积极、主动地开展抢救工作,又必须服从统一指挥,互相配合,以提高抢救效率。

13. 灾害护理对护士的能力有哪些要求?

(1)护士的技能准备:①快速判断伤情,加强危重伤员病情观察;②掌握基本急救技能,护理技能包括:复苏体位、清除口鼻分泌物、必要时的气管插管或气管切开配合等;输液扩容抗休克技术;导尿术、外伤包扎固定技术;伤病员的转送,等等。

(2)护士的心理准备:①高尚的医德;②积极而稳定的情绪;③独立思考的能力;④良好的沟通技巧。

(3)护士的体能准备:在灾区一线,护理人员每天都要处理大量的病人,不能按时休息,生活没有规律,而且随时都有被疾病传染的危险。因此,没有强健的体魄和充沛的精力,根本无法履行职责、治病救人,良好的身体素质是对灾害护理人员的最基本要求。

第二章　灾害医学救援体系

第一节　灾害医学救援概述

1. 灾害医学救援的概念是什么？

灾害医学救援是研究灾害条件下进行医学救援的科学规律、方式、方法、组织的一门学科,它不是传统医学的简单分支,而是急救医学、工程脱险技术和应急管理三门学科在灾害救援过程中的高度融合。灾害救援医学的主要任务是灾害现场伤员救治,包括:营救幸存者,进行检伤分类、现场急救;疏散和运送伤员;灾区的卫生防疫工作;灾后心理障碍的处理;灾后帮助当地医院的重建与医疗培训工作。

2. 灾害医学救援的特点是什么？

灾害医学救援的特点是：①灾害救援组织机构的随机性;②灾害救援现场的危险性;③灾害伤情救护的复杂性;④救护活动的阶段性;⑤灾害医学救援的社会性;⑥灾害救援的特殊性;⑦灾害救援的协作性;⑧灾害现场各种物品供应的紧迫性;⑨灾害现场卫生防疫的重要性。

3. 什么是灾害医学救援的组织体制？

灾害医学救援的组织体制是灾害伤病员救护和传送工作的组织形式及基本制度,包括救护机构的设置、救护任务和救护范围的区分。该体制以分级救护为宜。

4. 什么是分级救护？为什么要进行分级救护？

分级救护是指把承担灾害伤病员救护的医疗机构,按技术高低和措施的复杂程度分成若干等级,并按从低级到高级的梯次配置,把伤病员的整个救护过程从时间、距离上分开。伤病员在转送过程中,通过这些救护机构得到逐步完善的治疗。这种救护与转送结合的分级救护过程是灾害伤病员救护的基本组织形式。

灾区的救护条件受限,无法处理复杂的伤情及收容大量伤员。因此,伤病员必须经过现场抢救后转送至第二级或第三级治疗,将一个医院承担的救护全过程由三级或两级救护机构分工实施。但并不是每个伤病员都需要经过三级救护,应依据病情的轻重决定最终治疗机构的等级。如重伤病员是三级,2～3周能治愈的伤病员为两级。

5. 分级救护的组织形式是什么？

(1)第一级现场急救:由军队或地方医疗队派出的医护人员与公安、担架员等共同组成抢救小组,在灾区现场对伤病员实施初步急救措施。

(2)第二级早期救护:由灾区原有的或外援的医疗队单独设立或共同组织,承担伤病员的治疗、留治及转送工作。

(3)第三级专科救护:由安全地带的地方和军队医院担任,对转送来的伤病员进行确定性治疗直至痊愈出院。

6. 灾害救援现场急救的组织指挥机构有哪些？

灾害救援现场急救的组织指挥机构包括:①清理搜寻组;②排险组;③心理救护组;④伤员分类组;⑤救护组;⑥搬运后送组;⑦交通运输组;⑧后勤保障组;⑨药品器械供应组;⑩卫生防疫组;⑪安全保卫组;⑫通讯联络组。

7. 什么是灾害救援体制？

灾害救援体制是灾害应急救援管理机构的组织形式,是整个救援过程中得以顺利实施的组织载体,其最大化目标是在灾害救援过程中能够实现不同职能管理部门之间的协同运作,明晰政府职能部门与机构的相关权限,优化整合各种社会资源,充分发挥整体功效。我国最大的灾害救援体制的主要内容包括预防阶段、准备阶段、反应阶段和恢复阶段。

8. 灾害现场急救早期自救互救的具体措施是什么?

灾害现场急救早期自救互救的具体措施包括:①挖掘被掩埋的伤员;②灭火和使伤员脱离火灾区;③简易止血;④简易包扎和遮盖创面、伤口;⑤简易固定骨折;⑥清除口鼻内泥沙,将昏迷伤员的舌拉出,以防窒息;⑦在有害气体环境中,尽快用湿毛巾遮掩口鼻,防止吸入性损伤,并撤离现场;⑧在有毒剂染毒的情况下,尽快脱去外衣,擦去皮肤上的液滴,遮掩口鼻;⑨在有放射性沾染的情况下,做简易清除沾染;⑩护送、背出、抬出伤员等。

9. 灾害事故医疗救援上报的规定是什么?

(1)伤亡人数小于 20 人,6 小时内报市级卫生行政部门。

(2)伤亡人数为 20～50 人,12 小时内报省级卫生行政部门。

(3)伤亡人数大于 50 人,24 小时内报国务院卫生行政部门。

(4)地震、火灾、水灾、风灾和其他重大灾害事故,虽一时不明伤亡情况,应加快逐级上报至国务院卫生行政部门。

10. 灾害事故医疗救援上报的内容是什么?

(1)灾害发生的时间、地点、伤亡人数及种类。

(2)伤员主要的伤情、采取的措施及投入的医疗资源。

(3)急需解决的卫生问题。

(4)卫生系统受损情况。

第二节 灾害护理救援队伍

1. 我国主要应急医学救援队伍有哪些？

(1)中国地震局：①中国国际救援队；②省市救援队。

(2)卫生健康委员会：①卫生健康委员会国际紧急救援中心；②卫生救援队；③以急救为主的救援队。

(3)中国红十字会：中国红十字会紧急救援队。

2. 灾害救援队如何分类？

(1)按照组建的级别分为国家级救援队、部门救援队和省市级救援队。

(2)按照救援装备类型分为重型救援队和轻型救援队。

(3)按照救援任务特点分为行业救援队和综合性救援队。

3. 灾害救援人员常分为哪几类？

灾害救援人员常分为：①应急抢险救援人员；②医疗救护人员；③灾害救援志愿者。

4. 应急医学救援队有哪些组建模式？人员组成有哪些？

中国国际救援队医学分队根据出队任务的不同进行编组，形成了以下三种基本建制结构。

(1)5人分队建制：队长1人、内科医生1人、外科医生2人、护士1人。

(2)10人分队建制(10以上不足20人分队)：队长1人、内科组3人(内科医生2人、护士1人)、外科组5人(外科医生3人、护士2人)、检疫防疫组1人(技师1人)。

(3)20人分队建制：指挥组3人(1名队长、内外科组长分别兼任副队长)、现场急救组(分2个小组)、分类检伤组、内科救护组(2个小组，重大抢救可合并)、外科救护组(2 个小组,大手术可合并)、医技组、后送留观组等。

5. 灾害救援分哪几个阶段?

(1)灾害早期救援阶段:一般指灾害 1~3 天,包括特急期和突急期。重点是分批、分组全天候搜索、营救建筑物废墟下可能埋压的大量幸存者,并展开移动医院对幸存者进行及时救护。

(2)灾害中期救援阶段:一般指灾后 3~10 天。重点是继续开展移动医院、卫生防疫、外出医学巡诊、联合转运偏远地区重伤员等工作。

(3)灾害后期救援阶段:一般指灾害发生 10 天以后。重点是帮助恢复当地各级医学机构的救护能力,协助当地医院开展工作。

6. 应急医学救援队的活动有哪些?

(1)建立营地移动医院:选好营地位置搭建帐篷,把医学物品搬入帐篷。

(2)现场急救组:现场开展急救、搬运、后送等工作。

(3)医学巡诊组:携带医学背囊巡诊。

(4)帮扶组:帮助恢复当地医疗机构,培训当地医护人员。

(5)疫情防治组:检水消毒,在灾区开展卫生宣传和防疫工作。

(6)心理疏导组:对伤病员和灾民进行心理疏导和治疗。

(7)指挥组:总结安排工作,及时向医院汇报救援情况。

(8)宣传组:现场记录和宣传。

(9)自身保障组:每天定人到各帐篷巡诊,并进行健康教育;对救援人员及时进行心理疏导。

7. 什么是灾害护理救援组织管理?

灾害护理救援组织管理是指在灾害伤病员救护工作中,经过训练有一定组织能力的人进行调度、控制和协调救援工作,管理伤病员的脱险、抢救、治疗、转送等,使救援有条不紊地进行,提高工作效率。

8. 灾害护理救援组织管理的主要内容是什么?

(1)准备阶段的组织管理:救灾卫生管理机构开展预案演练。

(2)灾害现场的组织管理:①伤员分类;②统筹安排技术力量;③伤

病员转送。

（3）医学机构的护理组织管理：医学机构建立调度运行模式，成立指挥组，实施现场指挥。

（4）灾后的组织管理：①做好总结工作；②实施心理救助。

9. 为提升护士应急救援中的救护能力，需要培训哪些内容？

（1）理论培训：①专业知识（基础护理、心理护理、科研能力、评判性思维等）；②应急救援知识；③管理知识。

（2）技能培训：①通用技能培训；②基本技能培训；③专科技能培训。

（3）体能训练：立足应急救援护理的特点，体能训练主要包括基础体能训练、专项体能训练和综合体能训练，用以提高应急救援护士的力量、速度、柔韧性、耐力和灵敏性等。

（4）心理素质培训：可以采取心理教育课、个别咨询、心理行为训练等方式，培养护士过硬的心理素质，以提高应对能力和自我心理调适能力。

10. 灾害救援护士应具备的素质有哪些？

灾害救援护士应具备的素质包括：①政治素质；②心理素质（高尚的医德、积极稳定的情绪、高度的责任心和同情心）；③熟练的护理操作；④沟通与协调能力；⑤敏锐的观察能力；⑥对各种疾病的认知能力和丰富的知识；⑦独立思考的能力；⑧优良的全科护理人员素质；⑨良好的身体素质；⑩其他（掌握游泳技能、了解灾区风俗等）。

第三节　灾害护理救援装备

1. 在灾害现场医学救援工作中，卫生应急物资分为哪几类？

灾害现场医学救援的卫生应急物资分为应急药材类、医疗文书类、宿营和通信器材类、运输工具类和其他物资类等。

2. 应急药材类卫生应急物资包括哪些物品？

应急药材类卫生应急物资包括应急救援药材和基本医疗装备等,见表 2-1。

表 2-1　外科急救箱

物品	规格	数量	物品	规格	数量
过氧化氢溶液	100 ml/瓶	1	红汞	瓶	1
消毒纱布	片	20	绷带卷	卷	5
三角巾	条	3	消毒手套	副	3
弯头剪刀	把	1	一次性帽子	包	1
扩创包	只	2	一次性口罩	包	1
一次性药碗	只	6	一次性镊子	把	4
固定夹板	副	4	一次性导尿包	个	1
头套网	个	2	静脉止血带	根	2
			一次性棉签	包	2

3. 医疗文书类卫生应急物资包括哪些物品？

医疗文书类卫生应急物资包括病历、后送文件袋、伤病员登记本、分类牌等。各单位可自行制作,也可参照国际通用的灾害医学救援文书。

4. 宿营和通信器材类卫生应急物资包括哪些物品？ 如何配置？

(1)卫生帐篷:根据伤病员救治、休养和工作人员的生活需要配备,数量要足够。见图 2-1。

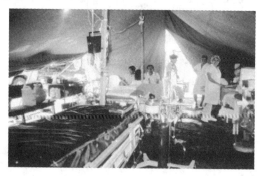

图 2-1　1987 年萨尔瓦多地震,医护人员
在现场搭建的帐篷内进行治疗

(2)睡铺:伤病员按救治机构开展的床位数准备,工作人员按实际人数的1/3~1/2准备。

(3)卫生被服:按开展床位数储备,并适当增加作为预备。

(4)通信工具:包括电话、对讲机及无线电通信设备。

(5)其他物资:包括发电设备、照明器材、取暖设备、炊具等。

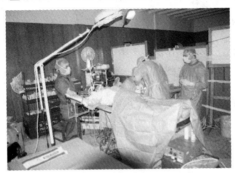

图 2-2　1999 年土耳其地震,医护人员
在校舍内进行治疗

5. 运输工具类卫生应急物资包括哪些?

运输工具类卫生应急物资包括运输车辆和担架等。运输车辆包括手术车、危重伤员转运车、轻伤员转运车、通讯指挥车、物资供应车等。

6. 其他物资类卫生应急物资包括哪些?

(1)机降标志:红旗指示、T 字指示、圆圈指示和烟雾指示器材。

(2)卫生标志旗:卫生指挥旗、分类旗、组室标志牌与路标等。

(3)宣传、摄像、照相器材,地图和绘图工具等。

7. 卫生应急物资应如何管理?

卫生应急物资按"两分四定"的办法进行管理。

(1)两分:将卫生应急物资分成两类保管。

第一类:携行物资。这类物资要求轻便,既要适合车运,又要适合人背。

第二类:运行物资。为保证救治工作的顺利进行,可将大量需要的物资用车辆运送。

(2)四定:定人、定物、定位、定车管理。

定人:是指有专人保管、搬运和押运。

定物:就是把携行、运行物资的品种和数量固定下来。

定位:是指有固定地点存放和定位装载。

定车:就是机动的物资、人员要有固定编号的车辆。

8. 卫生应急物资管理的注意事项有哪些?

(1)卫生应急物资器材力求配套,凡配套的物资在装箱时不能拆散,各种功能箱应品种齐全配套,补充药材可按单品种分类装箱。

(2)卫生应急物资装箱后,必须有装箱单,一式2份,一份放在箱内,另一份由使用单位保存。

(3)所有的箱、囊、包必须统一编号,不同品种的箱、囊、包要有显著标志。

(4)卫生应急物资从消耗登记、请领、补充、定期检查到保养维修等,要有专人负责,实行岗位责任制。

(5)对剧毒、麻醉、易燃、易爆药品,要分别包装,专人单独保管,定期检查,以免发生事故。

(6)对易潮、生霉、生锈的药材物资,应适时晾晒和擦拭,以防损坏。

(7)对有失效期药品,要定期轮换更新。未经批准,不准动用储备物资,经批准动用后要随时补充,对将到有效期的或有变质损坏的应及时更换,以保证物资经常处于质优量足状态。

9. 紧急医学救援队的装备有哪些?

紧急医学救援队的装备有医疗救援物品、运输装备、通信设备、后勤保障装备、个人物品装备和搜救设备。

10. 医疗救援物品包括哪些?

(1)现场急救所需的止血、包扎、固定、气管插管等物品,可以根据需要分装成数个急救箱(如外科急救箱,麻醉、骨科急救箱和急救药品箱),并贴上明确的标识牌。

（2）辅检装备：主要有心电图仪、B超机、X线机、血液分析仪和一次性耗材。

11. 运输装备包括哪些？各有什么要求？

（1）手术车：具备基本的手术设备，包括手术床、照明灯、麻醉机、呼吸机、心电监护仪、供氧设备，以及消毒手术器械。可以在紧急情况下开展损伤控制手术。

（2）危重伤员转运车：车内应装备监护设备、呼吸机、供氧设备和心肺复苏设备等。

（3）轻伤员转运车：可以同时转运多名轻伤员，车内配备基本的救治药品和包扎用品。

（4）通讯指挥车：具备卫星通讯设备，及时对救援作出判断和指挥。

（5）物资供应车：配备野外救援所需要的生活、救援物品。

12. 通信设备包括哪些？

通信设备主要包括车载通信和单兵通信，利用网络和应急通信技术支持系统，以实现灾区现场的应急通信、灾区群众呼救和对外通信等。

13. 后勤保障装备有哪些？

后勤保障装备有帐篷、净水设备、发电设备、消毒装备和餐饮装备（携带 7～10 天食品）。

14. 紧急医学救援队员个人携行装备主要配备哪些物品？

紧急医学救援队员个人携行装备的配备原则是权衡种类齐全和便携两个方面。主要配备以下物品：

（1）日常用品，主要是洗漱用品和换洗衣物，适合救灾期间的生活需要。

（2）针对灾区环境特点补充的物品，如雨衣、雨鞋、防晒霜、墨镜、蚊帐、清凉油、风油精等。

（3）根据灾害性质准备功能物品，如越野登山鞋、口香糖、漱口水、拖鞋等，女队员根据需求备好个人卫生用品。

（4）救生保健物品,如救护绳、救生烟火棒、口哨、地图、指南针、高热量功能性食品、维生素片和常用药品等。

15. 紧急医学救援队的搜救设备有哪些?

紧急医学救援队的搜救设备一般包括:①按国家救援的轻型装备计量;②有毒气体监测仪;③防毒面具和防护服;④雷达生命探测仪;⑤可视生命探测仪;⑥破拆工具;⑦顶撑设备;⑧动力工具;⑨搬运设备。

第三章　自然灾害护理救援

第一节　自然灾害概述

1. 什么是自然灾害？

自然灾害是指由自然因素引起的灾害，如地震、海啸、洪涝、泥石流、台风、飓风、冰雹、雾灾、雷击、干旱、火灾、火山喷发、寒流与热浪、雪崩等，是自然界与人类社会相互作用的产物，往往会给一个区域的社会、经济、生态系统进程带来巨大的影响，甚至可能造成系统崩溃。

2. 根据我国国情，自然灾害的分级有哪些？

自然灾害的等级是表示自然灾害给人类带来损失大小的重要指标。我国自然灾害分级以参考人口的直接死亡数和经济损失数来划分，可分为 5 个等级：

(1)E 级：微灾，死亡人数小于 10 人或经济损失小于 10 万元人民币。

(2)D 级：小灾，死亡人数介于 10～100 人或经济损失介于 10 万～100 万元人民币。

(3)C 级：中灾，死亡人数介于 101～1000 人或经济损失介于 100 万～1000 万元人民币。

(4)B 级：大灾，死亡人数介于 1001～10000 人或经济损失介于 1000 万～1 亿元人民币。

(5)A 级：巨灾，死亡人数大于 10000 人或经济损失大于 1 亿元人民币。

第二节　地　震

1. 什么是地震？

广义上说,地震是地球表层的震动。地球上每年发生 500 多万次地震,也就是说,每天要发生上万次地震。不过,它们之中绝大多数太小或离我们太远,人们感觉不到。真正能对人类造成严重危害的地震,全世界每年大约有一二十次;能造成唐山、汶川这样特别严重灾害的地震,每年大约有一两次。人们感觉不到的地震,需用地震仪才能记录下来;不同类型的地震仪能记录不同强度、不同远近的地震。目前世界上运转着数以千计的各种地震仪器,日夜监测着地震的动向。

2. 根据震动性不同,地震可分为哪些类型？

(1)天然地震:主要是构造地震,由地壳运动所引起的地震,地下深处岩石破裂及错动使长期积累的能量在短时间内急剧释放,并通过震波的方式向四周传播,若释放能量过于巨大,则会激起地面大范围的震动,同时造成建筑物的破坏及人员伤亡。

(2)人工诱发地震:由人为活动导致的地震,如工业爆破、水库蓄水或地下大爆破等因素导致的震动。

(3)脉动地震:由大气活动和海浪冲击等因素引起的地球表层的经常性微动。

3. 地震灾害可划分为哪几个等级？

地震灾害等级是指灾害区域内地震灾害的轻重程度,由重至轻一般划分为 4 级,即极重灾区、严重灾区、较重灾区和一般灾区,描述如下。

(1)极重灾区:人员伤亡惨重,大多数居民失去住所。造成巨大的经济损失。木构架和土、石、砖墙建造的旧式房屋多数甚至全部严重破坏或毁坏;未经抗震设计的单层或多层砖砌体房屋多数中等以上破坏;按照Ⅷ度抗震设计的单层或多层砖砌体房屋多数中等以上破坏。平均震害指数大于等于 0.51。地质灾害非常发育,地震断裂错动到地表,山区大量山崩滑坡,河谷平原区液化和震陷严重。

(2)严重灾区:人员伤亡较重,多数居民失去住所。造成大量的经济损失。木构架和土、石、砖墙建造的旧式房屋少数毁坏,多数严重或中等破坏;未经抗震设计的单层或多层砖砌体房屋个别毁坏,少数严重破坏,多数中等或轻微破坏;按照Ⅷ度抗震设计的单层或多层砖砌体房屋少数严重和中等破坏,多数轻微破坏。平均震害指数介于 0.31～0.50;地质灾害较发育,干硬土上出现裂缝;饱和砂层绝大多数喷砂冒水。

(3)较重灾区:人员伤亡轻微,少数居民失去住所。造成较大的经济损失。木构架和土、石、砖墙建造的旧式房屋少数严重破坏或毁坏,多数中等或轻微破坏;未经抗震设计的单层或多层砖砌体房屋少数中等破坏,多数轻微破坏或基本完好;按照Ⅷ度抗震设计的单层或多层砖砌体房屋少数中等或轻微破坏,多数基本完好。物体从架子上掉落,河岸出现塌方。平均震害指数介于 0.11～0.30。地质灾害呈零星分布,饱和砂层常见喷砂冒水,松软土地上地裂缝较多。

(4)一般灾区:人员伤亡个别或无,少数居民失去住所。造成一定的经济损失。木构架和土、石、砖墙建造的旧式房屋少数中等破坏,多数轻微破坏或基本完好;未经抗震设计的单层或多层砖砌体房屋个别中等破坏,少数轻微破坏,多数基本完好;按照Ⅶ

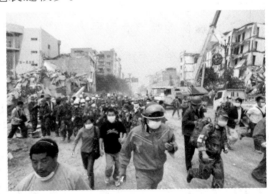

图 3-1　汶川地震救援期间发生余震现场

度抗震设计的单层或多层砖砌体房屋少数轻微破坏,大多数基本完好。家具和物品移动。平均震害指数小于等于 0.10;地质灾害不发育,个别河岸和松软土出现裂缝,饱和砂层出现喷砂冒水。

以上描述中"大多数"一般指 70% 及以上,"多数"一般指 50% ～ 70%,"少数"一般指 10% ～ 50%,"个别"指低于 10%。

4. 地震伤情可分成几类？分别以什么颜色的伤病卡进行区分？

根据卫生部 1995 年颁布的《灾害事故医疗救援工作管理办法》,根据伤员当时神志、呼吸、脉搏、血压变化、有无大出血、有无明显内脏损伤和其他危及生命现象等,可将地震中的伤员分为轻、中、重、死亡四类,并分别以红、黄、蓝、黑的伤病卡进行区分。详细内容见本书第六章第一节。

5. 地震的现场特点有哪些？

地震的现场特点包括:①现场混乱;②医疗救护条件艰苦,救治困难;③瞬间出现大批伤员同时需要救护;④伤情复杂;⑤现场交通、通信不便。

6. 地震所致的创伤类型有哪些？

地震所致的创伤类型包括:①机械性损伤;②挤压伤和挤压伤综合征;③休克与地震伤;④完全性饥饿;⑤淹溺、烧伤、冻伤等;⑥其他伤害,如各种新发和复发疾病,昆虫、蛇、犬类的咬伤等。

7. 地震伤的特点有哪些？

地震伤的特点包括:①多为压砸伤和挤压伤;②多发伤比例大;③休克多,病情变化快;④内环境严重失衡;⑤感染率高;⑥挤压综合征发生率高;⑦抢救难度大、伤员获救相对滞后;⑧致残率、死亡率高。

8. 地震的现场救护原则有哪些？

地震的现场救护原则包括:①尽早自救互救原则;②现场检伤分类原则;③早期维护伤员基本生命体征原则;④呼吸道早期救护原则;⑤休克伤员早期救护原则;⑥伤员分类后送原则。

9. 地震现场检伤分类救护的必要措施是什么？

地震现场检伤分类救护的必要措施包括:①控制出血;②维持呼吸道通畅;③预防休克;④颈椎固定;⑤检伤分类。

10. 地震现场的急救护理措施有哪些?

(1)快速清除压在伤者头面部、胸腹部的重物或沙土,清理口中异物,保持呼吸道通畅。

(2)对埋在废墟中的伤员,应立即建立通风孔道,以防缺氧窒息。

(3)救出伤员后,及时检查伤情,遇颅脑外伤、意识不清、面色苍白、血压下降、休克状态、大出血等危重症伤员,优先救护,尽快送医院。

(4)搬运伤员时动作要缓慢,颈椎骨折搬动时要保持头部与身体轴线一致,胸腰椎骨折搬动时身体保持平直,防止损伤脊髓。所有脊柱骨折都要用平板搬运,途中要将伤员与平板之间用宽带妥善固定。

(5)外伤、骨折的患者用敷料或其他洁净物品进行包扎、止血和固定。

(6)地震的震动和恐怖心理可加重原有心脏病、高血压的病情,对此类伤员要特别注意观察,以防病情加重或复发引起猝死。

(7)开放伤口早期清创并抗感染,注射破伤风抗毒血清。

(8)积极给予现场伤员心理抚慰。

11. 地震早期处理的注意事项是什么?

地震早期处理的注意事项包括:①预防伤员转运过程中的二次损伤;②应用止痛药物;③早期防治感染。

12. 地震挤压综合征的临床表现有哪些?

(1)受压部位多数有压痕,解压后迅速肿胀,皮肤发硬,皮下淤血。

(2)严重者受压肢体运动失灵,远端皮肤发白、发凉。

(3)伤肢脉搏早期多可触及,以后会逐渐减弱或消失。

(4)由于局部肿胀,大量体液丧失流至"第三间隙",可出现细胞外液减少,有效循环血量不足,如脉搏细速、面色苍白、血压降低等,甚至发生休克,若得不到及时有效的处理,严重者可致死亡。

13. 地震挤压综合征的护理要点有哪些?

(1)尽早补充液体:若条件许可,立即对伤员进行早期静脉补液;若条件不许可,立即建立静脉通道,可让伤员先口服碳酸氢钠液体。

(2)局部用止血带结扎:对不能及时进行静脉补液者,可使用止血带进行短时间结扎,结扎时间不可过久,也不宜过紧,以免引起肢体坏死。

(3)患肢现场护理:受压患肢严禁热敷和按摩,在不影响肢体血运的前提下可适当冷敷,避免抬高患肢。若病情许可,可先对患肢予以制动,并密切观察。

(4)稳定伤员情绪:给予适当言语鼓励,避免过多交谈,在无禁忌证的前提下,可适当镇痛和镇静。

(5)后送伤员护理:放置平板担架,搬运过程中避免二次损伤;快速评估伤员生命体征,保持呼吸道通畅;进行现场分检和处理后再进行转运后送,对于严重挤压和高血钾伤员,应尽早进行肾脏替代治疗,通知接诊医院做好急诊床旁透析准备。

14. 地震挤压综合征早期补液的注意事项是什么?

(1)早期大量补液,预防挤压综合征引起的急性肾衰竭。

(2)等渗生理盐水为首选,补液速度为 1000～1500 ml/h,在补充 1000 ml 生理盐水后可改用 1000 ml 5％葡萄糖溶液,同时加入 50～100 ml 5％碳酸氢钠溶液,维持尿 pH＞6.5,以防止肌红蛋白和尿酸在肾小管内沉积。

(3)全身循环稳定后,尽快给予甘露醇和碱性药进行利尿,从而预防高钾血症和急性肾衰竭。

(4)补液过程中密切监测血压及尿量,并按实际情况调整补液速度,一般第一个 24 小时至少补液 3000～6000 ml,确保在监测的条件下补液总量达 10 L。

15. 地震引起的创伤性休克的早期处理原则是什么?

要根据不同的季节、不同的致病原因和不同的现场环境采取相应的急救措施。

(1)冬天要注意保暖,夏天要注意通风,以防中暑。

(2)伤员采取平卧位,保持呼吸道通畅。

（3）有创伤、出血的，应立即止血、包扎。

（4）如条件许可，立即建立静脉通道和尿路通道，快速补充血容量。

（5）如内脏大出血，需剖腹探查止血。

（6）颅脑伤伴有脑疝致休克时，要立即对脑部创伤进行处理，并尽快脱水降低颅内压。

（7）待血压平稳和全身状态好转后，优先安排转运。

16. 呼吸道梗阻和窒息的早期处理原则是什么？

（1）清除伤员呼吸道异物、血块、黏痰和呕吐物，解开伤员衣领和腰带，保持呼吸通畅。对于舌后坠造成的阻塞，立即用口咽管通气，或将舌牵出固定，采取半俯卧位，防止误吸。

（2）心跳、呼吸停止者，在确保救援人员安全的情况下，立即行心肺复苏。

（3）脑外伤昏迷或严重胸外伤造成呼吸困难及窒息的，要尽早进行气管插管及辅助呼吸。

（4）颌面伤有移位的组织造成阻塞呼吸道时，应立即进行复位包扎。

（5）外伤合并气体中毒时，在进行抢救复苏的同时，采取相应的解毒急救措施。

（6）经初步抢救后，将伤员转移到安全、通风、保暖、防雨的地方继续急救。待病情好转后，由医务人员进行转运后送。

17. 出血、伤口和骨折的早期处理原则是什么？

（1）明显出血者，可根据现场不同情况采取指压、加压、上止血钳夹、填塞或上止血带等方法进行止血。对止血带做明显标记，并记录开始使用止血带的时间，争取在1～2小时内将伤员送至上级医院或者医疗队进行手术止血。

（2）伤口创面尽早进行包扎，以防二次污染；对重伤肢体加强固定，以减少痛苦和继发损伤，便于搬运。可就地取材进行包扎，但伤口应尽量使用消毒敷料。包扎伤口可以和加压止血同时进行，要做到包扎效果可靠、动作轻柔，尤其是骨折伤员，避免因动作粗鲁而导致继发损伤。

(3)骨折、关节损伤及大面积软组织损伤者均应予以临时固定。固定器材可以是制式,也可以就地取材。四肢骨折时,固定范围包括伤部附近的上下关节;固定中将肢体末端外露,以方便观察肢体血运。如伤员主诉剧痛、麻木或发现肢体末端发白、发凉、青紫时,应及时检查、松开或检查固定器材及内层的绷带,重新固定。

18. 颅脑伤的早期处理原则是什么?

(1)使用无菌敷料、急救包或干净布料对伤口进行加压包扎。

(2)有脑膨出者,在伤口周围垫以棉圈、纱布或用搪瓷碗盖上后再加以固定包扎。

(3)昏迷者可置入口咽通气道,或将舌头牵出口外,使用安全针固定在其颈或胸部衣服上,以保持呼吸道通畅。伤员在担架上保持侧卧或俯卧位,用衣物将头固定,适当给予镇静剂后尽快送至上级医院或者医疗队,并在转运交接班中简要记录伤员意识、瞳孔及肢体活动情况,以供后续治疗参考。

19. 颌面颈部损伤的早期处理原则是什么?

(1)将移位组织复位,并进行加压包扎。

(2)若口中有凝血块、碎骨片、异物等,应及时取出。

(3)鼻、咽腔伤后水肿者,使用咽导管、鼻咽腔插管,窒息严重者可以做环甲筋膜穿刺术。

(4)颈部大血管出血者,伤口内填止血粉,并用对侧上肢做支架加压包扎(不可用绷带环绕颈部包扎)。

(5)下颌或上颌伤先用纱布填塞止血,然后包扎。昏迷伴颌面颈部损伤的伤员取侧卧位进行转运后送,以防止窒息。

20. 胸部损伤的早期处理原则是什么?

(1)开放性气胸:立即用厚垫、纱布、洁净毛巾或衣服等严密封闭伤口,再用敷料加压包扎。

(2)多发肋骨骨折或反常呼吸:在无菌敷料外加以厚棉垫或衣卷等

物垫在伤处,再加三角巾或绷带包扎、固定。

(3)张力性气胸:立即在伤侧第二肋间锁骨中线处,用粗针头穿刺排气,并在针头尾端套上一带孔的橡皮指套,作为排气活瓣,并尽快送至上级医院或者医疗队做进一步处理。

21. 腹部损伤的早期处理原则是什么?

(1)一般腹部损伤可立即包扎,如有腹腔脏器脱出,禁止送回,可用纱布将脏器围好或用搪瓷碗盖上后再进行包扎。

(2)因地震所致腹部伤多以闭合性为多,且常伴有脏器伤,因此,应尽快送至上级医院或者医疗队行剖腹探查术处理损伤脏器。

22. 骨盆部损伤的早期处理原则是什么?

(1)立即包扎伤口,对伴有休克现象者,进行抗休克处理。

(2)臀部创伤伴有大量出血者,对伤口压迫填塞或加压包扎。

(3)尿潴留和膀胱过度充盈者,进行膀胱穿刺术(沿腹中线,在耻骨联合上一指宽处,将长针头与皮肤成垂直刺入 4～5 cm,用注射器抽吸尿液)。

(4)骨盆骨折者,采用三角巾、多头带或宽皮带做环形固定。在担架上取仰卧位,膝部垫高,两下肢略外展后送。

23. 四肢伤的早期处理原则是什么?

(1)对伤口进行包扎、止血。

(2)骨折、脱位者要进行复位,并利用夹板或就便器材临时固定。

(3)疑有或一旦确定有急性筋膜间隙综合征者,应立即将患肢置心脏水平位,松开一切外固定或压迫因素,同时应用封闭、解痉等药物并密切观察;如初步措施无效,情况继续恶化,应立即切开筋膜间隙,在彻底减压处理后尽快转送至上级医院或者医疗队做进一步处理。

24. 地震灾害发生后,抗震救灾指挥机构需采取的紧急措施包括哪些?

应当立即组织有关部门和单位迅速查清受灾情况,提出地震应急救援力量的配置方案,并采取以下紧急措施:

(1)迅速组织抢救被压埋人员,并组织有关单位和人员开展自救互救。

(2)迅速组织实施紧急医疗救护,协调伤员转移、接收与救治。

(3)迅速组织抢修毁损的交通、铁路、水利、电力、通信等基础设施。

(4)启用应急避难场所或者设置临时避难场所,设置救济物资供应点,提供救济物品、简易住所和临时住所,及时转移和安置受灾群众,确保饮用水消毒和水质安全,积极开展卫生防疫,妥善安排受灾群众生活。

(5)迅速控制危险源,封锁危险场所,做好次生灾害的排查与监测预警工作,防范地震可能引发的火灾、水灾、爆炸、山体滑坡和崩塌、泥石流、地面塌陷,或者剧毒、强腐蚀性、放射性物质大量泄漏等次生灾害以及传染病疫情的发生。

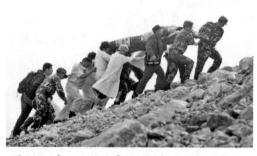

图 3-2　参加汶川地震救援的解放军与医疗队

(6)依法采取维持社会秩序、维护社会治安的必要措施。

25. 地震后如何做好紧急搜救护理?

(1)组织搜救被困人员:相关指挥机构必须尽快组织人员,综合应用各种震波与声音的侦测仪器、光纤内视镜、远距照相机等搜救设备协助定位与发现伤员,加上强有力的剪断、钻孔及提起工具,尽早搜救可能幸存的伤员。

(2)边搜救边救护:现代机械在搜救中的使用,有时会造成伤员的进一步伤害或死亡,因此,使用时必须有医护人员在现场,适时实施维持基本生命体征的救护措施。

26. 地震自救互救的形式有哪些?

地震自救互救的形式包括:①个人自救;②灾民自发自救互救,如家庭自救互救、岗位自救互救、邻里自救互救等;③有组织的自救互救。

27. 震后进行互救的原则是什么?

(1)先救近,后救远;先救易,后救难;先救青壮年和医务人员,以增加帮手。

(2)使用工具挖掘时,要注意被埋压者的安全,接近人体时宜改用手挖。

(3)在保证救护者安全的前提下,现场采取先抢后救的原则,即开展对震区现场人员的搜寻、脱险、救护医疗一体化的大救援观念。

28.自救互救应注意哪些问题?

(1)注意人员抢救方法:迅速判断查明被埋者位置后,立即实施抢救,但要避免盲目过快而造成的二次伤害。

(2)救出伤员后应首先暴露头部,迅速清除口、鼻内灰土及分泌物,进而暴露胸、腹部,如有窒息,立即行心肺复苏。

(3)若伤员怀疑发生脊柱骨折,搬运过程中应防止脊柱弯曲和扭转。

(4)当挖掘接近伤员时,应尽量用手挖刨,防止使用工具造成误伤。

(5)优先抢救各级政府组织的领导,以尽早恢复政府组织功能,建立现场组织指挥。优先抢挖医务人员及医疗药械,恢复医疗机构,使伤员尽早获得专业急救。

29.地震时必要的逃生技巧有哪些?

(1)如在街道上遭遇地震,应迅速远离楼房,及时转移到空旷安全的场地,不要躲避在高大建筑物、窄巷广告牌、路灯、高压线附近,要避开桥梁、陡崖、危岩滚石地带,更不可到桥下避震。

(2)若躲在厨房、卫生间时,要尽量远离炉具、煤气管道及易破碎的碗碟。

(3)不要钻进柜子或箱子里,以免丧失机动性、视野受阻、四肢被缚,错过逃生机会,不利于被救。

(4)避免躺卧姿势,减小

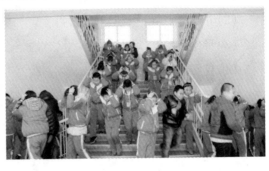

图3-3 某小学举行地震疏散演练

人体平面面积,降低被击中概率,方便移动。

30.地震后如何做好卫生防疫?

地震后可从以下方面加强卫生防疫:①做好水卫生管理;②加强饮食卫生管理;③加强环境卫生管理;④大力开展消毒、杀虫、灭鼠工作;⑤认真做好传染病预防工作。

第三节　海　啸

1.什么是海啸?

海啸是由海底地震、海底火山爆发或者水下塌陷和滑坡等大地活动造成的海面巨浪并伴随巨响的自然现象,是一种具有强大破坏力的海洋长波,严重时超过30米,常常给沿海地区造成严重的生命和财产损失。

2.根据引发原因的不同,海啸分为哪几种类型?

根据引发原因的不同,海啸分为:①风暴潮;②火山海啸;③滑坡海啸;④地震海啸。

3.海啸预警的级别有哪些? 分别以什么颜色表示?

(1)Ⅰ级:特别严重,红色。

(2)Ⅱ级:严重,橙色。

(3)Ⅲ级:较重,黄色。

(4)Ⅳ级:一般,蓝色。

4.海啸作为原生灾害,由其引发的次生灾害有哪些?

许多自然灾害,特别是等级高、强度大的自然灾害发生以后,常常诱发出一连串的其他灾害接连发生。其中最早发生的、起作用的称为原生灾害,由它诱导的灾害则称为次生灾害。海啸作为原生灾害,引发的次生灾害包括:①有毒物质泄漏;②核泄漏;③传染病流行。

5. 海啸后伤病的特点是什么?

(1)即时损伤:海啸来袭,瞬时造成的人员伤害包括淹溺、坠落伤,及身体各部位的砸伤、撞击伤、皮肤软组织擦伤等。

(2)续发疾病:海啸过后,由于各种基础生活设施被破坏,死亡人畜的尸体腐烂等,主要造成饮用水源污染,引发各种疫病流行或暴发,以感染性腹泻、细菌性痢疾、霍乱等肠道传染病为常见。

6. 海洋生物对落水遇险者的常见伤害及其症状有哪些?

(1)海蛇咬伤:毒素强,咬伤初期皮肤有被刺感觉,无疼痛和红肿现象;30～60分钟内出现运动功能障碍、全身乏力、四肢沉重和呼吸急促,进而出现轻度呼吸困难、全身疼痛、四肢麻木、嗜睡、眼睑下垂等,严重者可导致呼吸衰竭甚至肾衰竭。

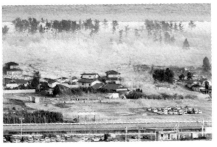

图3-4　2011年3月11日日本名取市地震引发的海啸袭击现场

(2)海蜇、水母等造成的皮肤蜇伤:受伤局部症状为痛、痒,继而出现红斑、丘疹、荨麻疹等。全身症状包括焦虑、情绪低落、恶心等,严重者出现肌肉和气管痉挛、心血管功能衰竭和休克,甚至死亡。

(3)凶猛海鱼咬伤:引起外伤,严重者致残致死。

7. 海啸后导致各种疾病高发和传染病流行的原因有哪些?

(1)饮用水水源污染,水质变差,灾民免疫力下降。

(2)食品卫生状况差,造成食源性疾病的发生和流行。

(3)房屋倒塌,人口迁徙。

(4)灾民缺乏卫生防疫的相关知识。

8. 海啸救援现场护士应做好哪些评估内容?

(1)积极配合医生迅速判断并处理威胁患者生命的征象,保持患者呼吸道通畅,迅速处理出血伤口,建立有效的静脉通道。呼吸心搏骤停者,立即行心肺复苏。

(2)了解患者的受伤机制,掌握患者的病情,及时发现隐蔽部位的伤情。

(3)观察患者症状,及时处理病人危象。

9. 海水淹溺的救治措施有哪些?

(1)保持呼吸道通畅,立即清除口鼻淤泥、杂草、呕吐物,将舌头拉出,松解衣领。呼吸心搏骤停者,立即行心肺复苏。

(2)组织后送,迅速转入附近医疗单位继续复苏。

(3)建立有效的静脉通道,防止肺水肿、纠正代谢性酸中毒等。

(4)脱去浸湿衣物,注意保暖。

(5)复苏后禁食,必要时胃肠减压,胃肠功能恢复后方可进食。

(6)加强心理护理,缓解其紧张、恐惧等情绪。

10. 对于海啸中体温过低的伤员应做好哪些护理措施?

(1)快速判断病情,优先对重症患者进行急救。

(2)将伤员转移至温暖的环境(25~26 ℃),采取保暖措施,清醒患者给予温热的水和食物。

(3)给氧,并根据缺氧程度调节氧流量。

(4)快速复温,定时监测水温,保持在 38~42 ℃,观察生命体征及直肠温度。若直肠温度超过 34 ℃或者四肢皮肤转为红润,甲床潮红,恢复知觉,可停止复温。

(5)遵医嘱给予抗休克、对症、营养等支持治疗。

(6)给予高热量及易消化饮食。

(7)心理护理。

11. 对于损伤程度较重的低体温症伤员,可采取主动深部复温法,其常见的具体方法有哪些?

主动深部复温法常见的方法包括:①静脉输注 40±2 ℃生理盐水或等渗葡萄糖溶液;②通过面罩或气管插管吸入热空气,进行呼吸道复温;

③经心肺旁路复温;④体外循环复温;⑤体外静脉循环复温;⑥血液透析复温;⑦胸腔灌流复温;⑧腹腔灌流复温;⑨结肠灌流复温。

12. 肢体损伤合并海水浸泡的早期救治措施有哪些?

(1)纠正伤者的低体温、保暖、抗感染。

(2)存在创口的伤者,要充分冲洗创口,去除残留海水。

(3)积极行初期外科处理,扩创,去除坏死组织,取出异物,彻底冲洗,引流、制动。一般不行一期缝合。

(4)对影响肢体存活的重要血管伤,在条件允许时,尽可能行血管吻合术。

13. 海啸后的卫生防疫措施有哪些?

(1)建立应急卫生防疫保障体系,根据有关预案,组织好卫生人力,准备好卫生装备与药物,协调好运输部门,对灾区进行卫生防疫应急保障。

(2)明确灾区卫生防疫工作重点,组织卫生防疫专业人员落实具体卫生防疫措施。

(3)对于各种传染病,要做到早发现、早诊断、早治疗、早报告、早隔离、早消毒,严防疫情传播和暴发。

(4)做好饮用水的消毒工作,提供清洁饮用水。

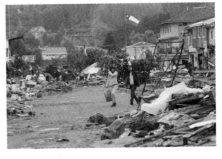

图3-5 2010年3月1日智利迪查托镇的地震和海啸后场景

(5)彻底清理环境,进行卫生整顿,改善环境卫生。

(6)加强灾区的食品卫生监督工作,提高灾民的卫生防疫知识。

第四节　水　灾

1. 什么是水灾？

水灾又称洪灾，是指连降暴雨或山洪暴发导致水流增加并超过河道、湖泊以及土壤的容纳能力，使江河、湖泊水势陡涨形成洪水并溢出河道，淹没河道周围的区域，短时间内使大片农田被淹，房屋倒塌，人民的财产受到极大的威胁。据联合国统计，全球因水灾造成的人员和经济损失占自然灾害的首位。

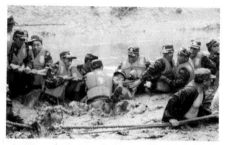

图 3-6　1998 年特大洪水中的抗洪战士

2. 洪水分为哪几个等级？

(1)小洪水：水文要素重现期小于 5 年的洪水。

(2)中等洪水：水文要素重现期大于等于 5 年，小于 20 年的洪水。

(3)大洪水：水文要素重现期大于等于 20 年，小于 50 年的洪水。

(4)特大洪水：水文要素重现期大于等于 50 年的洪水。

3. 洪水淹没化工厂时，会造成什么危害？

若天然气运输管道或储气罐、电源线、化工厂原料罐等被破坏，则容易发生爆炸，造成灾民烧伤。若油料漂浮在水面，则会造成火势进一步蔓延。

4. 水灾对人的伤害有哪些？

(1)淹溺死亡：呼吸道进水造成呼吸道阻塞，引起窒息死亡。

(2)体温迅速下降，造成冻僵或冻死。

(3)其他各类创伤：建筑物倒塌导致大量挤压伤，多伤情复杂伴复合性损伤。

(4)可引发灾后传染病:因饮水水源变差、环境条件恶劣、灾民机体免疫力下降等,易增加传染病感染的机会。

5. 水灾发生后传染病流行的特点有哪些?

水灾发生后传染病流行的特点包括:①发病速度快;②传播速度快;③控制传播媒介可有效控制传染病。

6. 水灾引起的常见皮肤病有哪些?

水灾引起的常见皮肤病包括:①皮肤瘙痒症;②湿疹;③皮炎。

7. 常见皮肤病的护理要点有哪些?

(1)保持环境卫生,床铺清洁柔软,光敏性皮炎患者要避免阳光直射。

(2)皮肤损害面积大且伴有高热、关节痛及全身症状者,严格卧床休息;无明显全身症状及生活可自理者,可提供必要协助。

(3)协助患者剪短指甲,避免搔抓,急性渗出性或化脓性皮肤病患者禁止洗浴。

(4)正确使用外用药物,大面积皮损换药时对患者注意保暖。

(5)饮食指导:过敏性瘙痒性皮肤病患者,避免烟、酒、辛辣刺激食品,慎用鱼、虾、蛋、奶等食品;全身明显皮损渗出或表皮剥脱者,给予富含蛋白质和维生素的膳食;水肿明显者,限制钠盐摄入。

(6)对传染性皮损患者进行床旁隔离,对用后的敷料进行焚烧处理。

8. 水灾发生时,高压输电设备被破坏容易致人体电击伤,如何进行现场急救?

(1)立即切断电源:距电源开关较近时,直接关闭电源;距离开关较远时,使用干燥的竹竿、木棍等绝缘物体挑开电源线。

(2)转移伤员至通风处,取平卧体位,松开衣领和裤腰带,抬起下颌,清除口咽分泌物,保持呼吸道通畅。

(3)呼吸微弱或呼吸心搏骤停者,立即行心肺复苏。

(4)伴有软组织烧伤或骨折者,在包扎止血、妥善固定后送医院进一步治疗。

9. 水灾现场伤员的评估包括哪些方面？

（1）配合医生迅速判断患者生命体征，按照呼吸道阻塞、出血、休克、呼吸困难、反常呼吸、骨折等顺序及时检查并优先处理存在的各种危险因素。

（2）向转运人员了解受伤机制，及时掌握伤员病情，对隐匿伤情及时发现，为进一步的救护赢得时间。

（3）严密监测病情，及时处理危象。监测指标包括瞳孔、意识、体温、脉搏、呼吸、血压、出血情况以及加压包扎部位的末梢循环情况等，做到问题早发现、早处理。

10. 发生水灾时，灾民在自救互救过程中有哪些注意事项？

（1）保持头脑清醒并尽快撤离到高坡或山地上，寻找可用于救生的漂浮物作为救生器材。

（2）水中漂浮时所有的动作保持自动性和松散性，尽可能保存体力。

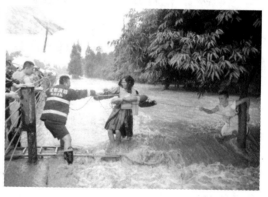

（3）落水后，保持衣服的完整性和减少活动，可有效预防低体温的发生。

（4）多人等待救护时应尽可能靠拢，利于相互鼓励和互救，也易于被救援人员发现。

图3-7　2013年7月四川多地遭遇暴雨，洪水围困居民

（5）若被溺水者紧抱缠身，应放手使其离开再对其施救。

11. 水灾之后，如何解决群众的安全饮水问题？

（1）选择水量大、水质好、便于保护的水源，在严格检验后再加以保护。

（2）对不符合卫生标准的饮用水，经净化和消毒后方能饮用。

（3）供水方式：确保水量和水质的前提下，尽量做到供水方便和分散供水。

(4)水源卫生保护:专人管理,定时消毒。

(5)尽快修复自来水工程系统和水井。

12. 野外条件下对水的净化方法有哪些?

(1)煮沸法:直接煮沸。

(2)沉淀法:加入少量明矾(可用牙膏代替)并充分搅拌,沉淀时间为1小时。

(3)吸附法:用活性炭(可用木炭代替)吸附水中悬浮物和重金属等有害物质。

(4)过滤法:用手帕或丝袜等重复过滤,使水相对清洁。

(5)渗透法:在距离水源2～3米处挖一个坑,用渗入法储水。

(6)药物法:用水药片、碘、碘酒、漂白粉、漂白剂等对水进行消毒。

13. 水灾发生后,灾民和救援人员在野外如何防止被毒蛇咬伤?

(1)户外环境中尽量穿长裤和高帮鞋。

(2)沿现有路径行走,尽量避免自行开路,不走灌木林和草丛等。

(3)尽量避免直接触及视线不及或情况不明的地方,如岩石下方、坑、洞口及草丛等。

(4)如遇蛇类,保持镇定不动,切勿主动攻击,让受惊的蛇尽快逃走。

14. 如果被毒蛇咬伤,如何进行现场急救?

(1)被毒蛇咬伤后(以四肢居多),应立即在伤口近心端5～10 cm处用止血带或绳子对肢体进行捆扎,以阻断静脉血和淋巴回流,减少毒素扩散和吸收;每30分钟将止血带或绳子松开一次,间隔2分钟后再次捆扎。

(2)用清洁冷水冲洗伤口表面毒液,或选用三棱针或缝衣针在伤口四周穿刺,再用拔火罐或吸奶器等进行局部吸引,促使毒液外流;也可采用扩创排毒法,切开皮肤及皮下组织,促使毒液排出。

(3)条件许可时应立即送医,应用抗蛇毒血清进行全身治疗。

15. 灾后初期,如何做好救灾食品的卫生监督?

(1)指派专人对救灾食品的贮存、运输和分发进行卫生监督。

(2)水中打捞出的食品进行检验和质量鉴定合格后方可下发。

(3)恢复经营的餐饮服务业要设有卫生防疫设备。

(4)加强饮食卫生重要性的宣教。

16. 水灾发生后,消灭蚊蝇的措施有哪些?

蚊蝇类主要通过机械性携带传播各种病原体,极易引起灾民肠道传染病的流行。消灭蚊蝇的措施主要包括:

(1)专业队伍与群众结合:由专业队伍负责,群众中骨干分子和学生进行协助。

(2)灭蚊蝇与消灭蚊蝇孳生地结合:当蚊蝇繁殖速度超过杀灭速度时,蚊蝇密度仍会升高。因此,对大的或一时无力消除的孳生地,需定期喷洒杀虫剂进行控制。

(3)普通喷洒杀虫剂与重点喷洒结合:蚊蝇密度高、分布面积广时,应普遍喷洒;蚊蝇密度较小时,则重点控制水塘、污水沟、厕所、垃圾堆等蚊蝇孳生及栖息场所。

(4)飞机喷洒与地面喷洒结合:飞机喷洒可大面积突击性杀灭蚊蝇,地面喷洒可用于处理遗留的卫生死角。

(5)多种杀虫剂混合使用或交叉使用,以防止蚊蝇产生耐药性,降低杀灭效果。

(6)用烟剂熏杀。

第五节　泥石流

1. 什么是泥石流?

泥石流是指在山区或者其他沟谷深壑、地形严峻的地区,由暴雨、暴雪、冰川和积雪融化水等水源引发的,产生在沟谷或山坡上的一种携带大量泥沙以及石块等物质的特殊洪流,是高浓度的固体和液体的混合颗粒流,又称山洪泥流,是一种严重的地质灾害。泥石流灾害过程介于山崩、滑坡和洪水之间,是多种自然因素和人为因素综合作用的结果。

2. 泥石流形成的必要条件有哪些?

泥石流的形成必须同时具有以下 3 个条件:①有陡峭便于集水集物的适当地形;②上游堆积有丰富的松散固体物质;③短期内有突然性的大量流水来源。

3. 泥石流的诱发因素有哪些?

(1)自然因素:岩石的风化,各种因素造成自然界中土壤层的增厚和土壤层的松动等。

(2)不合理开挖:修建公路、水渠、铁路以及其他建筑活动,破坏了山坡表面。

(3)滥伐乱垦:滥伐乱垦造成植被消失,山坡失去保护、土体疏松、冲沟发育会加重水土流失,山坡稳定性被破坏。

(4)次生灾害:地震会造成山体坍塌,地震后经过暴雨或山洪稀释大面积的山体也可诱发。

4. 泥石流的灾害特点有哪些?

(1)突发性:流动的全过程一般只有几个小时,短的只有几分钟;暴发强度大,可瞬间对高达几万至几百万立方米的水和大量泥沙、石块、巨砾混合物进行冲刷搬运,形成几米至几十米高的"龙头",沿着陡峻山势倾泻而下,常常会冲毁公路、铁路等交通设施以及村镇等沿途中的一切建筑物和障碍物。

(2)冲击性:含有足够数量的泥沙石等固体碎屑物,其体积含量最少为 15%,最高可达 80%,比洪水更具有破坏力。

(3)季节性:国内泥石流的暴发主要是受连续降雨、暴雨,尤其是特大暴雨集中降雨的激发。因此,泥石流发生的时间与集中降雨时间的规律相一致,具有明显的季节性。

(4)周期性:泥石流的发生受暴雨、洪水和地震影响,因此,泥石流的发生发展与暴雨、洪水、地震等的活动周期大体一致。

(5)危害性:人员伤亡大、经济损失大。

(6)群发性:泥石流流动中的强烈冲刷和侵蚀会造成滑坡、崩塌和泥石流的循环产生。

5. 泥石流来临时应如何转移?

(1)危险区的居民应做好安全转移准备,整理好必需物品(如手电筒、手提箱、背包等)。

(2)居民在日常生活中应熟悉了解预警信号及撤退路线,在接到预警信号后,必须在转移责任人的组织指挥下沿预先制定好的撤退路线迅速有序转移。统一指挥,安全第一。

(3)转移负责人应按"先人员、后财产,先老幼病残、后一般人员"的原则组织转移,并有权对不服从转移命令的人员采取强制措施。责任人必须在确定所有人员转移后最后撤离。

6. 泥石流灾害早期(24 小时内),会导致的人体伤害主要有哪些? 应如何应对?

(1)主要伤害:①呼吸窒息;②掩埋;③外伤;④骨折;⑤挤压伤;⑥死亡。

(2)应对措施:①严密检测;②及时预警;③现场紧急救援;④及时转运。

7. 泥石流灾害中期(24~72 小时),灾民疾病特点会发生什么转变? 造成的原因有哪些?

(1)疾病特点:①外伤患者逐渐减少,上呼吸道感染和慢性支气管炎急性发作病例迅速增加,使上呼吸道疾病成为滑坡及泥石流灾后救援的首位疾病;②胃肠道疾病;③水污染;④化学污染。

(2)原因:①山区气候变化大,灾后房屋受损、居住条件差以及人群抵抗力下降;②灾后灾民聚居地人口密集,饮食卫生条件差等。

8. 泥石流灾害晚期(72 小时～21 天),灾区疾病发展特点有哪些?造成的原因有哪些?

(1)疾病发展特点:慢性基础性疾病及心理性疾病患者明显增加。

(2)原因:创伤、紧张以及焦虑,灾后应急、饮食不规则等因素可能会导致灾民的慢性基础疾病复发,而个体或群体在突遭严重灾害后不能得到很快控制和及时缓解,则会造成严重心理创伤,导致在认知、情感和行为上出现功能失调和社会功能的混乱状态。

9. 泥石流发生时容易引发山体塌方,救援人员在进入现场救援的路上,如何做好山体塌方的防护?

(1)避免靠近或者停留在陡峭的山坡附近。

(2)正确识别山体塌方的先兆:①山体斜坡底部或流水孔有大量泥水渗透出,说明斜坡内水分饱和;②斜坡中段或顶部出现裂纹或有新形成的梯级,有新鲜泥土露出。

10. 防治泥石流的重要环节包括哪些?

(1)充分利用现代科技手段,对已确定的泥石流危险区、易发区及时进行预测并发出警报。

(2)政府和职能部门应加强对专业性监测机构的监督,提高其预报和警报的及时性和准确性。

(3)加强安全教育,提高群众防灾抗灾意识,增强防灾知识。

11. 泥石流突然暴发,容易导致灾民发生呼吸道阻塞性窒息的原因有哪些?

(1)对人体造成的冲击和掩埋引起水、泥浆进入呼吸道后阻塞咽喉,导致窒息。

(2)吸入异物,刺激喉头痉挛引起窒息。

(3)胸部被泥石流冲击导致严重创伤,发生呼吸困难窒息。

12. 泥石流造成伤员呼吸道阻塞性窒息的主要临床表现有哪些?

(1)表情痛苦,呼吸困难,口唇和面色紫绀或者苍白,明显气急,咳嗽无力,或有鸡鸣、犬吠样的喘鸣音,心跳加快而微弱,进入昏迷或半昏迷状态,颈部静脉显现。

(2)神志丧失,紫绀加重,呼吸减慢变弱无规则,心跳频率减慢甚至停止。

(3)昏迷程度加深,双侧瞳孔散大,对光反射消失。

13. 泥石流造成伤员呼吸道阻塞性窒息的急救原则有哪些?

(1)迅速将伤员从危险区域救出并转移至安全地带进行抢救。

(2)解开衣领,上抬下颌或压额抬颈,使后颈伸直后仰,解除舌根后坠,用手迅速掏出或用塑料吸管吸出阻塞物,同时改变体位,采取侧卧位或俯卧位,尽快使呼吸道恢复通畅,条件许可时可予以氧气吸入。

(3)呼吸心搏骤停者,立即行心肺复苏。

(4)因舌后坠引起窒息的伤员,在舌尖约 2 cm 处用粗线或者别针穿过全层舌组织,将舌头牵拉出口外,并将牵拉线固定于绷带和衣服上。

(5)严重胸部外伤伴随呼吸困难、窒息者,快速对胸部伤口进行包扎。如发生张力性气胸,立即在伤侧胸壁第二肋间插入粗针头,行胸膜腔造口。

(6)迅速转运伤员至附近医疗场所,行进一步抢救治疗。

14. 在野外饮用水缺乏时,如何指导灾民科学饮水?

(1)合理安排饮水量,避免大口喝水或一次饮水过多。

(2)少喝和勤喝:一次喝 1～2 口,缓慢含服,既可预防体内严重缺水,也不会排除多余水分。

(3)1 升水的饮用时间至少为 5 小时。

15. 救援人员如何避免在野外迷路?

(1)行动前详细计划行程。

(2)携带必备物品,如水、食物、指南针、地图、头灯、雨具、急救药品、口哨、通讯工具以及纸笔等。

(3)成员之间的行进距离要保持在视线和能互相交流的范围内,行进路线为有路标或现成的山径,切忌轻易选择捷径或自行开路。

16. 如果在山路行进过程中发生迷路,应如何正确应对?

(1)利用指南针及地图确定位置。

(2)若可回忆来时路线,则原路返回;如不能原路返回,首选在原地等待救援;如继续前行,应沿途留下明显标识。如不能辨别位置,则往山脊等海拔高的地方走,以便辨别方向和被救援人员发现。切忌走向山涧深谷,防止发生危险。

(3)若派出人员求救或探路,应遵循二人同行原则。

(4)若遇雷雨或御寒装备不足等,可暂离高地,待条件许可后再回较高位置,等待救援。

第六节　风　灾

1. 什么叫风灾?

发生在热带、亚热带海面上的气旋性环流,强度达到一定程度后,在西太平洋一带被称为台风,在大西洋及东北太平洋一带被称为风暴或飓风。风灾是指因暴风、台风或飓风过境对人员造成伤亡,对房屋、车辆、船舶、树木、农作物以及通信设施、电力设施等造成破坏的灾害。

2. 台风是如何形成的? 为何有如此大的危害力?

(1)形成过程:在海洋平面温度超过 26 ℃的热带或亚热带海洋上,由于近洋面气温高,大量空气膨胀上升,使近洋面气压降低,外围空气源源不断地补充流入上升区而引起一种旋转猛烈的风暴。

(2)危害大的原因:台风是所有气象灾害中破坏性最大的一种天气系统,成熟的台风可在一天内触发约 200 亿吨的降水量,水汽凝结可释放相当于约 50 万颗普通原子弹的能量的热量。因此,它给人类带来的灾害是惊人的。

3. 风灾对人群的伤害有哪些?

风灾对人群健康具有多重影响,以负面影响为主。风灾本身带来的狂风、暴雨可直接造成人员伤亡,还可通过损毁住所和健康服务设施、人口迁移、水源污染、粮食减产(导致饥饿和营养不良)等间接影响人群健康,导致洪水溺亡、失温、创伤、灾后传染病、呼吸系统等慢性病的发生。

4. 台风造成皮肤挫裂伤的特点有哪些?

(1)台风相关损伤伤员中皮肤挫裂伤发生率高达 80%。

(2)皮肤挫裂伤多由地面上碎片及残骸造成,因此主要以手足损伤为主。

(3)18.2%~36.5%的受伤者多由挤压、飞掷物品击中、坠落或摔倒造成钝性损伤。

(4)14.5%~31.8%的受伤者存在穿刺伤,多在灾后清理时发生。

5. 什么叫失温? 包括哪些类型?

失温是指当人体热量流失大于热量补给,从而造成人体核心区温度降低,机体出现反应迟钝,并产生一系列寒战、行动迟缓、心肺功能衰竭等症状,如发现不及时且错过最佳治疗时机,就可能导致患者血管萎缩、肢体坏死乃至死亡。

失温症包括三类:轻度失温、中度失温和重度失温,主要发生在潮湿、大风的天气条件下,落入冷水或冰裂缝、衣物及身体湿透或遭受寒流等。

6. 轻度失温症的临床表现和应对措施有哪些?

(1)临床表现:骨骼肌战栗,肢体活动困难,情绪低落,但身体核心温度大于 34℃。

(2)应对措施:尽快脱离寒冷环境至温暖的环境中,更换干爽及保暖的衣物。待意识恢复正常后,适当进温食,忌服用咖啡和酒精。

7. 中度及重度失温症的临床表现和应对措施有哪些？

(1)临床表现：目光呆滞，意识模糊，言语不清，拒绝承认病情，步态踉跄，身体核心体温小于32 ℃。更为严重者表现为反应迟钝，心动过缓或心律不齐，血压下降，颈项强直，呼吸微弱，停止战栗，意识障碍及休克等。

(2)应对措施：立即脱离寒冷环境并尽快就医；更换衣物，注意保暖；警惕是否有其他并发症；呼吸心搏骤停者，立刻行心肺复苏术。

8. 如何预防失温症的发生？

(1)尽量避免接触冷水，减少热量流失，对失温症做到早发现、早治疗。

(2)确保身体有一定热量供应。

(3)在体能尚存、身体协调能力和判断力未完全受损前，及时宿营休息。多进食富含碳水化合物的食物，避免饮酒。

(4)注意防风，穿三层衣服，内层保暖、排汗、透气，中层和外层防水、防风、保暖、透气，尽量避免穿纯棉质的内衣，要以保暖、排汗及透气的化纤材料为主。对暴露在外的身体部位做好保暖措施，及时更换潮湿衣物。用防潮垫将患者和寒冷潮湿的地表等进行隔离，注意口鼻部保暖。

9. 遭受雷击伤员的现场急救措施有哪些？

(1)对神志清楚伴乏力、心慌等轻症伤员予以平卧，严密观察病情变化。

(2)对呼吸心搏骤停者，立即行心肺复苏；复苏成功后，严密监护病情。

(3)及时处理其他合并损伤。

(4)对情绪紧张或有精神症状者，及时进行心理护理。

10. 溺水者胸外按压的注意事项有哪些？

(1)立即开放气道，无呼吸者给予人工呼吸，吹气以胸部抬起为准；胸部按压与人工呼吸交替。

(2)专业人员施救时需检查颈动脉搏动。一般冷水淹溺者动脉搏动较难触及，若10秒内未触及动脉搏动，则立即行心肺复苏。

(3)经专门培训的专业人员,可在水中实施胸外按压。

(4)若溺水者经 2 次人工呼吸后仍无反应、无呼吸,无法触及动脉搏动,应立即行电除颤。

11. 如何做到在安全救起溺水者的同时,做好自身防护?

(1)充分利用运输工具,如救生艇或其他漂浮装置,或利用技术手段救起溺水者。

(2)从背后接近溺水者,固定其颈部,防止被环抱。

(3)若发生被溺水者环抱,可选择先自沉或立刻松手游开,等溺水者松手后再从后拖游,以保证施救者的安全。

(4)顺应水流斜向岸边靠近,以保存体力。

12. 为减轻风灾的影响程度,可以采取哪些防御措施?

(1)普及宣传教育,提高群众防灾意识。

(2)加强对各类风灾的监测,提高预测预报水平。

(3)增强综合抵抗风灾的能力:①植树造林,减轻风灾的威胁;②充分发挥水利工程防灾效益。

13. 发生风灾时应如何避险?

(1)尽量避免外出,选择在坚固的房屋躲避,并小心关好门窗,可在门窗玻璃上用胶布贴成"米"字图形,以防玻璃破碎。

(2)若在户外,不可选择临时建筑物、广告牌、铁塔、大树等附近躲避。

(3)若在开车,立即将车开至地下停车场或隐蔽处。

(4)若伴随雷电,应采取防雷措施。

14. 什么是风暴潮? 如何做好风暴潮灾后卫生防疫工作?

风暴潮是发生在海洋沿岸的,主要由大风和高潮水位共同引起的自然灾害,它使局部地区猛烈增水,酿成重大灾害。灾后卫生防疫工作主要包括:

(1)及时修复被破坏的水源,做好安全饮水工作。

(2)对救灾食品进行卫生监督,做好饮食卫生工作。

（3）切断传染病传播途径，发动群众做好蚊蝇消灭工作。

（4）做好人畜尸体的收集、搬运和掩埋等卫生防护工作。

（5）建立卫生公约，加强对群众的宣教，对临时公厕、垃圾坑和污水坑等定期消毒，做好环境卫生的管理工作。

（6）发动群众有病自报或互报，卫生人员深入灾区开展巡回医疗，对传染病患者做到早发现、早隔离、早治疗，做好疫情报告工作。

第七节　雪　灾

1. 什么是雪灾？

雪灾是指长时间大量降雪造成大范围积雪、暴风雪和雪崩，严重威胁人畜生存与健康，或对交通、电力、通信系统等造成损害的一种自然灾害。根据我国雪灾形成的条件、分布范围和变现形式，可分为雪崩、风吹雪灾（风雪流）和牧区雪灾。

2. 暴风雪的构成要素有哪些？

暴风雪由低温、雪及大风（风速大于 35 海里/时、能见度小于 1/4 海里）等因素构成。

3. 大雪是如何定义的？

大雪是指在 12 小时内降雪量为 3～6 mm 的降雪过程。

4. 雪灾中发病率最高的是哪类疾病？

雪灾中发病率最高的是心脑血管疾病，这可能是由于人体的植物神经系统受寒冷低温刺激，交感神经兴奋，造成机体调节功能紊乱，毛细血管及周围小动脉的阻力增高，动脉平均压升高，心室负荷增加，心肌耗氧增加，血小板聚集性增加，动脉粥样板块容易破裂散落，冠状动脉痉挛等，从而诱发血压升高、心肌缺血、血栓形成、心电紊乱等现象发生。

5. 雪灾评估包括哪些内容？

根据灾害孕育和发展过程,雪灾评估大致可以分为灾前、灾中和灾后三个阶段。灾前评估主要是开展雪灾风险评估,这是提高防灾能力的重要方面。灾中的应急评估是在雪灾发生过程中依据不完备信息快速及时地对灾害范围、强度以及造成的损失进行评价,分析次生灾害的风险,这是开展抗灾救灾、灾害应急指挥调度的基础。灾后的综合评估是指在雪灾灾情稳定后,通过各种观测手段、实地核查统计等方式,对整个灾害过程所造成的灾情进行综合评价,为灾后恢复重建和灾害保险补偿提供重要的信息服务。

6. 什么是冻伤？其影响因素有哪些？

冻伤是指机体暴露在 2 ℃以下低温环境中所致的全身性或局部性急性冻结性损伤,多见于严寒地区。主要分为两个阶段:第一阶段是最初冻害(开始出现细胞损伤),第二阶段是复温过程中出现的再灌注损伤。损伤的程度受寒冷的强度、风速、湿度、受冻时间、局部和全身的状态直接影响。

7. 什么是低温？

低温是指体核温度(相当于直肠温度)小于 35 ℃,一般由于机体自身所产生的热量少于在环境中过度丧失的热量,无法维持 37 ℃的体核温度而造成。

8. 低温如何分类？

(1)浅低温(或亚低温):体核温度为 32～35 ℃。

(2)中度低温:体核温度为 28～32 ℃。

(3)严重低温:体核温度小于 28 ℃。

9. 意外低温患者现场与院前急救的优先措施有哪些？

(1)认真处理患者,脱离低温环境,检查生命体征。

(2)提供基础及高级生命支持,如心肺复苏、电除颤等。

(3)被动和主动体外复温。

(4)安全转运后送。

10.意外低温患者复温的方法有哪些？

(1)被动复温:将病人安置在温暖的空间,注意对皮肤保暖,主要通过人体自身新陈代谢进行复温,而非对皮肤的直接加热,较为安全可靠。

(2)主动体外复温:适用于皮肤最厚的区域,如躯干等,可用 40 ℃温水浸泡躯干,使其逐渐加热。但主动复温增加了细胞对氧气的需求量,易造成代谢性酸中毒,引起血管麻痹,导致循环血量降低,风险较大,除非在中度低体温或没有其他可用方法的情况下,否则禁止使用。

(3)主动体内复温:使用侵入性的复温方法,将热量传递到身体的中心,例如,用加热湿化的氧气使气道复温,静脉内输注加热的液体、血液透析、体外血液加温、热冲洗等(胃灌注、胸腔灌注等)。包括:①呼吸道复温(增加吸入空气的温度和湿度);②血液复温(若患者循环血量较低,可进行体外循环复温);③腹膜腔复温(使用特殊的溶液和血清进行腹膜透析)。

11. 冻伤如何分度？

(1) Ⅰ度冻伤(红斑性冻伤):伤及表皮层。局部红肿、充血,有热、痒和刺痛感觉。症状数日后消退,表皮脱落愈合,不留疤痕。

(2) Ⅱ度冻伤(水疱性冻伤):伤及真皮。局部明显充血、水肿,12～24 小时内形成水疱,疱液呈血清样。水疱在 2～3 周内干燥结痂,以后脱痂愈合,少留或不留瘢痕。

(3) Ⅲ度冻伤(腐蚀性冻伤):伤及皮肤全层或皮下组织。创面由苍白色变为黑褐色,感觉消失,创面周围红、肿、痛及有水泡形成。若无感染,坏死组织干燥结痂,4～6 周后脱落,形成肉芽溃疡面,愈合慢且留有疤痕,局部温度较低,轻度发绀或长期感觉过敏或疼痛。

(4) Ⅳ度冻伤(血栓形成与血管闭塞):损伤深达肌肉、骨骼,甚至肢体坏死,表面呈死灰色,无水疱,坏死组织与健康组织的分界在 20 天左右明显,通常呈干性坏死,也可并发感染而成湿性坏死。局部表现类似Ⅲ度冻伤,治愈后多留有功能障碍或致残。

12. 冻伤处理的基本原则和治疗要点有哪些？

(1)基本原则:迅速脱离低温环境。

(2)轻度冻伤治疗要点:保暖,局部敷 1% 呋喃西林霜膏或新霉素霜剂。

(3)重度冻伤治疗要点:①尽早快速复温;②改善局部微循环;③扩张血管;④预防感染或抗感染;⑤局部针对性处理。

13. 造成雪崩掩埋者窒息的主要原因有哪些？

(1)周围的氧气逐渐消耗殆尽。

(2)吸入粉雪或湿雪,有反射性喉肌痉挛。

(3)雪崩气浪的冲击使鼓膜、喉,甚至肺实质破裂。

(4)胸廓受雪崩体压迫,特别是密度大的湿雪。

(5)昏迷后气道阻塞。

(6)颅脑损伤而致呼吸障碍。

14. 对雪崩遇险者的现场紧急医疗处理,一般按什么步骤进行？

(1)确定遇险者位置后,尽快从四周挖开裂隙,确保增加新鲜空气。

(2)如条件许可,每位遇险者配备一名救援人员。

(3)遇险者头部暴露后,快速检查是否昏迷,是否有呼吸和脉搏。

(4)不可随意搬动伤员或令其主动活动,以减少外周冷血回心血量,以免进一步降低体心温度,诱发心律紊乱及心室纤颤等严重情况。

(5)外伤及出血情况按常规进行处理。

(6)对呼吸心搏骤停者,立即行心肺复苏。如掩埋时间超过 1 小时或掩埋时头部周围无空间存在,口腔内积雪过多,则存活概率较低。

(7)经现场医疗处置后迅速组织后送。

15. 如何对雪崩遇险者进行搜救？

(1)由未被埋的幸存者寻找被埋者,如幸存者较多,应分组寻找,搜寻时尽量保持安静,以便听到被埋者从雪下偶然传出的声音。

(2)雪崩救援队开展搜寻。

(3)使用雪崩搜救犬搜救。

16.当发布严寒风暴预警时,公众应遵守的一般原则是什么?

公众应遵守的一般原则是待在屋内(外出时穿多层轻质衣物,戴上帽子和手套),保护皮肤不受风寒,在冰雪地上行走应小心谨慎,除雪时做好防护,不可用力过猛,确保安全。

第八节　热　浪

1.什么是热浪?

热浪是一个气象学术语,国内一般将日最高气温达到或超过35 ℃时称为高温,连续数天(3天以上)的高温天气过程称为高温热浪,高温热浪的标准主要依据高温对人体产生影响或危害的程度而制定。热浪是相对于某个已知地区正常季节的温度和湿度而言的,不同国家、不同地区略有差异。

2.如何读懂高温预警信息?

(1)橙色预警:过去48小时两个及以上省(自治区、直辖市)大部分地区持续出现最高气温在37 ℃以上,且有成片达40 ℃及以上高温天气,预计未来48小时上述地区仍将持续出现最高气温为37 ℃及以上,且有成片40 ℃及以上高温天气。

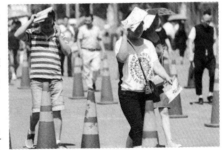

图3-8　热浪天气中的市民

(2)黄色预警:过去48小时两个及以上省(自治区、直辖市)大部分地区持续出现最高气温在37 ℃以上,预计未来48小时上述地区仍将持续出现最高气温为37 ℃及以上高温天气。

(2)蓝色预警:预计未来48小时4个及以上省(自治区、直辖市)大部地区将持续出现最高气温在 35 ℃ 及以上，且有成片达 37 ℃ 及以上高温天气，或者已经出现并可能持续。

3. 按影响健康的机理分类，热浪分为哪些类型？

（1）日射型：多发生于干热天气，由于太阳辐射中红外线可穿透颅骨，导致脑组织温度骤然升高，致使脑神经功能受损。

（2）热射型：因为皮肤在高温热浪的侵袭刺激下，温度骤然升高，使得皮肤散热功能下降，体内热量不能散发，继而影响全身各器官组织的功能。

4. 热浪的损伤机制与易感人群有哪些？

（1）损伤机制：①热休克导致死伤；②中枢神经系统、心血管系统和呼吸系统损伤导致脑血管梗死、脑出血、心肌梗死和相关心血管并发症，肺炎、哮喘和呼吸衰竭等。

（2）易感人群：老年人、儿童、慢性病患者、服用某些特殊药物的人群、行动受限或者精神损伤的人群、特殊职业人群等。

5. 热浪会导致哪些相关疾病的发生率增加？

热浪会导致以下疾病的发生率增加：①发热和中暑；②心脑血管疾病；③呼吸道疾病；④神经系统疾病和精神病；⑤消化系统疾病和泌尿系统疾病；⑥皮肤病和传染病等。

6. 什么是中暑？

中暑是由高温环境引起的，以体温调节中枢功能障碍，汗腺功能衰竭和水、电解质丢失过多为特点的疾病，是一种威胁生命的急症，可导致体温调节中枢功能衰竭、意识丧失、循环和呼吸功能衰竭甚至死亡。

7. 中暑分为哪几种类型？ 其临床表现是什么？

（1）先兆中暑：在高温环境下工作一段时间后，出现大汗、口渴、头晕、头痛、注意力不集中、耳鸣、胸闷、心悸、恶心等，四肢无力、体温正常或略升高，不超过 38 ℃。如及时将患者转移至阴凉通风处安静休息，补充水、盐，则短时间内即可恢复。

（2）轻症中暑：先兆中暑症状进一步加重，体温超过 38 ℃，出现面色潮红、大量出汗、皮肤灼热等表现,或出现面色苍白、皮肤四肢湿冷、血压下降、脉搏增快等虚脱表现。如进行及时有效处理,可于数小时内恢复。

(3)重症中暑:①热痉挛是一种短暂、间歇发作的肌肉痉挛,可能与钠盐丢失相关。常发生于初次进入高温环境工作或运动量过大时,大量出汗但仅补水者。多发生在四肢肌肉、咀嚼肌、腹直肌,最常见于腓肠肌,也可发生于肠道平滑肌,无明显体温升高。②热衰竭是热应激后以血容量不足为特征的一组临床综合征。在严重应激时,由体液和体钠丢失过多,补充不足所致。表现为多汗、疲乏、无力、眩晕、恶心、呕吐、头痛等;可有明显脱水症,如心动过速、直立性低血压或晕厥;可出现呼吸增快和肌痉挛;体温可轻度升高,无明显中暑神经系统损害表现。③热射病,又称中暑高热,属于高温综合征,是一种致命性急症。典型临床表现为高热(直肠温度≥41 ℃)、无汗和神志障碍等,是中暑最严重的类型。

8. 中暑的现场急救措施有哪些?

(1)物理降温:及时转移至通风阴凉处休息,热衰竭和热痉挛者口服凉盐水和含盐饮料或静滴生理盐水,日射病头部及颈部两侧置冰袋或冰帽冷敷治疗。

(2)药物降温:将氯丙嗪 25～50 mg 加入 5%葡萄糖溶液或 0.9%氯化钠溶液中静滴 1～2 小时,注意监测生命体征,如进入深昏迷状态、呼吸抑制、血压下降明显(收缩压＜90 mmHg),则停药;肛温小于 38 ℃时暂停使用。

(3)补充液体:有循环衰竭者静脉补给生理盐水、葡萄糖溶液和氯化钾。

(4)保持呼吸道通畅:充分给氧。

(5)防止脑水肿:静滴 20%甘露醇,1～2 g/kg,4～6 小时重复一次。

9. 中暑的急救护理措施有哪些?

(1)使患者脱离高温环境,转移至凉爽通风的环境。

(2)卧床休息,保持环境安静。

(3)保持呼吸道通畅,充分供氧。

(4)补充水分,口服补液盐或静脉输注等张液体。

(5)开通静脉通路,给予补充电解质、解痉等对症治疗。

(6)若2小时后生命体征不平稳,应住院治疗。

10. 当在高热环境下进行灾害救援时,救援人员应如何预防中暑?

(1)在进驻热带灾区前应制订防暑计划,做好防暑降温药品和器材的准备工作。

(2)开展防暑教育,了解热环境防暑知识。

(3)针对性热习服训练:①通过在炎热环境下一定强度和一定时间的劳动或体育活动的锻炼,人体对热环境会产生一定的耐受力,表现为循环功能增强、心率减慢、血压稳定、出汗增多、汗液中盐丢失减少、体温和皮肤温度上升变慢等,有助于提高高热环境中作业时的防中暑能力;②热习服的获得可减缓高温高湿环境下伤后组织病理变化,热习服锻炼对机体在高温高热环境下的损伤有保护作用。

(4)做好防暑工作:对高热环境中的救援人员和受灾人员加强防中暑措施,适当减轻劳动强度,缩短工作时间,防止过度疲劳,提供充足饮料,发现有中暑征兆时及时处理。

(5)补充足够水分和营养:多饮水,必要时输液,以补充水和电解质。

11. 救援人员发生热损伤的前兆症状有哪些?

救援人员发生热损伤的前兆症状包括:①尿色浅;②小便频繁;③头昏;④头痛、恶心、呕吐;⑤神志迷乱或亢奋;⑥腹痛;⑦肌肉痉挛。

12. 政府及公众应采取哪些应对措施以降低热浪影响?

(1)放慢生活及工作节奏,减少或避免剧烈活动,尽量在一天中最凉爽的时间活动,多待在阴凉的地方。

(2)尽量穿浅色衣服,吃清淡食物,多喝水,避免摄入含有酒精的饮料。

(3)政府部门加大宣传力度,提高公众防御热浪的意识。

(4)建立包括气象部门、政府、医疗机构、媒体、公众等在内的高温热浪预警系统:①媒体和气象部门加大宣传力度;②医疗机构要做好急救准备;③供电、供水部门保证高温期间的水电供应。

第四章　事故灾害护理救援

第一节　事故灾害概述

1. 什么是事故灾害？

事故灾害是指个人或群体为了实现某一意图而采取的行动过程中，突然发生了与人的意志相反的情况，迫使这种行动暂时或永久地停止的事件，从而引起设施破坏、经济严重损失、人员伤亡、人的健康状况及社会服务条件恶化的事件，当其破坏力超过了发生地区所能承受的程度时，不得不向该地区以外的地区求援。

2. 事故灾害主要包括哪些？

事故灾害主要包括工矿商贸等企业的各类安全事故、交通运输事故、公安设施和设备事故、环境污染和生态破坏事故等。

3. 事故灾害的基本特征包括哪些？

事故灾害的基本特征包括事故发生的因果性、随机性、必然性、规律性、预测性和高损害性。

第二节　交通事故

1. 什么是交通事故？

交通事故是指车辆在道路上因过错或者意外造成人身伤亡和(或)财产损失的事件,它是伴随着现代道路交通工具的使用而出现的一种意外创伤。在广义上,交通事故还可包括铁路、船舶、飞机等造成的事故。

2. 按事故造成的后果划分,交通事故如何分类？

(1)人身事故:是交通事故中一切涉及人员死伤的事故。

(2)物损事故:是交通事故中一切涉及物资损害的事故。

3. 按事故的轻重程度划分,交通事故如何分类？

(1)轻微事故:是指一次造成轻伤 1～2 人,或者财产损失机动车事故不足 1000 元,非机动车事故不足 200 元的事故。

(2)一般事故:是指一次造成重伤 1～2 人,或者轻伤 3 人以上,或者财产损失不足 3 万元的事故。

(3)重大事故:是指一次造成死亡 1～2 人,或者重伤 3 人以上 10 人以下,或者财产损失 3 万元以上不足 6 万元的事故。

(4)特大事故:是指一次造成死亡 3 人以上,或者重伤 11 人以上,或者死亡 1 人,同时重伤 8 人以上,或者死亡 2 人,同时重伤 5 人以上,或者财产损失 6 万元以上的事故。

4. 按事故的性质划分,交通事故如何分类？

(1)责任事故:又称过失事故,指由人为原因未能避免而导致的事故。

(2)非责任事故:又称意外事故,指在不可抗力作用下,不能预知和难以防范的事故。

5. 公路交通事故的主要特点是什么？

(1)成因多样:车祸大多属于人祸,造成车祸的原因大致有路况恶劣、违章操作、不良气候、酒驾、交通安全意识淡薄等。

(2)频发:公路车祸在整个世界范围内,几乎每时每刻都有发生。

(3)连锁性强:不仅车辆本身造成车毁人亡危害,而且对附近的车辆和设施都会产生连锁型危害。

(4)社会影响大:公路车祸不仅影响正常的交通秩序,而且车祸频发还可引起社会舆论。

6. 高速公路交通事故的主要特点是什么？

(1)易造成群死群伤:由于高速公路上车速快,易造成车辆首尾相撞,导致群死群伤。

(2)易发生次生灾害:装载化学危险品的车辆一旦发生交通事故,极易引发火灾。

(3)易增加救援难度:事故发生后,救援车辆受到多方面的限制,到达现场较慢,尤其是偏远现场,救援车辆难以靠近,救援难度大。

7. 高速公路交通事故产生的主要原因是什么？

(1)车辆因素:机械故障是造成高速公路交通事故的主要原因。

(2)人为因素:驾驶员疲劳驾驶、超速违法上道等行为是造成高速公路交通事故的主要原因。

(3)环境因素:大雾、暴雨和冰雾天气是造成高速公路交通事故的主要原因。

8. 公路交通事故伤情有哪些特点？

(1)损伤机制复杂:撞击伤、挤压伤、碾压伤和烧伤常见,致伤因素复杂。

(2)伤情复杂而严重:多发伤发生率高,最常见的损伤为骨折和颅脑伤,其次为胸部和腹部伤。严重的致死性损伤主要是颅脑伤和大出血。

9. 交通事故伤的救治链包括哪些?

(1)院前急救:交通事故伤应重视院前的现场救治,使伤员迅速脱离危险环境,尽快安全转运,给予高级生命支持。

(2)急症科急救:交通事故的伤员进入急诊室后要立即进行初期的复苏,给予标准化的急诊救治。

(3)专科救治:专科救治的重点是对伤员实施确定性的救命手术,提高患者的救治成功率。

10. 发生交通事故后,现场救治的原则是什么?

发生交通事故后,对现场的伤员本着"先救命后治伤"的原则进行处理。

(1)先脱离险境后抢救。

(2)先复苏生命后对症处理。

(3)先抢救危重伤员,后救治轻伤员。

(4)先抢救再后送。

11. 发生交通事故后,在转移中必须遵循哪两条原则?

(1)当环境安全时才可以转移。

(2)转移伤员时,要由受过专业训练的人员来指挥,避免错误、鲁莽的搬运而造成进一步的损伤。

12. 发生公路交通事故后,如何进行现场救治?

发生公路交通事故后,准确、迅速、有效的现场救治直接关系抢救效率和质量,关系伤病员的生命安危。

(1)迅速脱离险境:首先进行现场环境评估,确保伤员和施救者的安全,快速将伤员转移至安全地带抢救。

(2)快速伤情评估:在事故救援现场大多按损伤程度进行分类,使医务人员可以迅速、有效地掌握事故的伤亡程度。

(3)保持气道通畅:对呼吸困难的伤员立即使用抬头压颌法开放气道或插入口咽通气管保持气道通畅,如气道有分泌物、血凝块等异物梗阻的伤员,应立即清除干净并保持气道通畅。

(4)心肺复苏:对呼吸心搏骤停的伤员立即行心肺复苏术。

(5)迅速止血:在事故现场对受伤部位和伤口必须进行有效的止血和包扎。

(6)骨折固定:减轻疼痛,防止休克,正确搬运防止伤情加重,并有利于伤员转运。

13. 公路交通事故急救中,有效止血、快速灌注液体恢复血容量的原则是什么?

(1)快:同时开放 2~3 条静脉通路,前 30 分钟内输入晶体液量为 2 L,争取 2 小时左右恢复血压。

(2)足:复苏休克的总补液量要为估计失血量的 3 倍,休克时间越长,量越多。

(3)稀:所用全血量与晶体液量之比为 1:2,理想的血细胞比积为 30%~35%。

14. 发生公路交通事故后,如何进行现场疏散?

(1)迅速脱离险境:救援队首先进行现场环境的评估,在确保安全的情况下,快速将伤员转移至安全地带抢救。

(2)转运与疏散:首先到达现场的施救人员快速进行伤情评估,根据伤情严重程度与伤员数量,确定转运通道和方式。国内大多采用救护车转运。

(3)需现场稳定处理:生命体征不稳定的危重伤员需现场稳定处理后再转运,或立即转送至最近的医疗机构。

15. 发生交通事故后,伤员的运送原则有哪些?

(1)先重后轻,分批、迅速、安全地运送。

(2)转运前再次对伤员进行检伤分类。

(3)转运途中严密观察伤员的病情变化。

(4)不能盲目转运,如有伤员出现活动性出血、休克等情况未得到有效纠正时,切不可盲目转运。

16. 什么是铁路交通事故?

铁路交通事故是指铁路机车车辆在运行过程中发生冲突、脱轨、火灾、爆炸等影响铁路正常行车的事故,包括影响铁路正常行车的相关作业过程中发生的事故;或者铁路机车车辆在运行过程中与行人、机动车、非机动车、牲畜及其他障碍物相撞的事故。

17. 铁路交通事故伤者的伤情特点有哪些?

(1)损伤程度较重。

(2)伤情类型较为复杂。

(3)多见复合性损伤。

(4)致残率较高,死亡率较高。

18. 铁路交通事故的伤情按受伤程度分为哪几类?

(1)轻度伤员:一般外伤、轻度脑震荡等,可做一般性处理。

(2)重度伤员:伤情不稳定,但无危害生命的体征,在一定时间内不会引起突然变化或死亡。现场进行一般处理,原则上送医院继续救治。

(3)危重伤员:伤情复杂,极不稳定,这类伤员须在现场进行最大努力的救治。

(4)濒危伤员:广泛严重的颅脑损伤,多发性损伤伴有大出血,呼吸心跳停止数分钟等,这类伤员原则上按救死扶伤的精神处理,积极进行抢救。如没有救治希望的,要果断处理,抢救有希望的伤员。

19. 铁路交通事故应急预案的特点是什么?

(1)响应应急预案:一旦发生铁路交通事故,应立即响应应急预案,开展应急救援工作。

(2)建立现场救援小组:急救中心应建立现场救援领导小组,由党政、医疗、通讯等部门参与。

(3)组建应急队伍:立即组建一支能在重大突发性灾害事故时快速反应的应急队伍。

（4）做到无缝连接：开展救援时，卫生管理部门、医院、公安、消防、交通等相关协调部门应做到无缝连接。

（5）建立救援联动机制：建立多部门救援联动机制，加强联合演练，熟悉铁路特点和列车结构。

（6）充足的医疗设备：应配有通讯指挥车、大量轻伤员转运车、救援物资储备车、除颤仪、心电图机、呼吸机、气管插管装置等医疗设备。

20. 发生铁路交通事故后，在出现大批量伤员的情况下，急救和转运的优先顺序是什么？

（1）第一优先：气道阻塞；胸部穿透性损伤，严重的失血性休克。

（2）第二优先：连枷胸；头部、颈部、腹部或腹股沟的穿透性损伤；两处或两处以上骨折。

（3）第三优先：中度烧伤；脊柱受伤但脊髓未受伤；开放性骨折；眼部受伤；轻微脑部受伤。

（4）第四优先：软组织轻伤；扭伤；闭合性骨折。

21. 发生交通事故后，在出现大批量伤员时，救援人员需要分出哪四个区域？

救援人员需要分出收容区、急救区、后送区和太平区等四个区域。

22. 发生铁路交通事故后，如何进行现场救治？

（1）快速将伤员转移至安全地带：救援人员到达现场后，根据灾情立即成立救生小组，开辟疏散通道，将被困人员疏散转移到安全地带。

（2）快速对伤员进行伤情评估和检伤分类：铁路交通事故造成的伤情复杂，危重伤员多，按伤情的轻重缓急顺序进行，先救命后处理创伤。

（3）危重伤员的处理和抢救：①心肺复苏：对呼吸心搏骤停的伤员立即行心肺复苏。②开放气道：对呼吸困难的危重伤员，应立即使用抬头压颌法开放气道或插入口咽通气管保持气道通畅。③纠正休克：迅速建立多条静脉通道，快速扩容补液。④颅脑外伤伴意识障碍者，快速静脉滴入20％甘露醇250 ml。⑤止血、包扎：大血管破裂时，用止血带止血。⑥骨折固定：可采用夹板固定，也可利用躯干或健肢做支架进行固定。

23. 发生铁路交通事故后，如何进行现场疏散？

（1）迅速脱离险境：救援人员到达现场后，应根据灾情迅速成立救援小组，稳定被困人员的情绪，同时必须在确认高压电线完全断电后再迅速架设拉梯，开辟疏散通道，尽快将被困人员转移至安全地带。

（2）积极抢救生命：救援人员要利用先前开辟的救生疏散通道，分批组织力量携带液压切割、扩张等破拆工具，积极营救车厢内无法移动的被困人员。

（3）立即消除火灾等危险：火车或高铁发生事故后，易造成车厢的燃烧或爆炸，因此，消防部队在疏散、抢救被困人员或伤员的同时，要积极组织人员对车体已发生燃烧的部位进行灭火，对被困人员或伤员及时采取转移措施。

24. 什么是多发伤？

多发伤是指在同一致伤因素的打击下，人体同时或相继有两个或两个以上解剖部位的组织或器官受到严重创伤。

25. 多发伤的急诊急救处理指征是什么？

（1）对开放性或高度不稳定的骨盆、股骨干骨折而且伴有长时间休克状态或大量出血者，应立即给予止血处理。

（2）对于被污染的开放性伤口，必须根据情况做多次清创，控制污染。

（3）对不稳定移位骨折患者，特别是高能量碰撞者，必须尽早彻底清除软组织，以控制炎症反应的根源。

（4）在专科手术前应备血、预防性应用抗生素，对大出血者应立即止血。

26. 什么是复合伤？

复合伤是指由两种或两种以上的致伤因素造成解剖部位或脏器的

损伤,且有一处危及生命的伤害,如放烧复合伤、烧冲复合伤等。

27. 严重创伤病人有哪几个死亡高峰期?

(1)第一个死亡高峰期是在创伤后数秒至数十分钟后。特重型颅脑损伤、心脏破裂、主动脉或大血管破裂等是早期伤员主要的死亡原因,由于时间紧,无法得到有效的救治。

(2)第二个死亡高峰期是在严重创伤后数十分钟到数小时。死亡原因多是严重脑挫裂伤、血气胸等。

(3)第三个死亡高峰期是创伤后数日至数周内。死亡原因多是严重肺部感染、脓毒血症等并发症。

28. 铁路事故的灾害预防措施有哪些?

(1)提高安全意识:加强铁路职工的思想教育,提高安全意识。

(2)提高业务素质:加强职工的培训,提高铁路职工的业务素质。

(3)提高安全技术:依靠科技进步给工作人员提供必要条件和安全的先进设备。

(4)扩大安全保证:广泛开展社会宣传工作,提高全民的安全意识。

29. 发生铁路交通事故后,如何做好灾后卫生防疫的应对工作?

(1)明确灾后卫生防疫工作的职责。

(2)制定灾后卫生防御应对工作的规范化流程。

(3)加强落实灾后卫生防疫专业人员的培训和演练。

(4)确保灾后卫生防疫工作措施落实到位。

(5)提高各部门灾后卫生防疫工作的应对能力。

30. 沉船事故的发生原因有哪些?

沉船事故的发生原因包括:①超载;②恶劣的天气;③触礁;④机械故障、爆炸、起火;⑤驾驶员或其他人员操作失误;⑥船体老旧或私自改装。

31. 沉船事故的伤情特点是什么?

沉船事故主要造成淹溺,其他还有碰撞倾覆时造成的机械性损伤,爆炸所致的爆炸伤,在冷水里浸泡时间长导致的冻伤等。

32. 沉船事故的救援特点包括哪些?

沉船事故的救援特点包括:①时间、地点的不确定性;②不可预见性;③伤亡的严重性;④自然条件对搜救的影响性;⑤海上救援组织指挥困难;⑥海上医疗救援及后送困难。

33. 沉船事故现场的应急救援重点是什么?

(1)确定沉船事故位置。

(2)进行现场环境评估。

(3)做好应急救援人员的安全防护。

(4)对事故类型进行评估和伤员分拣。

(5)做好现场医疗救护工作。

(6)做好伤员的转运和收治工作。

34.《国家海上搜救应急预案》中,将水上突发事件险情分为哪几级?

(1)Ⅰ级:特别重大险情。

(2)Ⅱ级:重大险情。

(3)Ⅲ级:较大险情。

(4)Ⅳ级:一般险情。

35. 根据《国家海上搜救应急预案》,属于特别重大险情(Ⅰ级)的有哪些?

(1)死亡(含失踪)30人以上的水上突发事件。

(2)危及30人以上生命安全的水上突发事件。

(3)客船、化学品船发生严重危及船舶或人员生命安全的水上突发事件。

(4)其他可能造成特别重大危害、社会影响的水上突发事件。

36. 沉船事故救援的过程中,由多部门协调配合,其主要工作原则是什么?

(1)政府领导,社会参与,依法规范。

(2)统一指挥,分级管理,属地为主。

(3)防治结合,资源共享,团结协作。

(4)以人为本,科学决策,快速高效。

37. 发生交通事故后,如何进行卫生防疫?

(1)传染病的卫生防疫:发生交通事故后,由于空气流通不畅,人群密切接触的机会多,导致直接接触传播和经呼吸道传播的传染病发生的风险加大,易造成流感、急性呼吸道感染、急性出血性结膜炎、登革热等传染病多发。由于防护条件差,被蚊虫叮咬的机会增加而导致蚊媒传染病的发生。防治措施的重点是需要通风、消毒与媒介生物的控制。

(2)化学毒物危害的卫生防疫:交通事故发生后可导致环境受到污染,会发生化学性中毒。防治措施的重点是立即进行现场调查、监测和处理;分析中毒原因,加强划分区域和个体防护措施。

(3)饮水的卫生防疫:迅速开展寻找、评估和控制水源的工作,加强对临时性供水的卫生监督。

(4)妥善处理伤员尸体的卫生防疫:应尽快运出并进行火化处理。

38. 发生交通事故后,如何启动卫生防疫流程?

(1)立即启动技术、人员、物资、后勤等应急准备工作。

(2)立即启动传染病等突发公共卫生事件信息的监测,做出相应的预警并及时上报。

(3)立即进行核实,立即报告,迅速组织现场调研,向各部门提出并启动应急响应。

(4)做好现场的应急处理工作,坚持边调查边控制的原则。

(5)对需求进行快速评估,结合现场流行病学调查、因素危险度评定等进行分析报告,为决策者提供依据。

39. 为了避免公路交通事故的发生,如何进行预防和教育?

(1)重视交通安全,利用多种宣传、教育手段营造氛围,提高安全意识,强化对驾驶员的技能培训。

(2)加强交通管理措施,严禁超载、酒后驾驶等影响恶劣的交通违法行为。

(3)完善机动车安全技术检验及安全标准,提高安全性能。

(4)加强隐患排查治理,改善公路交通条件。

(5)运用智能交通和信息化技术,提高道路安全监管和科技预警能力。

(6)完善交通事故应急救援体系。

第三节　火　灾

1. 什么是火灾?

火灾是指在时间或空间上失去控制且对财产和人身造成损害的燃烧现象。发生火灾必须同时具备三个条件:可燃物、助燃物和引火源。

2. 按燃烧对象划分,火灾如何分类?

(1)A 类:固体物质火灾,如木材、棉毛、纸张火灾等。

(2)B 类:液体火灾或可熔化的固体火灾,如汽油、乙醇、沥青火灾等。

(3)C 类:气体火灾,如煤气、甲烷火灾等。

(4)D 类:金属火灾,如钾、钠、铝镁合金火灾等。

(5)E 类:带电火灾,如电器设备带电燃烧的火灾。

(6)F 类:指烹饪器具内的烹饪物(如动植物油脂)火灾。

3. 按火灾损失的严重程度划分,火灾怎样分类?

按损失的严重程度,火灾分为特大火灾、重大火灾和一般火灾。

(1)具有下列情形之一的为特大火灾:死亡数≥10 人;重伤数≥20

人;死亡、重伤数≥20人;受灾数≥50户;烧毁财物损失金额≥100万元。

(2)具有下列情形之一的为重大火灾:死亡数≥3人;重伤数≥10人;死亡、重伤数≥10人;受灾数≥30户;烧毁财物损失金额≥30万元。

(3)不具有前列两项情形的燃烧事故为一般火灾。

4. 高层建筑发生火灾有哪些特点?

高层建筑发生火灾的特点主要表现为三多、一大、二难和二快。

(1)三多:火灾产生的烟气多,需要疏散的人员多,比低矮房屋火灾遇难的死亡人数多。

(2)一大:火烟毒气大。

(3)二难:人员安全疏散难,消防人员灭火扑救难。

(4)二快:火势蔓延快,烟气扩散快。

5. 地铁火灾时人员疏散与救助的难度体现在哪些方面?

(1)火灾发生时,正常电源切断,受灾与救助人员只能依赖应急照明灯和出口标志指示灯,烟雾充斥下光源微弱。

(2)从站台到达地面距离长,经过平台和检票口,检票机受热易变形或卡死,受灾人员逃生困难,救助人员难以深入。

(3)烟雾影响视线,且产生高温,附有毒性,无防护装置的人员易窒息死亡。

(4)救助人员到达现场需一定时间,受灾人员惊慌失措下容易错过疏散的最佳时间。

6. 医院火灾的特点有哪些?

(1)人员密集,极易造成巨大伤亡。

(2)危险化学品种类多,火灾情况复杂。

(3)医院内部患者的自救能力差,致死的因素多。

7. 一旦发现火情,首先应该怎么做?

发现火情后首先判断火情的严重情况。

(1)局部轻微着火,不危及人员安全、可以马上扑灭的,立即灭火。

(2)局部着火,可以扑灭但有可能蔓延扩大的,在不危及人员安全的情况下,一面通知周围人员参与灭火,一面向现场管理者汇报。

8. 身体不慎着火时应该怎么做?此时能否奔跑寻求救助?是否可以用灭火器对准着火人身体喷射?

(1)身体着火时应该卧倒在地打滚;在场的其他人用湿毯子等物品将着火人包裹起来或向其身上浇水。

(2)此时不能奔跑求救。奔跑会加速空气流通,火会越烧越烈;且奔跑时将火种带到别处,可能引发新的火灾。

(3)不能用灭火器对准身体喷射。灭火器内的药剂会引起伤口感染。

9. 为什么说不能在火场中喊叫或张口呼吸?应该怎样逃离火场?

如果在火场中喊叫或张口呼吸,呼吸道易被烟熏火燎引起黏膜水肿、痉挛和狭窄,造成吸入性损伤,从而导致呼吸道梗阻、通气障碍。如不及时处理,易导致窒息死亡。

应该用湿毛巾或布捂住口鼻(或使用呼吸道防护器材),用水打湿衣服,沿楼梯俯身弯腰或匍匐行走离开火场。

10. 常用的灭火方法有哪些?

(1)隔离法:移开火源附近的可燃物或用灭火器材对可燃物进行防火处理。

(2)窒息法:阻止空气进入燃烧区,减少空气中氧气含量。

(3)冷却法:用水或灭火剂喷射到燃烧物或火源周围的可燃物上。

(4)抑制法:使用化学灭火剂,终止燃烧反应。

11. 常用的灭火器有哪几种?分别用于扑救哪类火灾?

(1)泡沫灭火器:用于扑救可燃性液体和一般固体火灾,尤其是油类初起火灾。

(2)干粉灭火器:用于扑救可燃性液体和带电设备火灾。

(3)二氧化碳灭火器:用于扑救各种易燃液体和贵重设备、精密仪器、电压在 600 V 以下的带电设备火灾。

12.烧伤面积怎样表示？估计烧伤面积的常用方法有哪些？

烧伤面积以相对于体表面积的百分率表示。常用的估计烧伤面积的方法有：

(1)中国新九分法：将人体的全身表面积分为 11 个 9%，另加 1%。成人头面颈为 9%，双上肢为 2×9%，躯干含会阴为 3×9%，双下肢含臀部为(5×9+1)%。

(2)手掌法：以伤者的一个手掌(五指并拢)占体表面积 1% 计算。

13.如何用"三度四分法"评估烧伤的深度？

(1) Ⅰ 度烧伤：伤及表皮浅层，局部有红斑、灼痛，皮温稍增高。

(2)浅 Ⅱ 度烧伤：伤及表皮全层、真皮浅层，红肿明显，疼痛剧烈，有水疱，创面基底潮红。

(3)深 Ⅱ 度烧伤：伤及真皮深层，水肿明显，痛觉迟钝，水疱创面基底发白或红白相间。

(4) Ⅲ 度烧伤：伤及皮肤全层甚至更深，痛觉消失，创面干燥，如皮革样坚硬，可形成焦痂。

14.烧伤休克早期复苏补液的种类有哪些？补液的顺序是什么？

补液种类：①胶体液：血浆、血清、全血、人体白蛋白、代血浆(如右旋糖酐和羟乙基淀粉)等；②晶体液(电解质溶液)：乳酸化林格液、碳酸氢钠溶液、葡萄糖溶液等。

补液顺序：先晶后胶，先盐后糖。

15.是否所有的烧伤患者都需要尽快静脉补液？对于防治烧伤休克,国内常用的复苏补液方案是什么？

不是所有的烧伤患者都需要尽快静脉补液。成人烧伤面积＞20% 体表面积(小儿烧伤面积＞10%)、Ⅱ 度烧伤面积＞10%、Ⅲ 度烧伤面积＞5%的患者需尽快静脉补液。

国内常用的复苏补液方案为：

(1)烧伤第一个 24 小时的补液总量＝烧伤面积(％)×体重(kg)×1.5(ml)＋2000(ml),输液总量≤10000 ml,前 8 小时补入总量的半量,后 16 小时补入总量的另一半量。

(2)烧伤第二个 24 小时的补液总量＝第一个 24 小时补液的半量＋2000(ml)。

16. Ⅱ度烧伤患者表皮处的水疱应该如何处理?

对于Ⅱ度烧伤患者,表皮处不同的水疱需分类处理:

(1)未破溃的小水疱无需处理。

(2)大水疱可在低位剪开引流或用空针抽出疱液,疱皮可保留 3～5 天。

(3)化学烧伤后的水疱内含有化学物质,会继续损伤组织,须尽早去除。

17. 躯干和四肢烧伤患者的创面包扎有哪些要求?

(1)无菌纱布和棉垫应平铺,超过创面范围 5 cm。

(2)绷带自肢体远端开始均匀包扎,略施压力,不可过紧。

(3)抬高患肢,保护关节功能位,手指间需放置纱布条。

18. 火灾现场的救护要点有哪些?

(1)迅速撤离火场,脱离致热源,脱掉(剪去)着火衣物,中小面积烧伤创面用清水持续冲洗 30 分钟以上。

(2)判断伤情:初步估计烧伤面积和深度;注意有无合并伤(骨折、颅脑外伤、大血管损伤等)、吸入性损伤、窒息、休克等。

(3)清除口鼻分泌物和炭粒,保持呼吸道通畅,给氧,积极救治呼吸道烧伤。

(4)补液,防治烧伤合并休克。

(5)镇痛镇静。

(6)对呼吸心搏骤停者,立即行心肺复苏,条件允许时行气管切开或气管插管术。

(7)保护创面,防治感染。

19. 烧伤早期采取正确的姿势、保持肢体功能位的意义是什么？

烧伤早期功能护理能够对抗烧伤部位因瘢痕收缩而引起的皮肤、肌肉和关节的挛缩倾向，最大限度地防治或减轻畸形。

第四节 踩踏事件

1. 什么是踩踏事件？

踩踏事件是指大量人流在相对拥挤空间活动时，由于某种因素发生秩序混乱，导致人群互相推挤造成行走或站立不稳而跌倒未能及时站起，被踩在脚下或压在身下，无法活动，进而产生惊慌，加剧拥挤和出现新的人员跌倒，并恶性循环的群体伤害甚至引发死亡的灾难事件。

2. 踩踏事件常发生于哪些地方？

踩踏事件常发生于重大活动或大型集会的场所，如举行传统节日庆典、大型综艺、音乐会、体育赛事、宗教活动场所、城市广场、学校等，在楼梯拐角、光线不良的狭窄通道、拱形桥等复杂地形处最易发生踩踏。

3. 公共场合中易发生踩踏事件的人流对冲点有哪些？

公共场合中易发生踩踏事件的人流对冲点包括广场的出入口、拐角处、台阶、坡道、狭窄处等，这些地方是出现人流对冲情况的重要风险点。其中台阶和坡道处是最危险的人流对冲点，一旦有人不慎绊倒，后面的人失去重心就会倒压下去，而后方的人群无法第一时间得知危情，推搡挤压的人群往往会像多米诺骨牌一样连续跌倒，从而酿成严重后果，造成严重群死群伤。

4. 踩踏事件发生的原因主要有哪些？

(1)人群因素：参加集会活动的人群数量和密度极高，超过活动场所容纳的人数限度。人群精神处于激动、紧张、好奇、迷信、恐惧、盲目等状态。

(2)活动场所因素:活动场所相对于参加活动的人数来说较小;辅助设施不足,如照明设施不全、地面湿滑不平、应急疏散通道不足,没有必要的导向或警示标识;楼梯等狭窄通道没有可扩张性等。

(3)集会活动组织缺陷:组织者对参加集会的人数估计不足;高峰时间段未控制进入人数,维持秩序人员不足;无踩踏事件应急预案,事故发生时不能有效组织人员疏散和救援等。

(4)学校管理缺陷:缺乏对学生的安全教育,紧急事件发生时不能有效逃生;学生集中地点缺乏教师看管和引导等。

(5)诱发因素:突发情况(如火灾、设施垮塌等)、有人摔倒、人为破坏及不明确的诱发因素。

5. 踩踏事件的发展演化有哪几个阶段?

从人群逐渐大量聚集到发生踩踏事件,其发展演化总体上可以划分为:

(1)人群自由移动阶段:这时人群数量不多,密度不大,聚集程度不高,风险性较低。

(2)人群滞留:随着时间推移,人群逐渐聚集、扎堆、盲从,人群中因个体差异的存在以及障碍物等阻碍,人流出现停滞的状况,如果此时密切关注人流量的变化,对人流量进行控制及引导,现场秩序基本可以得到保证。

(3)人群拥挤:人群密集拥挤程度增加,现场秩序混乱,人们身不由己随人潮涌动。当遇到台阶、坡度、拐弯处时,前方人流变缓而后方不知情的人还在向前进,造成推搡挤压,拥挤的人潮情绪敏感紧张,出现不适及恐慌,进一步加剧了人群中不理智的情绪,风险随着人潮的聚集而聚积。

(4)踩踏事件发生:此时若出现一点导火索式事件的诱导,本就高度紧张不安的人群很容易陷入骚乱,现场将彻底进入无序状态,踩踏往往在此时发生。

只要在这四个过程的发展转化中及时进行阶段性的介入干预,打断转换链条,就能避免事态的恶化,避免踩踏的发生和人员伤亡。

6.踩踏事件中的主要致伤因素是什么?

踩踏事件中的主要致伤因素包括撞击、挤压、碾挫以及烧烫伤等。这些因素可单独发生在一个伤员身上,也可能几个致伤因素同时作用于一个伤员身上,造成身体多处受伤。

7.踩踏事件中的伤亡人员构成特点是什么?

踩踏事件中的伤亡人员大多是妇女、儿童、年轻人及老年人。人群的年龄构成对人群的流动和行为造成影响,老弱儿童群体的行走速度不如青壮年人快,且由于身体条件较弱,缺乏自保和自救能力,容易在拥挤及踩踏事件发生时遭受伤害。而青壮年人由于好奇心强,在人群中会积极向前行进,给人流的流动带来变数。

8.踩踏事件的伤情有哪些特点?

踩踏事件的伤情以皮肤、皮下组织受损为主,但是群体性事件引起的踩踏伤害,伤情较严重和复杂。机体在强大的外力作用下,不同受伤部位的组织、脏器会受到不同程度的损伤。虽然表面上看外伤多于内伤,但其实踩踏伤造成的机体内部脏器伤害远远多于机体外部伤害。很多看似外表无伤口,其实内部脏器受损严重,如颅脑损伤、血气胸、肝脾破裂、肢体及肋骨骨折、脊柱损伤等,可出现昏迷、呼吸困难、创伤性窒息、休克等,严重危害生命安全,致残率及病死率均很高。

9.踩踏事件应急处理程序有哪些?

踩踏事件应急处理程序包括:①紧急启动预警系统;②快速执行应急响应;③立即实施应急监测;④开展紧急医疗救助;⑤切实做好应急保障;⑥应急终止及后期保障。

10.踩踏事件中胸部损伤时的现场急救措施有哪些?

(1)保持呼吸道通畅,预防窒息,及时清除口腔、呼吸道内的血液、痰液及呕吐物。

（2）连枷胸：多根、多处肋骨骨折，特别是前侧局部胸壁可因失去完整肋骨的支撑而软化，产生反常呼吸运动，暂时予以夹垫加压包扎。

（3）开放性气胸：立即用凡士林纱布封闭胸壁伤口，变开放性气胸为闭合性气胸，阻止气体继续进出胸膜腔。

（4）对积气量多的闭合性气胸、积血量较多的血胸或张力性气胸，应立即行穿刺抽气或胸腔闭式引流。

（5）若刺入心脏的异物尚留在胸壁，不宜急于拔除。

（6）减轻疼痛与不适：对肋骨骨折病人可采用胸带固定，病人咳嗽、咳痰时，协助或指导病人及家属用双手按压患侧胸壁以减轻疼痛。

11. 踩踏事件中腹部损伤时的现场急救措施有哪些？

（1）对已发生休克者，应迅速建立静脉通路，必要时输血。

（2）对开放性腹部损伤者，妥善处理伤口，及时止血和包扎固定，若肠管脱出，可用消毒或清洁器皿覆盖保护后再包扎，以免肠管受压、缺血而坏死。

（3）不随意搬动伤者，以免加重伤情。

（4）禁食、禁灌肠，以免肠内容物进一步溢出，造成腹腔感染加重病情。

（5）体位：绝对卧床休息，大小便不离床。

12. SALT检伤分类法在踩踏事件的救援中有何重要意义？

SALT检伤分类法（sort-assess-lifesaving interventions treatment / transport）是检伤分类程序中的核心步骤，是通过简单的指令对伤亡人员进行分级，随后再单独评估每一分级内的伤患，以便采取必要的救援措施和（或）进行转运。SALT检伤分类法完全符合大规模人员伤亡事件分诊的核心要求。一旦踩踏灾难现场安全，救援人员第一时间到达即可使用SALT检伤分类法对各个年龄段和各种类型的伤患进行快速分诊和评估。SALT检伤分类法优化了生存率，且简单、易于掌握和记忆，在美国被确定为大规模人员伤亡事件的检伤分类标准。

13. SALT 检伤分类法将伤患分为哪几类?

SALT 检伤分类法将伤患分为五类:①急需抢救者(红色);②可延迟处理者(黄色);③轻微伤者(绿色);④姑息治疗者(灰色);⑤死亡者(黑色)。

14. SALT 检伤分类法是如何通过自我评估对伤患进行总体分类的?

(1)首先可让伤员步行到指定区域,救援人员可通过广播通知伤患人员:"如果你需要帮助,请到某处。"这些伤患通常病情较轻,不急需处理,如气道完整,可自主呼吸和循环(可步行离开现场,不太可能有严重的呼吸困难和低血压),具有正常的精神状态(可服从指令)。

(2)对于未能到达指定地点的伤患,救援人员可通过广播告知伤员:"如果你需要帮助,请挥动手或脚示意。"或者观察他们有意识的行动(如自由行动或自救行为)等。

(3)对依然没有指令性动作的伤患,应立即进行评估,有无存在威胁生命的状况(如大出血)等,必须立即进行干预。

完成总体分类后需进行个体评估,并根据病情采取必要的急救措施。

15. 踩踏事件发生后,如何有效实施院前急救?

突发踩踏事件后,现场混乱,往往造成现场救援处于无序状态,盲目随意不科学地进行现场救治,更会使救援工作无法顺利开展。因此,院前急救的有效实施包括以下几点:

(1)制定重大突发事件应急处置预案和处置流程,有利于规范院前急救操作和提高急救服务质量。

(2)急救人员根据突发事件应急预案的要求,对伤患进行快速的病情评估及伤情分类,本着"先排险后施救,先救命后治伤,先重后轻,先救后送或边救边送"的原则实施院前急救。

(3)后送应根据伤员具体伤情和各个医疗机构的救治能力,按"先重后轻"的原则合理分流。转送途中密切观察伤员的病情变化及时救治,并做好伤员的信息采集工作,通知医院开放绿色通道,做好接诊准备,做到院前院内衔接有序,伤员管理严密,无漏洞和死角。

16. 如何提高踩踏事件的救援成功率?

提高救援成功率的关键在于公众的自救、互救和专业人员及时、无缝衔接地救治,包括训练有素的院前急救队伍、及时有效的院前急救措施等,才能切实提高救援的成功率。

17. 运送伤员的注意事项有哪些?

运送伤员应注意以下几点:

(1)运送时机:在周围环境不危及伤员生命时,一般不要轻易随便搬动伤员,必须先抢救,妥善处理后才能搬动。

(2)搬运方法:运送时尽可能不摇动伤员的身体。若遇脊椎受伤者,应用硬木板担架搬运,并将其身体固定在担架上。切忌一人抱胸、一人搬腿的双人搬抬法,这样搬动易加重脊椎损伤。

(3)注意事项:运送伤员时,特别要注意保持伤员的呼吸道通畅,防止窒息,随时观察呼吸、面色变化、出血等情况,注意伤员姿势,在寒冷季节注意给伤员保暖,而高温季节则注意避暑降温。

18. 踩踏事件对伤员的心理影响有哪些?

踩踏灾难事件对伤员造成的心理影响是巨大的。由于事件本身造成的极度恐慌,伤员往往从开始的狂躁转为沉默不语。即便是伤情稳定,灾难造成的心理阴影仍然持续存在。失去亲人、家庭破碎的巨大痛苦,常导致家属剧烈悲痛,引发精神失常。为此,事件早期的心理救援十分必要。良好的专业精神心理疏导,对防治灾后的并发症、事件的后续处理帮助极大。

19. 踩踏事件后如何尽快恢复当事人的安全感?

踩踏事件后尽快恢复当事人的安全感是非常重要的任务,具体策略有:

(1)鼓励他们不断做一些积极的事。利用身边可以利用的资源做一些实际的、有意义的事情,做自己熟悉的、不用重新学习的事情。让他们感到自己增强了控制局面的能力。

(2)帮助他们尽快找到对自己有帮助的人际资源,如与自己所爱的人建立联系。

(3)帮助他们不断获取最新的准确的消息,帮助他们避免通过媒体、非官方渠道和非正式的谈话接收不准确的消息,甚至是重复伤害性的消息。

(4)帮助他们尽快获取有关危机事件干预组织正在做什么的信息,以便随时了解局面好转情况。

(5)帮助他们与其他受到事件伤害的人建立联系。

(6)确保现场人员生理上的安全。

20.发生踩踏事件时,当事人如何避险和逃生?

发生踩踏事件时,当事人避险和逃生应遵循以下几点:

(1)首先,参加集会时,个人要时刻清楚自己所在的位置,熟记撤离通道和出口,如有可能,尽量靠近疏散通道和出口。

(2)在拥挤的人群中,如发现有人情绪不对或人群开始骚动,就应做好准备保护自己和他人,避免被绊倒。如发觉拥挤的人群向自己行走的方向涌来,应马上避到一边,不要奔跑,以免摔倒。

(3)行进必须顺着人流而行,同时寻找任何间隙往人群前进方向的侧方移动,缓慢移出人群,切记不要逆行或停下。若已陷入人群中,一定要站稳脚跟,稳定重心,不要采取前倾或低重心体位,即便鞋子被踩掉也不要贸然弯腰提鞋或系鞋带,要避免站在玻璃旁边。

(4)在拥挤的人群中,可以左手握拳,右手握住左手手腕,双肘撑开平放胸前,形成一定空间保护胸部,防止窒息。如有可能,尽量抓住一样坚固牢靠的东西,如楼梯扶手或路灯柱等,待人潮涌过迅速离开现场。

(5)当发现有人摔倒,应立即停下脚步,大声呼救,告知后面的人不要向前靠近,如附近有孩童,将孩童抱起,保持镇静,尽快离开现场。

(6)倒地者要尽最大努力尽快站起来,如果无法站起,要设法靠近墙壁,面向墙壁侧躺在地上,十指交叉,双手扣颈,双臂护头,双膝尽量前屈,蜷成球状,护住胸腔和腹腔重要脏器不被踩压,避免趴在地上或躺在地上。

21. 踩踏事件发生时如何互救？

踩踏事件发生时的互救措施包括以下内容：

(1)踩踏事件发生后,应第一时间报警并拨打120求救电话,准确报告现场方位、伤员数量、伤情程度、处理情况等,未受伤者应设法维护好现场秩序,同时注意保护自身安全。

(2)现场形势得到控制时,配合医、警人员大声告知能行走的伤患尽快站起来,按指示站到指定区域等待救援。

(3)踩踏事件现场伤员伤情复杂,现场救护时要分清主次、轻重、缓急,遵循"先救命后治病"的原则。可以请无法行动的伤患挥舞肢体,不能行动也无法挥舞肢体的伤患应首先检查。如呼吸心搏骤停,立即施行心肺复苏;如伤患生命体征不稳定,则采取相应急救措施;如存在大动脉活动性出血,应立即控制出血等。

(4)随后再检查无法行动但可以挥舞肢体的伤患,对威胁生命体征稳定的问题,应立即采取相应急救措施。

22. 踩踏事件的预防措施有哪些？

(1)不在楼梯或狭窄通道嬉戏打闹。

(2)人多的时候不拥挤,不起哄,不制造紧张或恐慌气氛。

(3)完善踩踏事件的法律体系,普及踩踏事件预防、预警知识和技能,开展多样化安全教育。

(4)在大型群众性活动前,制定切实可行的应急预案,做好人流量实时监测预警及现场限流、引流工作,确保现场秩序井然,避免骚动,一旦出现突发意外情况,有充足警力时,立即组织人群按照预案快速疏散,并采取果断有力的措施,有效控制事态扩大和发展。

(5)做好现场指导、信息发布以及实时风险评估工作。

(6)控制集会人数,购票入场的集会,通过售票控制人数;自由参加的集会,通过交通管制控制人数。夜间现场配备充足照明设施,活动现场导向图标醒目,预留一个或数个疏散区域,设置应急通道并保证畅通。

(7)就个体而言,避免不必要的人群聚集和避开前往人群聚集场所,是防范踩踏事件发生的重中之重。

23. 学校踩踏事件的预防措施有哪些?

学校是踩踏事件易发地点,儿童懵懂,容易乱冲乱撞,在上下课或一些活动时容易发生拥挤,其预防措施包括以下几点:

(1)平时注意培养孩子处事冷静的态度,培养孩子的秩序意识。

(2)常备应急预案,进行灾害教育,使学生掌握灾害避险的知识和技能。

(3)改善和管理好各场地的照明设备。

(4)举办集体活动时,人员活动要有组织,防止恐慌事件的发生,尽量多设置疏散通道并保持畅通。

(5)最简单的预防措施就是错时下课、错时去食堂进餐,主动控制人流,避免人流过于密集。

24. 大型城市广场关于踩踏事件应急管理改善的策略有哪些?

大型城市广场关于踩踏事件应急管理改善的策略包括以下方面。

(1)人员方面:科学测定城市广场人流承载容量;动态关注人群行为情绪,实施实时监控;改善民众自救互救安全教育及宣传培训。

(2)设备方面:建立完善人流监测系统;改善应急信息广播系统。

(3)设施方面:优化重大节庆等高风险时段广场流线设计;科学设置疏散通道和引导标识;严格管理出入口;排查人流对冲点。

(4)管理方面:加强现场警力配置;加强周边交通管控;加强演练,优化预案。

第五节　瓦斯爆炸

1. 什么是矿井瓦斯?

瓦斯是井下采矿过程中产生的各种有害气体的总称,包括甲烷、一氧化碳、硫化氢、二氧化碳等。瓦斯对矿山安全生产威胁很大,如通风不良和防范不同,则可能发生瓦斯灾害。

2. 瓦斯是从哪里来的?

在煤矿生产中,矿井下产生瓦斯的主要途径是:煤壁向回采空间涌出瓦斯;在采煤作业中,采煤机进行煤体破碎的过程中,在采空区促使大量的瓦斯产生并涌出,瓦斯从采空区向工作面涌出。

在煤炭生产中,矿井瓦斯的来源大致可归为三个方面:煤(岩)层和地下水释放出来的;化学及生物化学作用产生的;煤炭生产过程中产生的。

3. 矿井瓦斯等级是怎样划分的?

根据《煤矿安全规程》规定,矿井瓦斯等级是按照平均日产 1 吨煤瓦斯涌出量和瓦斯涌出形式划分的:

(1)低瓦斯矿井:10 立方米及以下。

(2)高瓦斯矿井:10 立方米以上。

(3)煤和瓦斯突出矿井。

在一个矿井中,只要有一个煤(岩)层中发现过一次瓦斯,该矿井即定为瓦斯矿井,并依照矿井瓦斯等级的工作制度进行管理。

矿井在采掘过程中,只要发生过一次煤(岩)与瓦斯突出,该矿井即定为煤(岩)与瓦斯突出矿井。

4. 井下发生瓦斯爆炸的条件是什么?

瓦斯爆炸的必要条件:一是瓦斯浓度达到一定范围;二是存在高温火源;三是有足够的氧气。三者条件皆满足的情况下就会发生爆炸。

5. 瓦斯爆炸的危害有哪些?

瓦斯爆炸会产生高温、高压、冲击波,并放出有毒气体,是一种极为严重的突发性、灾害性、生产性事故。

6. 瓦斯爆炸燃烧分为哪几种类型?

根据瓦斯-空气混合气体燃烧、爆炸时的火焰传播速度及冲击波压力的大小,可以把瓦斯的燃爆类型分为三种。

(1)速燃:火焰传播速度在 10 m/s 以内;冲击波压力在 0.15 个大气压以内。它可以使人烧伤,引起火灾。

(2)爆燃:火焰的传播速度在音速以内;冲击波压力高于 0.15 个大气压。它对人和设施有较强的杀伤能力和摧毁作用。

(3)爆炸:火焰传播速度超过音速,达到每秒数千米;冲击波压力达数个至数十个大气压。它对人和设施具有强烈的杀伤能力和摧毁作用。

7. 发生瓦斯爆炸的原因有哪些?

(1)装备不足、管理不落实:矿井安全装备配置不足,"先抽后采,监测监控,以风定产"方针未得到完全落实。

(2)企业技术管理薄弱:由于采煤方法落后,引起矿机采掘布置不合理等,带来严重的安全隐患。

(3)瓦斯积聚的存在:通风系统不合理,局部通风管理不善导致瓦斯积蓄。

(4)引爆火源的存在:如爆破火花、电气火花、摩擦撞击火花、煤炭自燃等。放炮和电气设备产生的火花是瓦斯爆炸事故的主要火源。

8. 预防瓦斯爆炸的措施有哪些?

瓦斯爆炸的预防主要可从降低瓦斯积聚浓度和防止明火两个环节入手,具体可以采取以下预防措施。

(1)加强井下通风,防止瓦斯积聚。要采用各种通风措施,保证井下瓦斯不超过规定含量。

(2)严格检查制度,低瓦斯井下每班至少检查两次,高瓦斯矿井中每班至少检查三次。发现有害气体浓度超过规定,应及时采取封闭等必要措施。

(3)杜绝火源,防止瓦斯被引燃。

9. 发生瓦斯爆炸时应该怎么做好个人救护?

(1)千万不要惊慌失措,应在统一指挥下避灾。

(2)迅速背朝冲击波传来方向卧倒,面部贴在地面,以降低身体高度,避开冲击波的强力冲击,并闭住气暂停呼吸,用毛巾捂住口鼻,防止把火焰吸入肺部。最好用衣物盖住身体,尽量减少肉体暴露面积,以减少烧伤。

(3)爆炸后,要迅速按规定佩戴好自救器,绝不可轻易取下,以免遭受有害气体的毒害。

(4)迅速辨清方向,沿着避灾路线,尽快撤退到新鲜风流中。外撤时,要迎着新鲜风流走,或躲进安全地区,注意防止二次爆炸或连续爆炸的再次损伤。

10. 发生瓦斯爆炸时使用自救器的注意事项是什么?

(1)戴上自救器后,吸气温度逐渐升高,表明自救器工作正常。决不能因吸气干热而把自救器取下。

(2)化学氧自救器佩戴初期生氧剂放氧速度慢,如条件允许,应缓慢行走,等氧足够呼吸时再加快速度。撤退时最好按 4～5 km/h 的速度行走,呼吸要均匀,千万不要奔跑。奔跑状态下消耗氧气量约为走路的 4 倍。

(3)佩戴过程中口腔产生的唾液,可以咽下,也可任其自然流入口水盒降温器,严禁拿下口具往外吐。

(4)在未达到安全地点前,严禁取下鼻夹和口具,以防有害气体的毒害。

11. 井下救助伤者应遵循哪些原则?

(1)不明病情时,尽量不要移动患者。

(2)需要搬运伤者时,应请周围的人帮忙。

(3)只有自己时,可将患者从背后抱住,并用单手紧握患者另一双手,注意要轻轻搬运。

(4)搬运时,要注意伤者的呼吸及脸部表情。

12. 因瓦斯爆炸而造成的 CO 中毒按程度可分为哪几级?

(1)轻度中毒:按体积计算,空气中的 CO 浓度达 0.048% 时,1 小时内可使人轻度中毒。表现为头痛、眩晕、无力等。血液中 HbCO 饱和浓度为 10%～30%。

（2）中度中毒：空气中的 CO 浓度达 0.128% 时，30 分钟至 1 小时内可使人中度中毒。表现为恶心、呕吐、视物模糊等。血液中 HbCO 饱和浓度为 30%～40%。

（3）重度中毒：空气中的 CO 浓度超过 0.4% 时，短时间内可使人严重中毒或死亡。表现为神志模糊、阵发性昏厥，昏迷可持续数天至几周，最终因呼吸衰竭而死亡。血液中 HbCO 饱和浓度超过 40%。

13. 因瓦斯爆炸而造成的 CO 中毒伤者该如何抢救？

（1）立即将病人移离中毒现场，置于新鲜空气处，松开病人衣领、裤带。保持呼吸道通畅，注意保暖。心跳停止者应立即进行心肺复苏。

（2）迅速纠正缺氧。这是抢救 CO 中毒患者的关键。迅速给氧是纠正缺氧最有效的方法。轻度中毒者给予鼻导管或面罩低流量吸氧，中重度中毒者给予高流量吸氧，氧流量为 8～10 L/min（时间不超过 24 小时，以免发生氧中毒）。

（3）CO 中毒后 2～4 小时可出现脑水肿，应尽快送医院抢救。

第六节　空　难

1. 什么是空难？

空难又称为空中交通事故，是指飞行器等在飞行过程中，因发生故障、遭遇自然灾害或其他意外事故所造成的灾难性的人员伤亡和财产损失。飞行器主要包括民航飞机、军用飞机、飞艇等，以下主要探讨民航飞机的空难事故。

2. 空难的特点是什么？

空难事故除具有灾害的共性特征外，还具有其特殊性，具体包括：

①事故突发性强;②发生事故的环境特殊;③人员伤亡较大;④经济损失严重;⑤事故原因复杂;⑥事故救援困难;⑦社会影响极大。

3. 空难的应急处置划分为哪些等级?

(1)一级(红色)特别重大飞行事故:死亡人数在 40 人及以上者;航空器失踪,机上人数在 40 人及以上者;地面事故在 10 人以上者。

(2)二级(橙色)重大飞行事故:死亡人数在 39 人及以下者;航空器严重损坏或迫降在无法运出的地方;航空器失踪,机上人员在 39 人及以下者;地面事故在 9 人以下者。

(3)三级(黄色)一般飞行事故:人员重伤,重伤人数在 10 人及以上者;最大起飞重量在 5.7 吨(含)以下的航空器严重损坏,或迫降在无法运出的地方;最大起飞重量为 5.7~50 吨(含)的航空器一般损坏,其修复费用超过当时同型或同类航空器价格的 10%;最大起飞重量在 50 吨以上的航空器一般损坏,其修复费用超过当时同型或同类航空器价格的 5%。

(4)四级(蓝色)突发事件:航空器上发生旅客突发病症、航空器空中故障、卫生检疫要求、战争或军事冲突的运行、紧急飞行等。

4. 空难事故的伤情特点是什么?

空难多造成机械性损伤,伤者以多发伤为主,颅脑损伤发生率高达 80%。而飞机坠毁后失火,则往往合并有烧伤、吸入性损伤等,造成复合性损伤。飞机爆炸,会导致冲击伤。

5. 民航飞行事故致伤种类包括哪些?

(1)坠机:主要是机械性损伤,以多发伤多见,涉及全身各脏器与组织。

(2)飞机失火与爆炸:主要是烧伤、烟雾吸入伤、爆炸冲击伤等。

(3)密封增压座舱突然失密:机上成员由于快速减压,体腔内气体急剧膨胀,空气从口鼻内突然喷出,面颊和嘴唇在气流中"跳动",急性高空缺氧和寒冷随之而来。

(4)航空毒物中毒:60%~70%系人为因素所致。常见的有毒气体包括一氧化碳、二氧化碳、醛类、航空燃料等。

6. 空难救援的特点有哪些？

(1)空难救援行动的实施所涉及的范围更广。

(2)空难救援对救援水平的要求更高。

(3)空难救援相比其他灾难救援来说更加需要信息的共享。

7. 在飞机失联的情况下,进行有针对性营救的首要步骤是什么？

当空难发生后,应当对空难事故进行及时有效的调查。第一时间确定飞机事故的具体地点是展开现场紧急救援的前提,对于其原因和责任的调查能为确定搜寻和救助范围提供必要的线索。

8. 空难发生后应急救援行动实施的关键时间段是什么？

空难应急处置程序的实施最重要的就是前30分钟的救援保障工作。

9. 空难现场医疗救护工作的最佳地点是什么？

现场医疗救护应在航空器残骸上风方向90 m处,并放置显目标识。

10. 空难的现场救援措施包括哪些？

空难的现场救援措施包括:①立即启动应急预案;②及时穿戴急救设备;③指挥乘客有序疏散;④尽快确定事故地点;⑤全面搜救事故人员;⑥协调事故现场医疗急救。

11. 空难现场医疗救援的要点有哪些？

(1)由消防员与其他急救人员将伤亡者从飞机或飞机残骸中抢出,搬运至伤员集中区域进行检伤分类。

(2)在危重伤员救治区进行紧急处置治疗。

12. 医疗救护人员在机场应急救援工作中的主要职责有哪些？

(1)进行伤亡人员的检伤分类、现场应急医疗救治和伤员后送工作。记录伤亡人员的伤情和后送信息。

(2)协调地方医疗救护部门的应急支援工作。

（3）进行现场医学处置及传染病防控。

（4）负责医学突发事件处置的组织实施。

13. 发生空难事故后,如何进行现场救治?

（1）分工明确,确保抢救顺利进行:空难事故现场急救要求所有参加抢救的医护人员快速有序,分工明确,各司其职。

（2）进行伤亡人员的检伤分类:记录伤亡人员的伤情和后送信息。做好伤情的分类并填写伤票,利用有限的人力、物力来治疗尽可能多的有存活机会的伤员。

（3）坚持机场急救原则:先抢后救;先救命后治伤;先重伤后轻伤;现场救护以"救"为主,先救后送;稳定伤情后再转运。

（4）救护队员以抢为主,医护人员以救为主:具体营救主要由消防员与其他救护人员将伤亡者从飞机或飞机残骸中抢出,搬运至伤员集中区域进行检伤分类,而后在救护现场进行紧急处置治疗。

（5）针对空难伤情特点积极处置空难人员,对复合伤的现场救治要求:①准确判断伤情,根据受伤类型、部位决定是否需要优先处理;②救护顺序:头、胸、腹部重要脏器损伤→脊椎损伤、骨盆损伤→四肢损伤。

（6）心脏骤停时立即行心肺复苏:多发性创伤患者的早期伤情极不稳定,大多数是失血性休克,因此,空难急救必须重视气道通畅、积极补液、纠正休克,尽快稳定伤情,监护患者后送并连续治疗。

（7）开放性胸部伤患者,立即取半卧位,对胸壁伤口应行严密封闭包扎,使开放性气胸改变为闭合性气胸。

（8）对疑有颅底骨折和脑脊液漏患者切忌作填塞,以免导致颅内感染。

（9）做好救护人员的自身防护:救护人员在进行现场急救的时候也要注意自身安全,防冻伤、防中暑、防中毒、防窒息及防放射等。

14. 医护人员在现场急救时需要进行哪些自我防护?

（1）注意航空器燃烧后因吸入一氧化碳、氰化氢而窒息。

（2）在进行伤员分检的同时,注意划分隔离区、收容区和后送区。

（3）警惕飞机第二次爆炸,不要停留在下风区域。

15. 在飞机失事前需要跳伞或其他从紧急出口逃生的情况下,乘务员如何组织乘客逃生?

在紧急情况下,乘务员应指挥乘客有序逃生,避免在紧急情况下无序逃生,而造成拥堵甚至踩踏。乘务员和乘客应让老人、妇女和儿童优先疏散逃生。

16. 空难最多发生在飞机起飞和降落的过程中,其原因主要是什么?

空难的原因是多种多样的,由于飞行员的操作失误导致的空难事故占空难总数的51%。此外,恶劣的气候、飞机故障和人为破坏也是造成空难的重要原因。

17. 飞机非正常降落在机场或人口密集区,地面救援人员的首要任务是什么?

飞机非正常降落在机场或人口密集区,地面救援人员应及时疏散事故地点周围人群,避免火灾、烟雾、有毒气体、爆炸等造成地面人员伤亡。

18. 空难发生后,指挥人员在事故现场要求"抬了就走,快送医院,迅速清理现场",这种指导思想是否正确?

错误。空难发生后,科学安全地转运后送伤员要求所有伤员应标有医务人员熟悉的标识,以便对重点伤员实施特殊处理护送,生命体征不稳定的伤员不能轻易运送。运送途中要绝对保证让伤员呼吸道通畅,保证输液通道畅通和最有利于伤情的体位,绑扎止血带的伤员应按时放松止血带。运送人员要将受伤人员的创伤时间与伤后主要的抢救经过向接收医院作详细的交接。

第五章 突发公共卫生事件护理救援

第一节 突发公共卫生事件概述

1. 突发公共卫生事件的定义是什么?

突发公共卫生事件是指突然发生,造成或者可能造成社会公众健康严重损害的重大传染病疫情、群体性不明原因疾病、重大食物和职业中毒以及其他严重影响公众健康的事件。

2. 突发公共卫生事件可分为哪几类?

依法分类:重大传染病疫情、群体性不明原因疾病、重大食物中毒和职业中毒、新发传染性疾病、群体性预防接种反应和群体性药物反应,重大环境污染事故,核事故和放射事故,生物、化学、核辐射恐怖事件,以及国务院行政部门认定的其他特别重大的突发公共卫生事件。

3. 突发公共卫生事件有哪些特点?

(1)突发性:突然发生、难以预测。

(2)公共性:影响公共环境及群体健康。

(3)严重性:对公众健康能够造成严重的健康损害,甚至导致死亡。

(4)社会性:造成社会动荡、治安混乱、公众恐慌、无安全感,引发社会心理疾患等。

(5)经济性:导致经济损害大。

(6)国际性:疫情、水污染及空气污染等无国界,可在短时间内引起国际暴发流行。

(7)政治性:直接影响政权的稳固和执政者的地位。

4.特别重大突发公共卫生事件有哪些?

(1)肺鼠疫、肺炭疽在大、中城市发生并有扩散趋势,或肺鼠疫、肺炭疽疫情波及2个以上的省份,并有进一步扩散趋势。

(2)发生非传染性非典型肺炎、人感染高致病性禽流感病例,并有扩散趋势。

(3)涉及多个省份的群体性不明原因疾病,并有扩散趋势。

(4)发现新传染病或我国尚未发现的传染病发生或传入,并有扩散趋势,或发现我国已消灭的传染病重新流行。

(5)发生烈性病菌株、毒株、致病因子等丢失事件。

(6)周边以及与我国通航的国家和地区发生特大传染病疫情,并出现输入性病例,严重危及我国公共卫生安全的事件。

(7)国务院卫生行政部门认定的其他特别重大突发公共安全事件。

5.《国家突发公共卫生事件应急预案》的适用范围有哪些?

《国家突发公共卫生事件应急预案》的适用范围包括:①突然发生,造成或者可能造成社会公众身心健康严重损害的重大传染病;②群体性不明原因疾病;③重大食物和职业中毒以及因自然灾害、事故灾害或社会安全等事件引起的严重影响公众身心健康的公共卫生事件的应急处理工作。

6.《国家突发公共卫生事件应急预案》的工作原则是什么?

《国家突发公共卫生事件应急预案》的工作原则是:①预防为主,常备不懈;②统一领导,分级负责;③依法规范,措施果断;④依靠科学,加强合作。

7.全国突发事件应急处理指挥部的组成和职责是什么?

(1)组成:依照职责和预案的规定,在国务院统一领导下,根据突发公共安全事件的性质和应急处理的需要确定,成立全国突发事件应急处理指挥部。

(2)职责:负责对特别重大突发公共卫生事件的统一领导、统一指挥,作出处理突发公共卫生事件的重大决策。

8.省级突发事件应急处理指挥部的组成和职责是什么?

(1)组成:由省级人民政府有关部门组成,实行属地管理的原则。

(2)职责:负责对本行政区域内突发公共卫生事件应急处理的协调和指挥,作出处理本行政区域内突发公共卫生事件的决策,决定要采取的措施。

9.突发公共卫生事件应急处理的专业技术机构有哪些?

突发公共卫生事件应急处理的专业技术机构包括:①医疗机构;②疾病预防控制机构;③卫生监督机构;④出入境检验检疫机构。

10.突发公共卫生事件发生后的应急保障措施有哪些?

突发公共卫生事件发生后的应急保障措施主要包括:①信息保障;②医疗保障;③人员保障;④物资保障;⑤技术保障。

第二节　突发公共卫生事件应对处置

1.突发公共卫生事件发生后医疗卫生机构的工作重点有哪些?

(1)对因突发事件致病的人员提供医疗救护和现场救援,对就诊病人必须接诊治疗,并书写详细、完整的病历记录;对需要转送的病人,应当按照规定将病人及其病历记录的复印件转送至接诊的或者指定的医疗机构。

(2)应采取卫生防护措施,防止交叉感染和污染,加强对关键科室,如手术科室、重症监护室、门诊急诊科等的管理;加强对关键部位,如手术室、辅助科室等的监控;加强对关键人群,如新入院、危重、诊断不清、治疗效果欠佳患者的管理;加强对关键时间,如交接班、非正常工作时间的监督;加强对关键制度,如三级检诊制度、医疗文书书写、疑难病和危重病例讨论、交接班、三查七对、消毒隔离等的落实,以确保医疗质量和医疗安全。

(3)建立重大、紧急疫情信息报告制度,并服从突发事件应急处理指挥部的统一指挥,相互配合、协作,集中力量开展相关的科学研究工作。

2. 突发公共卫生事件发生后报告时限是多少?

(1)在2小时内向所在地县级人民政府卫生行政部门报告。

(2)接到报告的卫生行政部门应当在2小时内向本级人民政府报告,并同时通过突发公共卫生事件信息报告管理系统向国务院卫生行政部门报告。

(3)国务院卫生行政部门对可能造成重大社会影响的突发公共卫生事件,应当立即向国务院报告。

3. 突发公共卫生事件发生后如何进行信息管理?

(1)疾病预防控制机构:①负责本辖区内突发公共卫生事件和传染病疫情报告卡、报表的收发和核对,以及疫情的报告和管理工作;②建立突发公共卫生事件和传染病疫情定期分析通报制度,常规监测时每月不少于3次疫情分析与通报,紧急情况下需每日进行疫情分析与通报。

(2)医疗机构:①建立门诊日志、住院登记簿和传染病疫情登记簿;②指定的部门和人员负责本单位突发公共卫生事件和传染病疫情报告卡的收发和核对,设立传染病报告登记簿,统一填报有关报表。

4. 突发公共卫生事件发生后如何进行通报?

国务院卫生行政部门应当及时通报和公布突发公共卫生事件,省(自治区、直辖市)人民政府卫生行政部门根据国务院卫生行政部门的授权,及时通报和公布本行政区域的突发公共卫生事件和传染病疫情。内容包括:①事件的性质、原因;②事件发生地及范围;③事件的发病、伤亡及涉及的人员范围;④事件处理措施和控制;⑤事件发生地的解除情况。

5.突发公共卫生事件储备应急医疗救援队伍的平时工作原则是什么?

突发公共卫生事件储备应急医疗救援队伍的平时工作原则包括:①平战结合,因地制宜;②防治结合,信息畅通;③中西医结合,优势互补;④统一管理,协调运转。

第三节　重大传染病疫情

1.传染病的定义是什么?

传染病是由各种病原体引起的能在人与人、动物与动物或人与动物之间相互传播的一类疾病。病原体中大部分是微生物,小部分为寄生虫,寄生虫引起者又称寄生虫病。有些传染病,防疫部门必须及时掌握其发病情况,及时采取对策,因此,发现后应按规定时间及时向当地防疫部门报告,这类传染病称为法定传染病。我国目前的法定传染病有甲、乙、丙三类,共 39 种。

2.传染病分为哪几类? 包括哪些病种?

《中华人民共和国传染病防治法》将法定传染病分为甲、乙、丙三类。

(1)甲类传染病:也称为强制管理传染病,包括鼠疫和霍乱。对此类传染病发生后报告疫情的时限,对病人、病原携带者的隔离、治疗方式以及对疫点、疫区的处理等,均强制执行。

(2)乙类传染病:也称为严格管理传染病,包括传染性非典型肺炎、艾滋病、病毒性肝炎、脊髓灰质炎、人感染高致病性禽流感、麻疹、流行性出血热、狂犬病、流行性乙型脑炎、登革热、炭疽、细菌性和阿米巴性痢疾、肺结核、伤寒和副伤寒、流行性脑脊髓膜炎、百日咳、白喉、新生儿破伤风、猩红热、布鲁菌病、淋病、梅毒、钩端螺旋体病、血吸虫病和疟疾。其中,传染性非典型肺炎、炭疽中的肺炭疽、人感染高致病性禽流感虽被纳入乙类,但可直接采取甲类传染病的预防、控制措施。

(3)丙类传染病:也称为监测管理传染病,包括手足口病、流行性感冒、流行性腮腺炎、风疹、急性出血性结膜炎、麻风病、流行性和地方性斑疹伤寒、黑热病、包虫病、丝虫病以及除霍乱、细菌性和阿米巴性痢疾、伤寒和副伤寒以外的腹泻病。

3. 传染病的基本特征和传播基本环节有哪些?

(1)基本特征:①有病原体;②有传染性;③有流行病学特征;④有感染后免疫。

(2)传播基本环节:①传染源;②传播途径;③易感人群。

4. 传染病的主要传播途径有哪些?

(1)空气传染:指带有病原微生物的微粒子($\leqslant 5\ \mu m$)通过空气流动导致的疾病传播。

(2)飞沫传染:指带有病原微生物的飞沫核($> 5\ \mu m$),在空气中短距离(1 m 内)移动到易感人群的口、鼻膜或眼结膜等导致的传播。

(3)粪-口传染:未处理的废水或受病原沾染物直接排放于环境中,可能污损饮水、食物或碰触口、鼻黏膜的器具,以及如厕后清洁不彻底,即由饮食过程导致食入者感染,主要病原为病毒、细菌、寄生虫等。

(4)接触传染:是病原体通过手、媒介物直接或间接接触造成的传播。

(5)垂直传染:专指胎儿由母体得到疾病的传播,通常透过胎盘在母子体内传染疾病病原体,多以病毒和活动力高的小型寄生虫为主,可以经由血液输送,或具备穿过组织或细胞的能力。

(6)性传染:是指通过性接触而传播,主要包括淋病、梅毒、生殖器疱疹、尖锐湿疣和生殖道沙眼衣原体等感染过程。

(7)血液传染:主要通过血液、伤口的感染方式,将疾病传递至另一个个体身上的过程。

5. 传染病的报告时限是多少?

(1)发现炭疽、传染性非典型肺炎、脊髓灰质炎、人感染高致病性禽流感病人或疑似病人时,或发现其他传染病和不明原因疾病暴发时,应于 2 小时内将传染病报告卡通过网络报告;未实行网络直报的责任报告单位应于 2 小时内以最快的通讯方式(电话、传真等)向当地县级疾病预防控制机构报告,并于 2 小时内寄送出传染病报告卡。

(2)其他乙、丙类传染病病人、疑似病人和规定报告的传染病病原携带者在诊断后,实行网络直报的责任报告单位应于 24 小时内进行网络报告;未实行网络直报的责任报告单位应于 24 小时内寄送出传染病报告卡。

(3)县级疾病预防控制机构收到无网络直报条件责任报告单位报送的传染病报告卡后,应于 2 小时内通过网络直报。

(4)其他符合突发公共卫生事件报告标准的传染病暴发疫情,按《国家突发公共卫生事件相关信息报告管理工作规范(试行)》的要求报告。

6. 甲类传染病的报告标准是什么?

(1)鼠疫:发现 1 例及以上鼠疫病例。

(2)霍乱:发现 1 例及以上霍乱病例。

(3)传染性非典型肺炎:发现 1 例及以上传染性非典型肺炎病例或疑似病例。

(4)炭疽:发生 1 例及以上肺炭疽病例;或 1 周内,同一学校、幼儿园、自然村寨、社区、建筑工地等集体单位发生 3 例及以上皮肤炭疽或肠炭疽病例;或 1 例及以上职业性炭疽病例。

7. 乙类传染病的报告标准是什么?

(1)人感染高致病性禽流感:发现 1 例及以上人感染高致病性禽流感病例。

(2)细菌性和阿米巴性痢疾:3 天内,同一学校、幼儿园、自然村寨、社区、建筑工地等集体单位发生 10 例及以上细菌性和阿米巴性痢疾病例,或出现 2 例及以上死亡。

(3)流行性脑脊髓膜炎:3 天内,同一学校、幼儿园、自然村寨、社区、建筑工地等集体单位发生 3 例及以上流脑病例,或者有 2 例及以上死亡。

（4）甲肝/戊肝：1周内，同一学校、幼儿园、自然村寨、社区、建筑工地等集体单位发生5例及以上甲肝/戊肝病例。

（5）伤寒（副伤寒）：1周内，同一学校、幼儿园、自然村寨、社区、建筑工地等集体单位发生5例及以上伤寒（副伤寒）病例，或出现2例及以上死亡。

（6）麻疹：1周内，同一学校、幼儿园、自然村寨、社区、建筑工地等集体单位发生10例及以上麻疹病例。

（7）猩红热：1周内，同一学校、幼儿园等集体单位发生10例及以上猩红热病例。

（8）流行性乙型脑炎：1周内，同一乡镇、街道等发生5例及以上乙脑病例，或者死亡1例及以上。

（9）登革热：1周内，一个县（市、区）发生5例及以上登革热病例，或者首次发现病例。

（10）流行性出血热：1周内，同一自然村寨、社区、建筑工地、学校等集体单位发生5例（高发地区10例）及以上流行性出血热病例，或者死亡1例及以上。

（11）钩端螺旋体病：1周内，同一自然村寨、建筑工地等集体单位发生5例及以上钩端螺旋体病病例，或者死亡1例及以上。

（12）血吸虫病：在未控制地区，以行政村为单位，2周内发生急性血吸虫病病例10例及以上，或在同一感染地点1周内连续发生急性血吸虫病病例5例及以上；在传播控制地区，以行政村为单位，2周内发生急性血吸虫病5例及以上，或在同一感染地点1周内连续发生急性血吸虫病病例3例及以上；在传播阻断地区或非流行区，发现当地感染的病人、病牛或感染性钉螺。

（13）疟疾：以行政村为单位，1个月内，发现5例（高发地区10例）及以上。

8.丙类传染病的报告标准是什么？

（1）流感：1周内，在同一学校或其他集体单位发生30例及以上流感样病例,或 5 例及以上因流感样症状住院病例,或发生 1 例及以上流感样病例死亡。[流感事件的确认、分级、报告按《国家流感大流行应急预案》(2011 年版)执行]

(2)流行性腮腺炎:1 周内,同一学校、幼儿园等集体单位中发生 10 例及以上流行性腮腺炎病例。

(3)风疹:1 周内,同一学校、幼儿园、自然村寨、社区等集体单位发生 10 例及以上风疹病例。

(4)手足口病:聚集性疫情是指 1 周内,同一托幼机构或学校等集体单位发生 5 例及以上,但不足 10 例手足口病病例或同一班级(或宿舍)发生 2 例及以上手足口病病例;或同一个自然村/居委会发生 3 例及以上,但不足 5 例手足口病病例或同一家庭发生 2 例及以上手足口病病例。暴发疫情是指 1 周内,同一托幼机构或学校等集体单位发生 10 例及以上手足口病病例;或同一个自然村/居委会发生 5 例及以上手足口病病例。当地暴发疫情时,应按照突发公共卫生事件相关信息要求进行报告。

(5)感染性腹泻(除霍乱、痢疾、伤寒和副伤寒以外):1 周内,同一学校、幼儿园、自然村寨、社区、建筑工地等集体单位中发生 20 例及以上感染性腹泻病。

9. 传染病常见的热型有哪些?

(1)稽留热:24 小时体温相差不超过 1 ℃,见于伤寒、斑疹伤寒等。

(2)弛张热:24 小时体温相差超过 1 ℃,但最低体温达正常,见于伤寒缓期、流行性出血热等。

(3)间歇热:24 小时内体温波动于高热与常温之下,见于疟疾、败血症等,又称败血症热。

(4)回归热:骤起高热,持续数天,高热重复出现,见于回归热、布氏菌病等;多次重复出现,并持续数月之久时,称波状热。

(5)马鞍热:发热数日,退热一日,又再发热数日,见于登革热。

10. 传染病的隔离措施包括哪些种类?

隔离是指将患者或病原携带者妥善地安排在传染病院或传染科,暂时与健康人或非传染患者隔离,积极进行治疗、护理,并对具有传染性的分泌物、排泄物、用具等进行必要的消毒处理,防止病原体向外扩散的医疗措施。隔离的种类主要包括:

(1)严密隔离:对传染性强、病死率高的传染病,如霍乱、鼠疫、肺炭疽、传染性非典型肺炎、人感染高致病性禽流感等,患者应住单人房,严格隔离。

(2)呼吸道隔离:对由患者的飞沫和鼻咽分泌物经呼吸道传染的疾病,如流感、流脑、白喉、肺结核等,应作呼吸道隔离。

(3)消化道隔离:对由患者的排泄物直接或间接污染食物、食具而传播的传染病,如伤寒、菌痢、甲型肝炎、戊型肝炎、阿米巴病等,最好能在一个病房中只收治一个病种,否则,应特别注意加强床边隔离。

(4)血液-体液隔离:对于直接或间接接触感染的血液及体液而发生的传染病,如乙型肝炎、丙型肝炎、艾滋病、钩端螺旋体病等,在一个病房中只住由同种病原体感染的患者。

(5)接触隔离:对病原体经体表或感染部位排出,他人直接或间接与破损皮肤或黏膜接触感染引起的传染病,如破伤风、炭疽、梅毒、淋病和皮肤的真菌感染等,应作接触隔离。

(6)昆虫隔离:对以昆虫作为媒介传播的传染病,如乙脑、疟疾、斑疹伤寒、回归热、丝虫病等,应作昆虫隔离。病室应有纱窗、纱门,做到防蚊、防蝇、防螨、防虱和防蚤等。

11. 霍乱的救治原则有哪些?

(1)各级医疗单位应设立肠道门诊,加强对霍乱患者的早期诊断,减少交叉感染,并对腹泻患者作相应的处理。

(2)患者按甲类传染病进行严密隔离,确诊和疑似病例分别隔离。

(3)预防脱水,治疗脱水:①轻型脱水患者,以口服补液为主;②中重型脱水患者需立即进行输液抢救,病情稳定后可改为口服补液;③霍乱患者在治疗期间尽量鼓励其饮水、进食。

12. 霍乱的护理措施有哪些？

(1)隔离:发现疫情后采取消化道严密隔离并立即上报。

(2)休息:严格卧床休息,减少搬运。

(3)饮食:一般情况给予流质饮食,恢复期给予易消化半流质饮食,少量多餐。

(4)病情观察:①生命体征;②腹泻及呕吐物的量、颜色、性状等,严格记录出入量;③观察水、电解质紊乱情况。

(5)液体治疗的护理:及时建立静脉通路,合理安排输液顺序、种类和速度;及时观察脱水改善情况及有无急性肺水肿。

(6)对症护理:①鼓励腹泻的患者口服补液盐;便后,及时用温水清洗肛周皮肤;保持床单位清洁、干燥;及时、准确地采集大便标本。②呕吐后及时用温水漱口,保持口腔清洁。③腹直肌及腓肠肌痉挛可局部热敷、按摩等。④休克患者注意保暖,及时供氧,提高动脉血氧分压,改善缺氧,保持呼吸道通畅,匀速补液,维持有效循环。

13. 鼠疫分为哪几型？

(1)腺鼠疫:最常见,除有发热和全身毒血症外,主要表现为急性淋巴结炎。

(2)肺鼠疫:可原发或继发于腺鼠疫。起病急,有高热及全身毒血症状,很快出现咳嗽、呼吸短促,继之咳血性痰,较少的肺部体征与严重的全身症状不相称,常因心力衰竭、出血、休克等在2~3天内死亡。临终前全身皮肤呈黑紫色,故有"黑死病"之称。

(3)败血症型鼠疫:多继发于肺鼠疫或腺鼠疫,为最凶险的一型。起病急骤,寒战、高热或体温不升,谵妄或昏迷,进而发生感染性休克、DIC及广泛皮肤出血和坏死等,病情发展迅速,如不及时治疗,常于1~3天内死亡。

(4)其他类型鼠疫:如皮肤鼠疫、肠鼠疫、眼鼠疫等,较少见。

14. 鼠疫的救治原则有哪些？

(1)隔离:凡确诊或疑似鼠疫伤员,应严密隔离,就地治疗,不宜转送,隔离到症状消失、血液和痰培养或局部分泌物(每3日1次)3次阴性,肺鼠疫6次阴性。

(2)病原治疗:治疗原则是早期、联合、足量、应用敏感的抗菌药物。链霉素为治疗各型鼠疫的特效药。庆大霉素每日24万～32万单位,分次稀释后静脉滴注,持续7～10天。对链霉素耐药时可使用四环素,链霉素可与磺胺类或四环素等联合应用,以提高疗效。磺胺类只对腺鼠疫有效,严重病例不宜单独使用。

(3)对症治疗:烦躁不安或疼痛者用镇静止痛剂,有DIC者采用肝素抗凝疗法;中毒症状严重者可适当使用肾上腺皮质激素。对腺鼠疫淋巴结肿,可用湿热敷或红外线照射。

(4)预防传播:①严格控制传染源,发现疑似或确诊伤员,立即按紧急疫情上报。②切断传播途径,对来自灾区疫源地的船只、车辆、飞机等,均应进行严格的卫生检疫,实施灭鼠。③保护易感者,对疫区及其周围的居民、进入疫区的工作人员,均应进行预防接种。进入疫区的医务人员,必须接种菌苗,2周后方能进入疫区。接触伤员后可服下列一种药物预防:四环素,每日2g,分4次服;磺胺嘧啶,每日2g,分4次服;链霉素,每日1g,分1～2次肌内注射。

15. 鼠疫的护理要点有哪些?

(1)隔离:凡确诊或疑似鼠疫伤员,均迅速组织严密的隔离,工作人员在护理和诊治伤员时应穿防护服和高筒胶鞋,戴N95口罩、乳胶手套及防护眼镜。

(2)休息:严格卧床休息,保证充足的休息时间。

(3)饮食:应补充营养,给予高热量、高维生素饮食,发热期给予流质或半流质饮食。鼓励患者多饮水,保证液体的顺利输入和按时用药。

(4)病情观察:①监测生命体征和神志变化;②密切观察局部淋巴结病变;③观察有无支气管肺炎的表现;④观察有无皮肤、脏器和消化道出血现象;⑤准确记录液体出入量;⑥及时留取标本送检。

(5)对症护理:①高热按照发热的护理常规进行护理;②淋巴结炎伤

员因局部淋巴结剧烈疼痛,多采取强迫体位,应给予皮肤保护,局部热敷可缓解疼痛,切忌挤压;③肺鼠疫患者应注意保持呼吸道通畅,及时清除口咽部的分泌物,必要时可行气管插管。

(6)药物治疗的护理:注意对药物不良反应的观察,以便及时处理。

(7)心理护理:帮助患者调整心态,正确对待疾病,积极配合治疗。

16. 手足口病的防控措施有哪些?

手足口病的防控采取以切断传播途径为主的综合性防控措施,主要包括:

(1)传染源的管理:患儿应及时就医,医疗机构根据患儿病情要求患儿居家或住院治疗。同时,应当尽量避免与其他儿童接触。住院患儿应当在指定区域内接受治疗,防止交叉感染。

(2)疫点消毒处理:认真落实消毒处理措施,切断传播途径,患者家、托幼机构和小学学校应在当地疾病预防控制机构的指导下,由单位及时进行消毒,或由当地疾病预防控制机构负责对其进行消毒处理。

(3)密切接触者的处置:对密切接触者要进行医学观察,一旦出现发热、出疹等症状和体征,要立即报告,在家或医院隔离治疗。

(4)开展健康教育:在托幼机构、学校、医院等场所,开展健康教育。以广播、电视、报纸、网络、宣传单等各种宣传形式,介绍肠道传染病的防病知识,告诫家长不要在传染病流行季节带儿童到人群聚集的公共场所,避免与患儿接触;纠正儿童不良卫生习惯,对儿童玩具、餐具、衣物和用品要经常消毒,家长要注意孩子的个人卫生,养成良好的卫生习惯,做到洗净手、喝开水、吃熟食、勤通风、晒衣被等。

(5)加强疫情监测:及时发现、分析、报告、公布疫情有关信息,使有关人员能尽快了解情况,及早制定主动监测方案,采取防范措施并对疫情作出迅速反应。

(6)开展风险评估:评估疫情的进展情况及是否会发展为聚集型疫情。

17. 流行性乙型脑炎的防控措施有哪些?

(1)传染源管理:对于乙脑病例,应当按照属地化的原则就地隔离治疗。流行性乙型脑炎的防控措施有:①要尽早采取规范治疗;②对疑似或早期病例进行隔离;③疫情发生地的卫生行政部门应及时组织开展对疫源地及其周边区域的环境治理工作,大力灭蚊。

(2)切断传播途径:灭蚊是控制乙脑疫情的重要措施,乙脑流行地区应建立灭蚊制度,做好环境治理,消灭蚊媒滋生地,降低蚊媒密度;使用蚊帐和驱蚊剂,做好个人防护工作。

(3)应急接种:对事件发生地和周边地区开展人群免疫水平评估,确定后可开展应急接种。

(4)人群的健康教育:①引导群众形成良好的防蚊习惯,告知儿童家长出现有关症状要主动就医;②发现疫情后,卫生行政部门要按照相关要求,主动发布疫情及防控进展信息,通过媒体开展乙脑预防等知识的宣传普及活动,提高公众对预防接种的认知水平和参与意识。

18. 什么是重大传染病疫情?

重大传染病疫情又称传染病突发事件,是指某种传染病在短时间内发生,波及范围广泛,出现大量的病人或死亡病例。其发病率远远超过常年的发病水平,包括各类传染病暴发、流行或大流行。

19. 重大传染病疫情的特征有哪些?

重大传染病疫情的特征包括:①不确定性;②公共性;③严重性;④紧迫性;⑤复杂性。

20. 重大传染病事件的应对策略有哪些?

(1)蔓延期:①及时应对并发症和医疗资源紧张情况;②合理控制舆情蔓延;③避免政治事件的发生;④减少经济损失。

(2)衍生期:保持与群众的交流畅通,关注公众需求。

(3)耦合期:如与自然灾害耦合,则采取相应策略,如隔断、过程解耦、换境和释放等,引导耦合事件的发生方向,避免事件进一步恶化。

(4)终结期：①在对症治疗的基础上巩固治疗,加速病情的好转和恢复;②严格控制感染者,疏散密集人群,保持环境清洁,提高机体自身免疫力。

21.近年来我国重大传染病疫情防控能力得到明显提升,主要表现在哪些方面?

(1)2003年,我国疾控体系刚刚重新构建,体制机制尚不健全,缺少应有的应急反应预案、专业技术方案和科技成果储备。

(2)2009年至2013年,我国疾控体系已经全面加强,在面临甲型H1N1流感国际大流行、人感染H7N9禽流感大面积暴发时,重点构建了检测鉴定、医学防护、预防治疗等科技防线,高效阻击了疫情蔓延。

(3)2014年以来,我国建立了统一组织指挥、军地联合、多部门协作的重大传染病联防联控机制,系统构建了包括侦检、消防、救运、诊治的专业技术链条和药材物资储备,从容应对了埃博拉、MERS、黄热病、裂谷热等重大国外疫情,并通过执行"援非抗疫"任务,实现了传染病防控关口的境外前移。

22.如何掌握公众对重大传染病疫情的健康教育的需求内容?

(1)掌握公众的需求,如疫情的起因、造成的后果、如何传播、疫情的进展、如何采取自我防护措施、政府的防控原则和已经采取的措施等内容。

(2)随着疫情的发展,确定核心信息,利用新闻媒体和报纸等有效的宣传手段进行防控知识的健康宣传,尽快把有关的防控知识传播给大众。

(3)根据不同人群、不同场所开展应对传染病疫情的健康教育活动,使公众尽早掌握自我防护、紧急处置等技能。可采用分级进行培训、发放健康教育传播宣传材料、同伴健康教育,或者采用敦促政府或有行政权力的部门出台政策措施等方式,目的是使传染病疫情波及的范围最小,在最小的范围内得到控制。

23. 灾害传染病的预防控制措施有哪些?

(1)灾前:①建设传染病监测体系;②制定应急预案;③做好人员培训与物资储备。

(2)灾害发生时:①立即启动应急预案;②重视食品卫生管理;③保证饮用水安全,加强饮用水源头控制,防止人畜粪便、垃圾、尸体等污染,保证供水系统卫生安全;④加强环境卫生综合治理,防止虫媒疾病流行;⑤做好尸体处理;⑥加强卫生宣传和健康教育。

(3)灾后:①重建传染病监测体系;②重建安全饮水系统。

24. 灾后传染病的护理对策有哪些?

(1)评估相关危险因素,制定应对措施:根据灾害发生的地区、季节、当地传染病的流行病学资料等信息,评估灾后传染病的发生种类及规模,结合当地卫生防疫的力量、医疗救治力量,做好灾后传染病的护理工作规划。

(2)做好传染病的预防工作:运用传染病的流行病学知识,根据不同传染病的特点,针对传染病流行的传染源、传播途径及易感人群三个要素,实施有效的预防措施。

(3)做好传染病伤员的护理:传染病伤员的常见症状有发热、皮疹等,部分重症的伤员可出现神经系统感染、内脏出血,甚至休克等,因此,在严格落实各类传染病消毒隔离要求的基础上,护理人员应具备常见症状的观察能力。

(4)重视健康教育:做好灾民的健康教育,包括伤口的处理、饮水安全、加热食物的要求、尸体的处理等。

第四节　食物中毒

1. 食物中毒的定义是什么?

食物中毒是指健康人经口摄入正常数量、可食状态的被致病菌及其毒素、化学毒物污染或含有毒素的动植物食物后，所引起的以急性感染或中毒为主要临床特征的疾病。

2. 食物中毒的分类包括哪些？

食物中毒的分类主要包括：①动物性食物中毒；②植物性食物中毒；③细菌性食物中毒；④真菌性食物中毒；⑤化学性食物中毒。

3. 动物性中毒食品主要有哪几种？

(1)将天然含有有毒成分的动物或动物的某一部分当作食品。

(2)在一定条件下，产生了大量的、含有毒成分的、可食的动物性食品，如鲐鱼等。

4. 植物性中毒食品主要有哪几种？

(1)将天然含有有毒成分的植物或其加工制品当作食品，如桐油、大麻油等。

(2)将在加工过程中未能破坏或除去有毒成分的植物当作食品，如木薯、苦杏仁等。

(3)在一定条件下，产生了大量的、含有毒成分的、可食的植物性食品，如发芽马铃薯等。

5. 什么是细菌性食物中毒？

细菌性食物中毒是指人们摄入细菌性中毒食品而引起的食物中毒，是食物中毒中最常见的一种。细菌性食物中毒主要是由食品在生产、加工、运输、贮存、销售等过程中被细菌污染，细菌在食品中大量繁殖并产生毒素造成的，主要分为：

(1)感染型：因病原菌污染食品并在其中大量繁殖，随同食品进入机体后直接作用于肠道而引起的食物中毒，如沙门菌食物中毒、链球菌食物中毒等。

(2)毒素型：由致病菌在食品中产生毒素，因食入该毒素而引起的食物中毒，如葡萄球菌毒素食物中毒和肉毒梭状芽孢杆菌毒素食物中毒等。

(3)混合型:某些致病菌引起的食物中毒是由致病菌的直接参与和其产生的毒素的协同作用造成的,因此称为混合型,如副溶血性弧菌引起的食物中毒。

6.什么是真菌性食物中毒?

真菌性食物中毒是指食用被产毒真菌及其毒素污染的食物而引起的急性疾病,其发病率较高,死亡率因菌种及其毒素种类而异,如赤霉病变、霉变甘蔗的中毒。

7.什么是化学性食物中毒?

化学性食物中毒是指误食有毒化学物质或食入被其污染的食物而引起的中毒,其发病率和病死率均比较高,如某些金属或类金属化合物、亚硝酸盐、农药等引起的食物中毒。主要分为:

(1)被有毒有害的化学物质污染的食品,如被农药、杀鼠药污染的食品。

(2)被误认为是食品、食品添加剂、营养强化剂的有毒有害的化学物质,如工业酒精、亚硝酸盐等。

(3)添加非食品级的或伪造的或禁止使用的食品添加剂、营养强化剂的食品以及超量使用食品添加剂的食品,如吊白块加入面粉中增白,甲醛加入水发产品中防腐等。

8.食物中毒的特点有哪些?

(1)潜伏期短,发病急,短时间内有大量病人同时发病。

(2)临床表现以急性胃肠道症状为主。

(3)有共同的致病食物。

(4)人与人之间不直接传染。

9.食物中毒的治疗原则包括哪些?

食物中毒的治疗原则包括:①催吐、洗胃和导泻;②补充液体;③特殊解毒药的应用;④控制感染。

10. 食品安全事故如何分级?

根据食品安全事故的性质、危害程度和涉及范围,将食品安全事故分为:①特别重大食品安全事故(Ⅰ级);②重大食品安全事故(Ⅱ级);③较大食品安全事故(Ⅲ级);④一般食品安全事故(Ⅳ级)。

11. 食物中毒事件后由什么部门负责监管?

(1)县级以上地方人民政府卫生行政部门主管管辖范围内食物中毒事故的监督管理工作。

(2)跨辖区的食物中毒事故由食物中毒发生地的人民政府卫生行政部门进行调查处理,由食物中毒肇事者所在地的人民政府卫生行政部门协助调查处理。

(3)对管辖有争议的,由共同上级人民政府卫生行政部门管辖或者指定管辖。

12. 食物中毒网络直报上级卫生行政部门时,哪几种情况责任单位必须在 2 小时内上报?

(1)一次食物中毒人数 30 人及以上或死亡 1 人及以上。

(2)学校、幼儿园、建筑工地等集体单位发生食物中毒,一次中毒人数 5 人及以上或死亡 1 人及以上。

(3)地区性或全国性重要活动期间发生食物中毒,一次中毒人数 5 人及以上或死亡 1 人及以上。

13. 对于食物中毒或者疑似食物中毒事故,应实施紧急报告制度的包括哪些情况?

(1)中毒人数超过 30 人的,应当于 6 小时内报告同级人民政府和上级人民政府卫生行政部门。

(2)中毒人数超过 100 人或者死亡 1 人以上的,应当于 6 小时内上报国务院卫生行政部门,并同时报告同级人民政府和上级人民政府卫生行政部门。

(3)中毒事故发生在学校、地区性或者全国性重要活动期间的,应当于 6 小时内上报国务院卫生行政部门,并同时报告同级人民政府和上级人民政府卫生行政部门。

(4)其他需要实施紧急报告制度的食物中毒事故。

14. 对造成食物中毒事故的食品或者有证据证明可能导致食物中毒事故的食品应采取哪些控制措施?

(1)封存造成食物中毒或者可能导致食物中毒的食品及其原料。

(2)封存被污染的食品用工具及用具,并责令进行清洗消毒。

(3)为控制食物中毒事故扩散,责令食品生产经营者收回已售出的造成食物中毒的食品或者有证据证明可能导致食物中毒的食品。

(4)经检验,属于被污染的食品,予以销毁或监督销毁;未被污染的食品,予以解封。

15. 食物中毒的预防措施有哪些?

(1)加强食品卫生监督和食堂卫生检查工作,禁止食用病死禽畜肉或其他变质肉类。醉虾、腌蟹等最好不吃。

(2)冷藏食品应保质、保鲜,动物食品食前应彻底加热煮透,隔餐剩菜食前也应充分加热。

(3)烹调时要生熟分开,避免交叉污染。

(4)腌腊罐头食品,食前应煮沸 6～10 分钟。

(5)禁止食用毒蕈、河豚等有毒动植物。

(6)炊事员、保育员有沙门菌感染或带菌者,应调离工作,待 3 次大便培养阴性后方可返回原工作岗位。

第五节　化学中毒

1. 突发化学中毒事件的定义是什么?

突发化学中毒事件是指人们在生产、使用、储存、运输有毒化学品过程中,发生意外泄漏,使大量有害化学物质进入环境,造成人体在短时间内接触大剂量有毒化学物,引起爆炸、燃烧、机体中毒病变、化学损伤、残疾或死亡等事故,或者在即刻或较长时期内严重影响人群健康,甚至危及生命或严重污染环境的事件。

2. 突发化学中毒事件的特点包括哪些?

(1)突发性强、危害范围大:①任何时间、地点都可突然发生,有毒气体可扩散到数平方公里,有毒液体可长期污染水源,不易消除;②城市特大化学事故影响城市的综合功能。

(2)中毒人员的群发性:在较短时间内可造成大量人员同时中毒,死亡率高。

(3)确诊困难:化学危险品种类繁多,医务人员缺乏专业知识,中毒物质不能及时确定,容易造成误诊,缺乏有效的救治方案。

(4)缺乏特效的抗毒药:除少量毒剂或农药中毒具有特效解毒药之外,一般化学物质中毒没有特效解毒药,且一般医疗单位常备的可能性较小。

3. 常见化学中毒事件可分为哪几类?

常见的化学中毒事件可分为:①刺激性气体中毒;②窒息性气体中毒;③有机溶剂中毒;④高分子化合物类中毒;⑤农药类中毒。

4. 化学中毒事件现场急救的意义和目的是什么?

(1)挽救生命:通过及时有效的急救措施达到挽救生命的目的。

(2)稳定病情:在现场对病人进行相应处置,使病情稳定,为进一步治疗打下基础。

(3)减少伤残:对事故造成的各类外伤进行冲洗、包扎、复位、固定、搬运及其他相应处理可降低伤残率。

5. 突发化学中毒事件发生时如何进行防护?

(1)器材防护:进入染毒区实施救援的人员及处于染毒源区的人员,必须正确选择和佩戴好防毒面具,穿戴袖套、靴套和围裙等个人防护器材,有条件的尽量使用自给压缩空气或自给氧式器材。

（2）工事防护：就近利用具有良好防护设施的人防工事,迅速、及时地安置大量自毒区转移而来的人员或可能受到危害地区的撤离与疏散人员。

（3）药物预防：有些剧毒化合物虽然毒性强,但救援时,口服预防药物,结合器材防护可增加安全系数。

（4）遵守毒区行动规则：人员和车辆的进出应根据救援预案指定的路线行动,以免扩散染毒范围,在污染源区内的人员未接到命令不得解除个人防护,不准随意坐卧、吸烟、喝水、进食,不要在毒气易于滞留的角落、背风处等地带停留和休息。

（5）及时进行洗消：染毒区内人员暴露的皮肤、头面部和衣服上的粉尘要及时清除与洗消;救援任务完成之后,要对器材进行洗消,以免接触毒物品引起间接中毒。

6. 救援人员进入染毒区域的注意事项有哪些?

（1）事先了解染毒区域的地形、建筑物分布、有无爆炸及燃烧的危险、毒物种类及大致浓度,选择合适的防护用品,必要时穿好防护衣,所有救援器材需具备防爆功能,配备对讲机。

（2）进入染毒区必须明确一位负责人,指挥协调染毒区的救援行动,应 2～3 人为一组集体行动,以便互相监护照应。

7. 群体化学中毒事件的救援力量应如何分配?

（1）确定中度、重度危害区的范围和界限。

（2）主要抢救力量放在主要事故源区、重度危害区及重伤员区,部分抢救力量留置于中度危害区,查清伤员分布情况及数量。

（3）救护车辆停于危害区的上风或侧风方向出入口附近处。

（4）先救治重伤员并移至安全区,对于中度伤员,应先将其移至安全区,再进行救治。

（5）对已移至安全区集中点的受伤者,边救治边分类登记,确定后送顺序。

(6)在危害区内滞留的部分医护力量,继续抢救后发现的人员。

8.化学性急性中毒的诊断原则是什么?

化学性急性中毒诊断的关键是对化学毒物的调查、判断及中毒症状的全面分析,作好鉴别诊断,主要分为:①化学毒物调查;②中毒症状诊断;③综合分析判断是否由于吸收毒物引起急性中毒;④不明确时,进行必要处理,再深入调查;⑤避免误诊。

9.突发化学中毒事件发生时的护理救援原则包括哪些?

(1)现场评估,判断病情,包括对意识、气道、呼吸、循环等方面的评估。

(2)现场救护中注意摆好体位,检伤与分类。

(3)医护分工与协作:分工明确,配合默契。

(4)实施有效的护理措施。

(5)建立突发化学中毒护理急救组织,明确人员岗位职责。

(6)立即启动急救护理程序:急救护理程序分为 3 个阶段,即急救护理→治疗护理→康复出院护理。

10.腐蚀剂中毒患者的紧急医学处理包括哪些措施?

(1)终止接触有毒物质,脱去污染的衣物和鞋子。

(2)对呼吸、循环系统症状进行处理。

(3)去除眼部污染,在病人评估和转运过程中使用水、生理盐水等持续行眼部冲洗。

(4)使用大量清水清洗局部皮肤至少 15 分钟。

(5)进行对症处理。

11.气体中毒后的救护措施包括哪些?

(1)迅速脱离现场,并开始去污。

(2)早期持续给予面罩吸氧,有呼吸心搏骤停者立即行心肺复苏。

(3)激素疗法:早期、足量、短程使用地塞米松。

(4)解毒药:根据中毒气体的不同使用解毒药。

(5)对症治疗和支持疗法：积极防治脑水肿、肺水肿，早期气道湿化，咽喉水肿用解痉及止咳祛痰药；对严重呼吸困难、肺水肿病人用生理盐水、地塞米松、庆大霉素等进行支气管肺泡灌洗。

12. 甲醇中毒后如何救护？

(1)口服中毒者视病情采用催吐或1%碳酸氢钠溶液洗胃。吸入或经皮肤吸收中毒者立即脱离现场，除去被污染的衣物，并清洗污染的皮肤。

(2)严重中毒者及早采用血液或腹膜透析治疗，以清除已吸收的甲醇及其代谢产物。

(3)根据血气分析或二氧化碳结合力等测定结果及临床表现给予5%碳酸氢钠溶液，以纠正酸中毒。

(4)口服乙醇或将乙醇混溶于5%葡萄糖溶液中，配成10%浓度静脉滴注，使血液中乙醇浓度维持在 $21.7 \sim 32.6$ mmol/L。严重中毒者可连用数天。

(5)对症和支持治疗：保持呼吸道通畅，危重病人床旁应置有呼吸机，以备突发呼吸骤停时使用；防治脑水肿可用20%甘露醇和地塞米松等，意识模糊、朦胧状态或嗜睡者可给予纳洛酮；癫痫样发作者可用苯妥英钠；及时纠正水与电解质平衡失调；增加营养，补充多种维生素；避免眼睛直接受光线刺激，可用纱布或眼罩遮盖双眼。

13. 乙醇中毒后如何救护？

(1)催吐洗胃：立即探咽催吐，继用温开水或盐水、2%碳酸氢钠溶液反复洗胃。

(2)促进乙醇氧化，使患者清醒：包括静脉滴注葡萄糖溶液、维生素、胰岛素等；肌注维生素和烟酸；应用纳洛酮解除其对中枢神经系统的抑制，常用量为 $0.4 \sim 0.8$ mg，稀释后静注。

(3)对症处理：兴奋烦躁不安者，可用地西泮或水合氯醛；呼吸抑制、严重昏迷者，可用尼可刹米、洛贝林，并吸入氧气；脑水肿者应限制入水量，注射利尿剂如呋塞米或静滴20%甘露醇；低血压休克者，给予扩容，应用血管活性药物,纠正酸中毒等。

14. 有机磷农药中毒后如何救护?

(1)紧急处理:立即将患者撤离中毒现场。皮肤污染者,脱去衣物,立即用肥皂水或清水清洗;眼睛污染者,可用生理盐水或清水彻底冲洗,再滴入 1%～2%阿托品眼药水。根据中毒程度予以催吐、洗胃或导泻等处理。

(2)解毒剂的应用:应早期、足量、联合、反复用药。主要用药有抗胆碱药阿托品、盐酸戊乙奎醚,胆碱酯酶复能剂以及解磷定和氯解磷定。

(3)对症治疗:重度有机磷农药中毒患者常伴有多种并发症,如酸中毒、低钾血症、严重心律失常、休克、消化道出血等,应及时予以处理。

(4)病情观察:加强对患者生命体征、神志、瞳孔的观察,及时了解病情进展及用药后的瞳孔变化,区分阿托品化和阿托品中毒,及时提供病情动态信息,以便及时调整阿托品用量。

(5)并发症的处理:主要是对中毒后"反跳"、迟发性多发性神经病以及中间综合征的处理。

(6)加强心理护理,给予患者情感上的支持。

15. 毒鼠强中毒后如何救护?

(1)口服中毒者应立即催吐、洗胃和导泻。

(2)生产性中毒者应立即脱离现场并对症支持治疗,抽搐时应用苯巴比妥、安定等。

(3)呼吸道阻塞或抑制时,立即行气管切开或插管;呼吸心搏骤停者,立即行心肺脑复苏。

(4)合理氧疗:采取常规面罩吸氧,有条件者采取高压氧治疗。

(5)发生脑水肿时应及时采取降颅压措施。

(6)抗生物氧化剂应用:如维生素 E 100 mg/d,肌注或口服;还原型谷胱甘肽 600 mg,肌注或缓慢静注。

(7)注意全身情况,及时纠正水、电解质、酸碱平衡紊乱并预防感染。

(8)防治并发症。

第六节　饮用水污染

1.我国现行的《生活饮用水卫生标准》三项原则性的卫生要求是什么?

(1)感官性状良好:水质透明、无色、无异味和异臭,肉眼观察时不会发现异物或杂物。

(2)流行病学上安全:即水中不含有病原微生物。

(3)化学成分对人无害:水中所含的化学物质和放射性物质对人体不会造成急性中毒、慢性中毒和远期危害。

2.发生饮用水污染事件时应如何处理?

当饮用水被污染,可能危及人体健康时,有关单位或责任人应立即停止饮用该水源,采取措施,消除污染,并向当地人民政府卫生行政部门和住房城乡建设行政部门报告。

3.灾区水污染分哪几类?

根据污染杂质的不同,灾区水污染主要分为化学性污染、物理性污染和生物性污染。

4.灾害期间水源选择的卫生要求包括哪些?

(1)在上游水域或地势相对较高的地方选择饮用水水源取水点,并划出一定范围,严禁在此区域排放粪便、污水及垃圾。

(2)划出水质污染较少的水域作为饮用水取水点,禁止在此区域排放粪便、污水及垃圾。

(3)水井应有井台、井栏和井盖,井的周围 30 m 内禁止设有厕所、粪坑等其他可能污染地下水的设施,取水应有专用的取水桶。

(4)集中式的饮用水水源取水点应设专人看管。

(5)交通便利,利于车辆停靠。

5. 灾害期间饮水卫生要遵循的原则是什么?

(1)防止灾区水肠道传染病暴发流行。

(2)防止化学污染引起的急慢性中毒。

(3)对灾民身体健康不造成危害。

6. 灾区地表饮用水水源地的管理措施有哪些?

(1)安排专人对饮用水水源地进行管理和巡查,及时发现安全隐患,采取相应措施。

(2)在水源保护区设置简易导流沟,避免雨水或污水携带大量污染物直接进入地表水源及其上游地区。

(3)对灾区居民进行饮用水安全教育,自觉保护水源地,不向水源地倾倒垃圾,不在水源地清洗衣物等。

(4)加强饮用水水质监测,特别是微生物学监测、有毒物监测等。

7. 灾害期间与水相关的疾病分哪几类?

(1)缺水和个人卫生差引起的疾病:①皮肤感染:疥疮、脓疱病等;②眼部感染:结膜炎、沙眼等;③虱传播疾病:斑疹伤寒、回归热、战壕热等。

(2)水的生物学质量差引起的疾病:①由粪便污染引起:霍乱、伤寒、其他腹泻病、甲型肝炎、戊型肝炎、血吸虫病等;②由某些哺乳动物的排泄物引起:钩端螺旋体病。

(3)水的化学质量不合格引起的疾病:中毒。

(4)水栖昆虫媒介引起的疾病:疟疾、登革热、盘尾丝虫病、黄热病、乙型脑炎等。

8. 灾害期间水源选择的原则是什么?

灾害期间水源选择的原则包括:①水量充足;②水质良好;③便于防护;④经济技术合理。

9. 灾害发生后对饮用水快速检验的意义是什么?

(1)防止急性中毒,防止传染病发生。

(2)评价水的处理效果,为水的处理提供有关数据。

(3)有利于及时发现高浓度的污染源,避免严重的污染事故,可作为水污染的预警手段。

10. 水源卫生侦查的内容包括哪些?

水源卫生侦查的内容包括:①卫生地形学调查;②卫生流行病学调查;③水质检验;④水量测定;⑤水源综合卫生学评价;⑥撰写水源卫生调查报告。

11. 水源受到污染或检出霍乱菌株时应采取哪些措施?

(1)设置明显的禁用标志牌和卫生岗。

(2)禁止直接饮用,禁止人畜下水,禁止从中捕捞水生动植物。

(3)禁止受到阳性水源污染的瓜果蔬菜上市。

(4)拆迁污染水源的厕所和粪坑。

(5)对周围人群进行现症腹泻伤员的调查,对腹泻伤员进行一次粪检,给予抗菌治疗。

(6)如在水源中检出流行病株,则应划定疫点。

(7)对阳性水源应每隔 3～5 天采样检查一次,连续 3 次阴性方可解除管理。

12. 个人饮水消毒常用的方法有哪些?

个人饮水消毒常用的方法包括:①个人饮水消毒片;②个人饮水非溶性接触消毒剂;③个人饮用水处理装置等。

13. 氯化消毒的优点有哪些?

氯化消毒的优点包括:①存在形式多,可为粉末、颗粒、片状、液态、气态等;②价格相对便宜;③易溶于水;④水中残余的氯可以继续消毒,同时可以保护消毒点下游的供水水质;⑤可杀灭多种致病微生物;⑥给药简单,易于测量。

14. 不得从事供、管水工作的人员包括哪些?

不得从事供、管水工作的人员包括患有痢疾、伤寒、甲型病毒性肝炎、戊型病毒性肝炎、活动性肺结核、化脓性或渗出性皮肤病及其他有碍饮水卫生的疾病的患者和病原携带者。

第七节　生物恐怖事件

1. 生物恐怖袭击的定义是什么？

生物恐怖袭击是指某些个人或组织为了达到一定的政治或信仰目的,利用生物战剂(致病微生物或生物毒素)对特定目标人群或动植物发动的袭击。

2. 生物恐怖袭击的模式有哪些？

(1)直接释放和散布生物剂:在人群密集地区、要害部门等区域,释放含生物战剂的气溶胶,投放染菌媒介动物、物品,利用邮件夹带生物战剂。战剂经呼吸道吸入、皮肤黏膜接触及昆虫叮咬等途径造成感染。

(2)破坏实验室、科研设施、医院等部门:制造有害病原微生物泄露,导致某种病原体在人群中感染与传播。

(3)通过饮水、食物投放:在食品加工运输过程中或通过饮水管道进行污染物投放,从而导致胃肠道因吸收病原体而致病。

(4)自杀式袭击:某些敌对分子故意感染或使智障者感染病原体后,再故意传播给别人,造成人传人的感染模式。

(5)袭击动物造成经济损失:如在畜牧行业散播口蹄疫病毒等。

3. 生物恐怖袭击事件的特点包括哪些？

(1)易实施:现代的生物科学技术为生物战剂的生产、储存及运输提供了便利条件。生物战剂成本低廉,可短时间批量生产。

(2)危害重:①可在短时间内造成传染病的暴发和流行,造成大面积的感染区和次生感染区,危害范围大,持续时间长,可造成大量人员和动物的死伤及环境的破坏;②造成民众的心理恐慌及严重的社会影响;

③可能引发国内政治动荡甚至全球的政治冲突。

（3）防护难：①生物战剂气溶胶大多数无色无臭，可隐藏在日常生活用品中使用，携带病原体的动物和正常动物不容易区分，使得生物袭击具有很强的隐蔽性；②在人类或动物感染后有一定的潜伏期，潜伏期过后感染者才会出现症状，因而不能被及时发现；③传播途径较多，包括食物、水源、空气、土壤、动物、尸体等。

（4）救治难：①大多数生物战剂可引发烈性传染病，症状严重，病死率高，病情不易控制；②有很强的耐药性，不容易杀灭，会对人体和环境造成长久的危害；③针对复杂的新型致病微生物，研制疫苗及救治药物需要一定时间。

4. 生物恐怖袭击可能发生的时间和地点是什么？

（1）时间：四季更换、气候变化、传染病易于流行的时节，传统节日，拂晓、黄昏、夜间、阴天、多雾、风速较小和撤退时。

（2）地点：①人群密集、人员流动性大、社会活动频繁、空气流通较差的机关场所；②山沟、盆地、丛林地区、大建筑群间等避风的地方。

5. 生物恐怖袭击的主要制剂有哪几种？

生物恐怖袭击的主要制剂包括：①炭疽杆菌；②鼠疫杆菌；③天花病毒；④出血热病毒；⑤兔热病杆菌（又称土伦热）；⑥肉毒杆菌毒素。

6. 生物恐怖事件中细菌性疾病的致病菌和传播途径分别是什么？

（1）炭疽：致病菌为炭疽芽孢杆菌，主要通过接触、吸入和食物等途径传播。

（2）鼠疫：致病菌为鼠疫耶尔森菌，主要通过人的皮肤、呼吸道传播。

（3）土拉菌病：致病菌为土拉弗菌，主要通过接触、消化道、呼吸道和虫媒叮咬传播。

（4）布鲁菌病：致病菌为布鲁菌，主要通过含有菌体的尘埃或气溶胶，进食未消毒的奶制品或污染的肉类，经过破损的皮肤或黏膜表面感染传播。

7. 生物恐怖事件中病毒性疾病的致病原和传播途径分别是什么？

(1)天花:致病原为天花病毒,主要通过空气传播。

(2)埃博拉出血热:致病原为埃博拉病毒,主要通过接触传播。

(3)立克次体性疾病:致病原为立克次体病毒,主要通过呼吸道传播。

(4)毒素中毒:致病物为神经毒素——肉毒杆菌毒素,一般为食物中毒导致,也可经过口腔、呼吸道、眼结膜和伤口等多种途径使人中毒。

8. 哪些情况下应警惕生物恐怖袭击的发生？

(1)发生地区性的非常见性疾病或非自然发生的疾病,或同一人群中出现多次非常见性疾病。

(2)若同样一些病人发生了多种疾病,则提示生物恐怖袭击可能使用了复合制剂。

(3)居住在同一地区的居民发生大量人员伤亡。

(4)暴发的群体性疾病(非传染性生物制剂)。

(5)明显的烟雾接触感染。

(6)高危人群的高发病率和死亡率。

(7)疾病局限在局部区域、某一地区或工作场所。

(8)在有空气过滤装置或完全通风系统环境中的人群感染率低。

(9)多种类动物的死亡预警。

(10)暴发地区不存在足够的其他传病媒介(生物制剂也是传病媒介)。

9. 反生物恐怖袭击应急预案的特点有哪些？

反生物恐怖袭击应急预案的特点包括:①科学性;②全面性;③简洁性;④详尽性;⑤权威性;⑥灵活性;⑦可扩展性。

10. 应对生物战剂袭击中,去除污染的定义是什么？

去除污染是指针对生物袭击所释放的生物战剂的消毒,又称生物战剂的洗消,即用物理或化学方法杀灭和清除污染的生物战剂,以达到无害化处理。

11.生物恐怖袭击发生后,现场救治的注意事项有哪些?

(1)医疗组携带充足的药物及诊治器材赶赴恐怖袭击现场。

(2)对伤员进行隔离并及时救治。

(3)转送至专科医院进行救治。

(4)人员和物品从污染区转移时,务必全程封闭运输,避免造成二次污染。

12.生物恐怖袭击发生后,现场如何进行隔离控制?

(1)通过判断生物战剂的种类、施放方式、施放时间及释放量,结合其理化性质、当地地形、气候条件及遥感技术、计算机信息系统模拟等现代技术,划定污染区和疫区。

(2)严密封锁污染区和疫区,禁止人员和动物出入。

(3)设立警示标志,或建造隔离墙,派专人执勤站岗,封锁通往污染区的所有道路。

(4)对生物战剂暴露和接触传染源的人员要及时预防接种相应的疫苗并进行检疫,防止潜伏期内传染。

13.生物恐怖袭击发生后,医疗救援队一般由哪些人员组成?

(1)专业医师:以感染科医师为主,其次为急诊、麻醉及其他内外妇儿等专科医师。

(2)护理人员:为患者提供护理服务,并承担教育疏导工作。

(3)检验人员:负责快速有效地采集、鉴别致病微生物的工作。

14.生物恐怖袭击发生后,医务人员应如何做好个体防护?

(1)呼吸道防护:①有防护条件的,要佩戴防毒面具或口罩;②紧急情况下可用手帕、帽子、衣巾等捂住口鼻防护。

(2)体表防护:①穿防毒衣或防疫服,戴风镜,在皮肤暴露部位涂擦趋避剂;②紧急情况下,戴手套,穿胶鞋,扎紧袖口、领口、裤脚,将上衣扎进裤腰,戴上防风眼镜,脸部、颈部用毛巾围好,防止昆虫叮咬,有条件时尽量用防蚊药品涂抹暴露部位。

（3）免疫防护：对人群实行免疫预防来抵御几种主要的有威胁的生物战剂：①主动免疫：接种炭疽疫苗、牛痘疫苗等可以有效地防护相应的生物战剂；②被动免疫：受到生物战剂侵染后可以注射抗体血清、免疫球蛋白等，使机体很快获得免疫力。

15. 生物恐怖袭击发生后，如何选择正确的逃生路线？

（1）可利用密闭的有过滤通风装置的掩蔽部、坑道、地下室以及密闭性较好的车辆进行防护。

（2）迅速将人员带到生物战剂气雾团或污染区的上风处或气雾团飘移路线的一侧。

（3）在黄昏、夜晚、黎明、阴天或雪后，生物战剂气雾团多贴地面移动，此时人员宜到高处。

（4）在晴朗的白天，生物战剂气雾团多随气流上升扩散，此时人员宜到地平处。

（5）树林或建筑物可阻留部分生物战剂，但生物战剂气雾团在林内或建筑物间不易扩散，滞留较久，因此人员宜到其下风处，但不要在林内或建筑物间停留。

第八节　爆　炸

1. 爆炸的定义是什么？

爆炸是一种将固体或液体快速转换成为气体从而使其体积迅速增加，并且会产生高温和释放极大能量的过程，可分为意外爆炸（如工厂、采矿工作、燃料运输或储存仓库等发生的爆炸）和人为爆炸（高阶爆炸和低阶爆炸）。

2. 爆炸伤的定义是什么？

爆炸伤是指由压力和温度的急速变化而产生的物理反应过程，通过冲击波、投射物、热力、有毒气体等直接或间接作用于人体,可造成冲击伤、投射物伤、撞击伤、烧伤、吸入伤、挤压伤等多种损伤。

3. 爆炸伤的特点有哪些?

爆炸伤的特点包括杀伤强度大、作用时间长、伤亡种类复杂、群体伤员多、救治难度大,且程度重,范围广泛,具有方向性,致伤因素多,伤情通常呈冲烧毒复合伤,兼有高温、钝器或锐器损伤。

4. 儿童、孕妇和老年人爆炸伤的伤情特点有哪些?

(1)儿童:由于儿童具有体重轻、软组织少等特点,因此更容易受到原发性爆炸伤害,肋骨柔软和腹壁较薄使得腹部和脏器更容易受伤。此外,张力性气胸、高位颈椎骨折和创伤性脑损伤较多见。

(2)孕妇:胎儿受羊水保护,直接损伤概率小,若冲击波影响高密度子宫和低密度胎盘,可引起胎盘早剥。

(3)老年人:由于身体组织弹性下降,因此骨折(髋部、肋骨、颅骨等处)、创伤性脑损伤和创伤后并发症的发生率较高。

5. 爆炸伤的分型有哪些?

(1)冲击伤:是爆炸伤中伤害最为严重的一种损伤,是主要由冲击波作用于人体而产生的多个器官的损伤,甚至导致肢体断裂。

(2)烧冲复合伤:是人体同时或相继受到热能(热辐射、热蒸气、火焰等)和冲击波的直接或间接作用而发生烧伤合并冲击伤的复合伤。

(3)爆碎伤:爆炸物爆炸后直接作用于人体,造成人体组织、内脏和肢体破裂而失去完整形态,以及由于爆炸物穿透体腔,形成穿通伤,导致大出血、骨折等。

(4)有害气体中毒:由爆炸后的烟雾及有害气体(如一氧化碳、二氧化碳、氮氧化合物等)造成。

6. 爆炸现场创伤急救的原则是什么?

(1)将伤员转移到安全区域。

(2)检查伤员受伤情况,先救命后治伤。迅速设法清除气道内的尘土、砂石,头充分后仰,防止发生窒息,必要时实施气管插管控制气道,维持呼吸和循环功能。

(3)就地取材进行止血、包扎和固定,搬运时注意保持脊柱损伤伤员的体位,防止伤情加重,发生截瘫。

(4)如同时伴有生物、化学及放射损伤,需防化人员配合,按不同情况进行现场处置,防止扩散。

(5)尽快联系并转至医院治疗,按伤情严重情况决定护送顺序,边护送边抢救。

7. 爆炸复合伤的急救原则及救护顺序是什么?

(1)急救原则:①准确判断伤情,迅速明确损伤部位,确定其是否危及伤员生命,是否需要优先处理;②迅速而安全地使伤员离开现场,搬运过程中,要保持呼吸道通畅和适当体位;③心跳和呼吸骤停时,立即进行心肺复苏;④对于开放性气胸,应用大块敷料密闭胸壁创口。

(2)救护顺序:心胸外伤—腹部外伤—颅脑损伤—四肢及脊柱损伤等。

8. 烧冲复合伤的治疗原则有哪些?

(1)针对主要致死原因救治:根据伤情发展不同阶段的主要致死原因分析,伤后不同时期的救治应有所侧重。

(2)抗休克补液是治疗的必要手段:烧冲复合伤的体液丢失较烧伤更多,原则上补液要比烧伤更多些,但不可过量,更不可过速,电解质溶液与胶体液量之比以 1:1 为宜。

(3)切实防治感染:要比治疗烧伤时更提早和有力,同时注意防治创面、伤口的外源性感染和内源性感染。

(4)保护内脏功能:改善循环症状,给予吸氧或辅以机械通气,抗休克补液,对少尿伤员给予扩张肾血管的药物等。

9. 维持爆炸伤患者气道通畅及有效通气的措施是什么?

(1)立即使患者头偏向一侧,抬起下颌,颈部后仰,使呼吸道处于直通状态。

(2)清除口咽部血块分泌物等异物,可根据情况选用指抠口咽法、击背法、垂俯压腹法、托颌牵舌法等。

(3)高浓度、加压给氧,必要时进行口咽通气、气管插管或使用呼吸机机械通气。

10.爆震伤中对爆震波最敏感的器官及其受损后的临床表现是什么?

爆震伤中对爆震波最敏感的器官是听觉器官,该器官受损后会导致听觉冲击波伤,症状包括耳聋、耳鸣和眩晕,中耳鼓可能发生脱位,部分患者可能出现永久性耳聋。损伤程度与爆炸程度有关,在压力>2磅/平方英寸(pound per square inch,PSI)时即可出现听力损失,表现为耳痛、眩晕及耳鸣;压力为15~50 PSI时,半数患者出现鼓膜穿孔,致耳内出血或急性听力丧失。

11.爆炸伤致腹腔内脏脱出时正确的处理方法是什么?

(1)使伤员双腿屈曲,腹部肌肉放松,防止内脏继续脱出。注意脱出的内脏不要送回腹腔,以免加重污染。

(2)对于脱出的内脏,先盖上敷料,再取伤员的腰带做成略大于脱出内脏的环,围住脱出的脏器。无腰带时,可用大小相当的碗扣上,保护内脏,不要压迫脏器,而后用三角巾包扎固定。固定时松紧要适当,防止环(碗)移动或脱落。

(3)包扎后取仰卧位,屈曲下肢,腹部保温,防止肠管过度胀气,迅速后送。

12.爆炸现场救援时,一名双侧大腿烧伤伴背部有碎片穿透伤口的伤员应如何处理?

(1)不可移除穿透伤口的碎片,应覆盖并稳定该碎片,以防止损伤的恶化。

(2)使用清洁的敷料覆盖伤口,以防止污染及热量的损耗。

13. 爆炸事件现场应如何分区？不同区域的注意事项和作用是什么？

爆炸事件现场分为热区、暖区和冷区,冷、热区域之间的距离至少为50 m,风和水流方向应为从冷区到热区。

(1)热区:热区是主要污染现场,进入热区的工作人员必须穿上最高级别的个人防护装备进行救援或证据收集,对幸存者进行疏散。

(2)暖区:暖区是冷区和热区之间的缓冲地带,受害者在此进行洗消去污。

(3)冷区:冷区是清洁区,为事故指挥中心和分流站所在地及确定未被污染的伤者救援地,进行检伤分类。

14. 救援人员在进入现场时有哪些注意事项?

(1)接近现场时,要提高警觉,注意特殊气味及对眼睛或呼吸道有刺激的气体。

(2)在爆炸现场50 m 范围内不要使用通信设备,如无线电或手机,防止设备的调频触发爆炸装置。

(3)抵达现场后,救援队行动应极其谨慎。继续推进之前,应放慢速度,进行 360°的环境扫描,以确定有无可疑物体和人员。

(4)所有人员必须两人为一组进行工作,除非该地区已被执法人员确认安全,否则不应进入热区(爆炸区)。

(5)识别与恐怖炸弹袭击有关的风险,如二次爆炸、环境污染(如毒素)、火灾和不稳定建筑结构。

15. 爆炸现场危险性高,如何在有限资源的情况下尽量多地提供救援?

(1)伤者分诊标准应取决于可用资源与患者需求,从多数非关键受伤者中快速识别需要紧急救生治疗的少数重伤病人。

(2)快速疏散幸存者以增加生存机会,轻伤者可安排自行从爆炸现场走到最近的医院。

(3)实行普通创伤护理,不对幸存者做太详尽的院前评估及治疗。

(4)遵循灾害护理原则,在分流中不做非紧急治疗。

(5)如伤者的数量多且存活率低,应减少现场心肺复苏的尝试。

(6)识别严重爆炸伤的患者。

(7)紧急医疗服务和急救管理中心保持有效的联系。

16. 爆炸引起火灾致烧伤时的自救措施包括哪些?

(1)尽快脱去着火或沸液浸湿的衣服,特别是化纤衣服,以免着火衣服或衣服上的热液继续作用,使创面加大加深。

(2)用水将火浇灭,或跳入附近水池河沟内。

(3)迅速卧倒后,慢慢地在地上滚动压灭火苗。伤员衣服着火时不要站立奔跑、呼喊,以防增加头面部烧伤或吸入性损伤。

(4)迅速离开密闭和通风不良的现场,以免发生吸入性损伤和窒息。

(5)用身边不易燃烧的材料,如毯子、大衣、棉被、雨衣等,迅速覆盖着火处,使之与空气隔绝而灭火。

(6)不要撕掉水泡表皮或揭掉粘在伤部皮肤的布片,大面积烧伤时可用清洁的被单包裹迅速后送。

17. 医院接到爆炸事故通知时,急诊室应做哪些准备?

(1)确认事故后立即启动应急预案。

(2)根据爆炸类型和现场信息预测伤者类型和抵达时间,密闭空间爆炸患者多以多发性穿透伤、钝击伤及爆炸肺损伤为主,一般轻伤者最先到达医院,严重伤者1小时后才会陆续抵达医院。

(3)急诊室外设立洗消区,对轻伤者洗消去污,除去可能藏有的化学或放射性污染物。

(4)急诊室内组建轻伤治疗区域,中层医师分流和处理轻伤工作。

(5)通知手术室做好手术准备,由专业外科医生负责手术操作。

第九节　核辐射

1.影响核辐射总吸收量的因素主要是什么?

影响核辐射总吸收量的因素包括:①时间:持续时间越短,辐射剂量越小;②距离:距离越长,辐射剂量越小;③屏蔽物体:屏蔽越多,辐射剂量越小。

2.核辐射事故的定义是什么?

核辐射事故是指辐射在计划外或意外地泄露,造成一个或多个工作人员接收到至少5 mSv(毫西弗)的有效辐射剂量,或非工作人员接收到1 mSv的有效辐射剂量,或其住所和环境可能已被辐射污染。

3.核辐射的来源包括哪些?

核辐射的来源包括两种:①天然辐射:如宇宙射线、陆地辐射源和体内放射性物质。②人工辐射:放射性诊断和放射性治疗辐射源,如X光及核磁共振、放射性药物、放射性废物、核武器爆炸落下的灰尘以及核反应堆和加速器产生的照射等。

4.核辐射的分级有哪些?

国际核事故分为7级,最低影响的3个等级被称为核事件,最高的4个等级被称为核事故。

(1)第1级:对外部没有任何影响,仅为内部操作违反安全准则。

(2)第2级:对外部没有影响,但是内部可能有核物质污染扩散,或直接过量辐射了员工,或操作严重违反安全规则。

(3)第3级:很小的内部事件,外部放射剂量在允许的范围之内;或者严重的内部核污染影响至少1个工作人员。

(4)第4级:反应堆严重受损或者工厂内部人员遭受严重辐射。

(5)第5级:有限的核污染泄漏到工厂外,需要采取一定措施来挽救损失。

（6）第 6 级：一部分核污染泄漏到工厂外，需要立即采取措施来挽救各种损失。

（7）第 7 级：大量核污染泄漏到工厂外，造成巨大的人身健康和环境影响。

5. 核辐射的常见形式有哪些？

核辐射的常见形式包括外照射、内照射、局部照射和全身照射。

6. 核辐射伤员的分类包括哪些？

根据辐射损伤程度及所需的救护类型和水平，可将受照射人员分为三类：

（1）第一类：受到大剂量照射或可能受到大剂量照射的人员。

（2）第二类：可能已经受到外照射的人员、有体表或体内污染的人员或怀疑受到某种剂量水平的照射而需要进行一定等级医学处理的人员。

（3）第三类：可能只是受到低剂量照射而无其他损伤的人员。

7. 核辐射的危害有哪些？

（1）轻度损伤：可能发生轻度急性放射病，如乏力、不适、食欲减退等。

（2）中度损伤：能引起中度急性放射病，如头昏、乏力、恶心、呕吐、白细胞数下降等。

（3）重度损伤：能引起重度急性放射病，虽经治疗但受照者有 50％ 可能在 30 天内死亡，其余 50％ 能恢复。表现为多次呕吐，可有腹泻，白细胞数明显下降。

（4）极重度损伤：引起极重度放射性病，死亡率很高，可出现多次吐、泻、休克，白细胞数急剧下降；核事故和原子弹爆炸的核辐射都会造成人员的立即死亡或重度损伤，还会引发癌症、不育、畸形胎等。

8. 急性辐射综合征通常分为哪几个阶段？

急性辐射综合征是由于过量辐射照射导致身体系统损伤而引起的全身性疾病，通常分为四个疾病进展阶段：

（1）前驱期：主要表现为恶心、呕吐、发热和结膜炎等不适，一般于污染后几分钟至 2 天内发生(取决于剂量)。

(2)潜伏期:症状较前好转,一般持续数天至 1 个月,需要继续跟进和监控。

(3)发病期:出现免疫抑制症状,一般持续几天至几个月。

(4)康复期(或死亡期):①经过发病期后存活的患者,恢复进展缓慢(数周至数年);②如接受的是致死剂量,一般几天内死亡或可能延迟几个月;③若患者康复出院,亦需要长期跟进,易导致癌变和畸形胎儿。

9. 核辐射后的患者应如何进行皮肤去污?

(1)除去所有衣服和个人物品,包括首饰、鞋子和手表。

(2)用大量的水清洗身体,注意皮肤褶皱、身体毛发、头皮、手、脚和指甲等地方。如果化学物品不是水溶性的,可以使用温和的洗涤剂。

10. 体内照射的防护原则有哪些?

进入人体内的放射性核素作为辐射源对人体的照射称为内照射,控制内照射主要依据以下原则:

(1)防止或减少放射性物质进入体内。

(2)对于放射性核素可能进入体内的途径要予以防范。

(3)通过药物或其他手段使已经进入人体的放射性物质排出体外。

11. 核事故医学应急救援梯队及其基本任务有哪些?

(1)现场救护(一级梯队):由事发所在地的地方或军队医疗机构组织实施。基本任务是:①撤离伤员并对其进行必要的医学处理,就地抢救危重伤员;②初步估计人员受照剂量并对伤员进行初步分类诊断;③进行体表污染检查和初步去污处理,必要时使用抗辐射药物、稳定性碘剂或其他阻碍吸收或促排措施;④收集、留取用于估计人员受照剂量的物品和生物样品;填写伤情记录单;⑤根据初步分类诊断,将中度以下急性放射损伤伤员送往上一级救治单位,把重度以上急性放射损伤、放射复合伤及体内有严重放射性物质污染者送往专科救治单位。

(2)地区救治(二级梯队):由事故发生所在地的指定医院负责实施。

基本任务是:①全面检查并进一步估计受照剂量并进行分类诊断,对体表放射性污染进行全面去污处理;已确定体内或伤口有放射性物质污染的人员应采取相应的医学处理措施;②收治中度以下急性放射损伤、放射复合伤、体内或伤口有放射性物质污染或体表有严重放射性物质污染的人员,以及各种较严重的非放射性损伤人员;③转送重度以上急性放射损伤、放射复合伤,或伤情难以判定的伤员;对伤员作进一步污染检查。

(3)专科救治(三级梯队):是最高一级的医学救治,由国家或军队指定的设有放射损伤治疗专科的综合医院实施。基本任务是:①对不同类型、不同程度的放射损伤和放射复合伤作出确定性诊断,并使其得到良好的专科医学治疗;②对有严重体内伤口或体表放射性污染的人员进行全面检查,确定污染核素的组成成分和污染水平,估算人员受照剂量,并进行全面、有效的医学处理;③对上述受照人员的预后作出评价,并提出处理意见。

12. 核辐射现场医学救援的组织指挥原则包括哪些?

核辐射现场医学救援的组织指挥原则包括:①快速反应;②剂量限值;③防护最优化;④权衡利弊;⑤辐射监测;⑥去污控污;⑦伤员救治的全流程贯穿。

13. 接触核辐射的人群在饮食上的注意事项有哪些?

(1)充足的能量供给:足够的能量供给有利于提高人体对辐射的耐受力,降低敏感性,减轻损伤,保护身体,可增加谷物和糖类的摄入。

(2)提高蛋白质摄入:摄入充足的优质蛋白质,如多吃胡萝卜、番茄、海带、瘦肉、动物肝脏等富含维生素 A、维生素 C 和蛋白质的食物,增强肌体抵抗核辐射的能力。

(3)适当脂类摄入:脂肪的总供给量要适当减少,增加植物油所占的比重,其中油酸可促进造血系统再生功能,防治辐射损伤效果较好。

(4)多补充维生素:如维生素 A、维生素 K、维生素 E 和 B 族维生素,提高身体对辐射的耐受性。

(5)维持矿物质平衡:保持体内钾、钠、钙、镁等离子浓度平衡,以避免辐射损伤造成的不良影响。

（6）适量摄入无机盐：促使人饮水量增加，加速放射性核素随尿液、粪便排出，从而减轻内照射损伤。

（7）适量摄入辛辣食物：常吃辛辣食物不但可以调动全身免疫系统，还能保护细胞的 DNA，使之不受辐射破坏。

14. 救援人员进入现场后如何做好自我防护?

（1）遵守有关辐射污染照射时间、照射距离和适当屏蔽保护的原则，减少辐射吸收。

（2）进入放射区前应穿戴适当的个人防护装备，包括防护服、内涂乳胶外涂丁腈的手套、橡胶靴和带有微粒呼吸器的全面罩。

（3）佩戴辐射剂量计监测照射剂量，确保没有过度的辐射污染。

（4）辐射污染区工作人员设定工作时限，超过时限必须离开现场。

15. 在有可能发生核事故地的居民应如何做好自我防护?

（1）预先储存食物、水、应急救生包、医疗和急救物品及通讯设备等。

（2）事故发生后尽量留在室内，以湿毛巾掩口鼻，关好门窗。

（3）外出时佩戴帽子、口罩、护目镜、长袖衫等，不要让皮肤暴露在空气中。

（4）外出后要立即洗手，脱下衣服，尽快洗澡。

（5）如果事故现场找不到庇护场所，应就近趴下，尽可能减少皮肤直接在空气中被污染。

（6）若怀疑曾受辐射线照射，应尽快就医，留意是否有呕吐、发烧、头痛等病症。

（7）留意有关辐射扩散的广播。

第六章 灾害护理操作技能

第一节 检伤分类

1. 检伤分类的定义是什么?

检伤分类是指在有大规模伤员时,根据受伤者伤情的轻重缓急及需要得到医疗救援的紧迫性和救治的可能性进行快速分类的过程。检伤分类是分配急救优先权和确定需转送伤员分级救治的基础,常用于灾难现场、战场和医院急诊室。

2. 检伤分类的适用范围有哪些?

检伤分类的适用范围包括急救伤病员分类、重症伤病员分类、突发事故伤员分类、战场伤员分类、大规模伤员分类等。

3. 灾害救援时检伤分类的目的是什么?

检伤分类的目的是在成批量伤员需要救援时,在灾害现场对每一位伤员进行评估,确定其个人在伤亡群体中的伤情等级,决定是否给予优先救治和转送。在人力和资源有限的情况下,尽最大的努力抢救尽可能多的患者。

4. 检伤分类的意义是什么?

检伤分类的意义是将众多的伤员分为不同等级,依据伤情的轻重缓急有序地展开现场医疗急救和梯队顺序转运后送,从而提高灾害救援效率,合理救治伤员,积极改善预后。

5. 检伤分类有何重要作用?

通过检伤分类能从宏观上对伤亡人数、伤情轻重和发展趋势等现场情况做出较为全面正确的评估,据此及时向有关部门汇报灾情,指导灾害救援,决定是否增援。

6. 检伤分类时要掌握哪些原则?

(1)简单快速原则:平均每位病员分类时间小于等于1分钟。

(2)救命优先原则:灾难现场检伤分类一般不对伤员进行治疗,但当出现气道梗阻、伤口大出血等危及生命情况,且简单手法和处理即可缓解伤员的紧急状况时,则先救后分或边救边分。

(3)分类分级原则:灵活掌握分类标准,先重后轻。

(4)重复检伤原则:每隔一段时间再次对伤员进行伤情动态评估。

(5)公平有效原则:公平和有效是现场检伤分类的基本伦理原则。

(6)自主决策原则:检伤人员有权依据现场需要和有限资源情况,自主决定伤员流向和医学处置类型。

7. 检伤分类的种类有哪些?

(1)收容分类:是接触伤员的第一步,快速识别能挽救的伤病员,并帮助其迅速脱离危险环境,到相应区域接受进一步救治。

(2)救治分类:是决定救治实施顺序的分类。依据伤员的数量和现场可利用的救护资源,将轻、中、重度伤病员分开,以便确定救治优先权。

(3)后送分类:是根据伤员伤情的紧迫性和耐受性、需采取的救治措施和后送工具,以确定伤病员尽快转运到确定性医疗机构顺序的分类。

8. 灾难现场检伤分类基于哪些要素?

灾难现场检伤分类基于损伤严重程度、存活概率、可利用的资源(物流、人员及运输设备)等要素。

9. 在大规模灾难事件中,常见的检伤分类错误有哪些?

(1)检伤分类过度:将没有生命危险的伤员划分为需紧急救治的类别。

(2)检伤分类不足:将需即刻救治的危重伤员划分为延后治疗类别。

10. 检伤分类的模式有哪些?

1982年,Thompson和Dains提出了三种最常用的检伤分类模式。

(1)交通警察模式:由非医务人员接触患者,像交通警察一样指导患者到特定治疗区域很快得到救治。此种模式有可能发生误判,延误救治时间。

(2)简单检查模式:医护人员利用分拣评估指标快速将患者分类后,将患者送往相应诊疗部门,一般不做诊断。灾害现场有大量患者时常采用此模式。

(3)综合检查模式:这种模式要求分拣的医护人员了解患者的完整病史、检查生命体征并完成特定内容的筛检,适用于医院内分拣或小型灾害现场分拣。

11. 在大规模人员伤亡事件中,选择检伤分类方法要考虑哪些要素?

目前,检伤分类方法很多,但仍缺乏前瞻性研究证实,因此,在灾难现场选择合适的检伤分类方法时,应考虑以下三个要素:分诊敏感性、灾难严重性和可行性。

12. 完善的检伤分类需要经历哪几个阶段?

(1)现场分类(初级分类):由当地受训过的救援人员或第一批进入现场的救援人员开展,根据伤员病情的严重程度对伤员进行分类,可使救援、治疗和转运工作及时、有效地进行,优化医疗资源和后勤支援人员的配置。

(2)医疗分类(二级分类):①现场分类后,医务人员快速对伤员进行进一步的伤情评估,以判断具体受伤部位和受伤程度;②由资深医生担任检伤分类主任,根据伤员的伤情进行分类,确定需要的医护级别;③优先治疗现场治疗收益最大的伤员,对不治疗也能存活和即使治疗也会死亡的伤员暂不做治疗。

(3)伤员后送:根据伤员伤情的严重程度及现有设备,及时将伤员运送到医疗资源相对充足的地方。

13. 常用的检伤分类方法有哪些？

常用的检伤分类方法有：①院前模糊定性检伤分类法（ABCD法）；②简明检伤分类法（simple triage and rapid treatment，START）；③Jump START检伤分类法；④SALT检伤分类法；⑤Care Flight检伤分类法；⑥MASS检伤分类法等。

14. 在灾难现场选择检伤分类区应考虑哪些重要因素？

在灾难现场选择检伤分类区应考虑的因素包括：①靠近灾难现场；②远离危险源和污染源的上风向的安全场所；③免受气候条件影响的地方；④伤员容易看到的地方；⑤有利于陆地和空中运输的通道。

15. 检伤分类的等级含义和标识是什么？

目前，国内外虽然有不同的检伤分类系统，但内容大同小异，且在分类的等级和标识颜色的选择上形成了较为一致的共识，并将标识贴于患者左胸或左上臂。

（1）红色：第一优先（immediate），亟须抢救者。伤员通过紧急处理可以存活，需立即给予基本生命支持，并在1小时内转运到确定性医疗机构救治。例如，四肢动脉大出血能够用简单的外科技术控制。

（2）黄色：第二优先（delayed），可延迟处理者。生命体征稳定的严重损伤，有潜在生命危险，此类伤员经现场处理后优先后送，在4～6小时内得到有效治疗。例如单纯的股骨干骨折等。

（3）绿色：第三优先（minimal），轻微伤者。能自己行走的伤员可以等待治疗，可能不需要入院治疗。例如关节扭伤、轻微骨折等。

（4）黑色：第四优先（black），死亡者。伤情过于危重，即使给予积极抢救，也没有存活希望。例如特重型颅脑损伤等。

16. 院前模糊定性检伤分类法（ABCD法）主要指什么？

ABCD法是通过观察呼吸、失血、意识等重要指标对伤情进行判断，主要包括：

（1）A（asphyxia）——窒息与呼吸困难：观察伤员有无吸气性呼吸困

难、呼吸急促或呼吸浅慢,有无伴有紫绀、呼吸三凹征、气胸或连枷胸等体征。

(2)B(bleeding)——出血与失血性休克:观察伤员有无活动性出血,如短时间内出血超过 800 ml,可出现休克早期表现,如收缩压低于 100 mmHg 或脉压小于 300 mmHg,脉搏超过 100 次/分,伴有烦躁不安、面色苍白、手足湿冷、口干尿少等,判定为重伤。

(3)C(coma)——昏迷与颅脑外伤:伤员受伤后很快陷入昏迷状态,伴有瞳孔改变和神经系统定位体征,初步判断为颅脑损伤,属重伤。

(4)D(dying)——正在发生的突然死亡:重度创伤会导致伤员呼吸、心搏骤停,在灾害现场一般不进行心肺复苏,但在人力资源充足的情况下,对心脏停搏 10 分钟内的伤员,心肺复苏仍有抢救成功的可能,可归为重伤类别。

以上其中一项出现明显异常,即可快速分类为重伤;相反,如果四项全部保持正常,则可分类为轻伤;介于两者之间,即 ABC 三项中只有一项异常但不明显者,分类为重伤。

17. START 检伤分类法的定义是什么?

START 检伤分类法即简明检伤分类和快速急救系统,主要通过评估患者的行动能力、呼吸、循环和意识四个方面进行分拣,适用于灾难现场短时间内大批伤员的初步检伤,对每位伤员的分拣时间不超过 1 分钟。该方法将伤员分为四类,分别以红色、黄色、绿色和黑色标识,分别代表第一优先、第二优先、第三优先和第四优先,分为以下四步:

(1)第一步检查行动能力:大声呼喊能否走动,将能自行移动的轻伤员集中在指定地点并贴以绿色标识,第三优先。

(2)第二步评估呼吸:对不能行走的患者,畅通气道检查呼吸(注意保护颈椎),无呼吸者即认定为死亡,贴以黑色标识。呼吸频率>30 次/分或<6 次/分者,是危重患者,贴以红色标识,第一优先。呼吸频率为 6~30 次/分者,进入第三步评估。

(3)第三步评估循环:桡动脉搏动不能触及,或甲床毛细血管充盈时间＞2秒,或脉搏数＞120次/分者,为危重患者,贴以红色标识,第一优先。甲床毛细血管充盈时间＜2秒,或脉搏数＜120次/分者,进入第四步评估。

(4)第四步评估意识:不能完成指令性动作者贴以红色标识,第一优先。能听从简单指令性动作者贴以黄色标识,第二优先。

18. Jump START 检伤分类法的定义是什么？

Jump START 是将 START 修订后用于1～8岁受伤儿童的检伤分类方法。其分组方法和分类依据与 START 相似,但基于儿童的生理特点对分类依据做了调整:

(1)对于不能行走者,畅通气道仍无呼吸也不能触及脉搏的,贴以黑色标识。

(2)畅通气道无呼吸但能触及脉搏者,予以5次人工呼吸后仍无呼吸者,贴以黑色标识。

(3)畅通气道后呼吸频率＞45次/分或＜15次/分者,贴以红色标识,第一优先。

(4)呼吸频率为15～45次/分者,不能触及脉搏的贴以红色标识,能触及脉搏再看 AVPU 反应(alert, responsive to verbal stimulation, responsive to painful stimulation, unresponsive),对 P 反应不恰当或无反应(U)者贴以红色标识,第一优先;对 A、V 或 P 反应恰当者贴以黄色标识,第二优先。

19. SALT 检伤分类法的定义是什么？

SALT 检伤分类法是融检伤分类、紧急救治、后续处置与转送为一体的,适用于大规模伤亡事件的预检分诊系统,包括分类(sort)、评估(assess)、挽救生命(life-saving intervention)及处置/转送(treatment/transport),分为总体分类和个体评估两大步。

(1)总体分类:根据病情将患者分为五大类,分别标记不同的颜色,即红色(亟须抢救者)、黄色(可延迟处理者)、绿色(轻微伤者)、灰色(姑息治疗者)和黑色(死亡者)。除了姑息治疗者,其他同 START 检伤分类法。姑息治疗者是在现有医疗资源下存活率很低的患者,如可用资源增多,这些患者很可能被分到红色组。总体分类时,对于可以行走的放第三位评估,招手/有目的动作的放第二位评估,存在明显的生命威胁的放第一位评估。

(2)个体评估:在灾害现场必须对每位伤员进行个体评估和动态评估。

20. Care Flight 检伤分类法的定义是什么?

Care Flight 检伤分类法将优先处理定位为红色标识,其次为黄色标识,第三处理绿色标识,黑色标识为最不优先处理。

(1)能走路者或招手/有目的动作者标示为绿色;不能走路者进行下一步评估。

(2)看能否按指令应答,对不能完成指令者,观察其呼吸,有呼吸者标示为红色,无呼吸者标示为黑色;对能按指令应答者,观察其脉搏,有脉搏者标示为黄色,无脉搏者标示为红色。

21. MASS 检伤分类法的定义是什么?

MASS 检伤分类法是基于美军战伤检伤分类法建立的用于灾难时大量伤员的检伤分类法,属于国家灾难生命支持的核心内容。该方法以 START 检伤分类法为基础,但在对每一位伤员检查前即将其分入某一类。MASS 分别代表:

(1)move(运动):指导能自己行走的伤员到指定的区域,属轻伤者贴以绿色标识。对于不能自己行走的伤员,让他们移动一侧上肢或下肢,移动自如者属 START 延缓治疗者,贴以黄色标识;不能遵嘱移动肢体者分入"立即"或"期待"组。

(2)assess(评估):参照"START"方法进行,"评估"阶段通过主观判断将致命伤伤员分入"期待"组,无论这些伤员预计存活期的长短,如100%面积的烧伤等。

(3)sort(分类)和 send(后送):"分类"是根据客观指标将伤员进一步分类,并根据"分类"后送。

22.创伤评分的定义是什么？创伤评分分为哪几类？

(1)定义：创伤评分是通过"多参数量化"的方式描述患者的伤情并预测伤员结局，是对创伤严重程度的量化表达的方法，同时也可用于预测存活的可能性、治疗决策的正确性，也是科研的依据，用于评价创伤救治的优劣。

(2)分类：①院前评分：采用生理参数进行分级，院前评分常用的方法包括院前分类指数(pre-hospital index, PHI)评分法、创伤评分法(trauma score, TS)、修正创伤评分法(revised trauma score, RTS)、CRAMS评分法(circulation respiration abdominal movement speech, CRAMS)和格拉斯哥昏迷指数(Glasgow coma score, GCS)评分法。②院内评分：主要根据创伤的解剖指标(损伤部位、器官、范围等)进行分级，主要包括简明损伤定级法(abbreviated injury scale, AIS)、损伤严重度评分法(injury severity score, ISS)和新损伤严重度评分法(new injury severity score, NISS)。

23.院前分类指数评分法的定义是什么？

院前分类指数是1980年由Kochler等通过统计313例创伤患者的各种生理数据，经分析处理后制定的。它包括收缩压、脉搏、呼吸和意识四个方面。每个方面评分0～5分，如合并有胸、腹穿透伤，总分内另加4分。总分0～3分者为轻伤，死亡率为0，手术率为2%；4～20分者为重伤，死亡率为16.4%，手术率为49.1%。(院前分类指数评分法见表6-1)

表6-1 院前分类指数评分法(PHI)

记分	收缩压(mmHg)	脉搏(次/分)	呼吸	意识
0	>100	51～119	正常	正常
1	86～100	—	—	—
2	75～85	—	—	—
3	—	≥120	费力或浅	模糊或烦躁
5	0～74	≤50	<10次/分或需插管	言语不能理解

24. 创伤评分法的定义是什么？

创伤评分法(trauma score,TS)是由 Champion 等于 1981 年提出的，按照五个部分计分。A:呼吸频率;B:呼吸幅度;C:收缩压;D:毛细血管充盈,正常为压前额或唇黏膜后 2 秒内再度充盈,超过 2 秒为迟缓;E:昏迷分级,按照 GCS 评分计分。根据五项指标得分相加的总分来评判损伤的严重程度。A+B+C+D+E＝TS,总分为 1～16 分,分数越低表示损伤程度越重,≤12 分者为重伤。1～3 分,生理紊乱大,死亡率达 96%;4～13 分,生理紊乱显著,抢救价值大,及时救治有存活可能;14～16 分,生理紊乱小,存活率达 96%。(创伤评分法见表 6-2)

表 6-2　创伤评分法(TS 评分法)

呼吸频率	A	呼吸幅度	B	收缩压	C	毛细血管充盈	D	GCS 评分	E
等级	计分	等级	计分	等级	计分	等级	计分	等级	计分
10～24	4	正常	1	＞90	4	正常	2	14～15	5
25～35	3	浅或困难	0	70～90	3	迟缓	1	11～13	4
＞35	2			50～69	2	无	0	8～10	3
＜10	1			＜50	1			5～7	2
0	0			0	0			3～4	1

25. 修正创伤评分法的定义是什么？

修正创伤评分法(revised trauma score,RTS)是目前院前抢救中运用较为简便和广泛的创伤评分方法,由收缩压(systolic blood pressure,SBP)、呼吸频率(respiratory rate,RR)和格拉斯哥昏迷评分三项指标构成,各赋予一定分值。RTS 有两大类作用。其一是指导现场分类,称为 T-RTS(Triage-RTS),T-RTS＝GCS＋SBP＋RR,T-RTS 分值为 0～12 分,＞11 分为轻伤,＜11 分为重伤,RTS 评分越低,伤情越重。其二是用于创伤结局的预测,将 GCS 分值、SBP 和 RR 分别配以一个权重系数,RTS 值＝0.9368×GCS＋0.732×SBP＋0.2908×RR,又称为 MTOS-

RTS,更能反映生理功能紊乱。(修正创伤评分法见表 6-3)

表 6-3　修正创伤评分法(RTS)

计分	呼吸频率(RR,次/分)	收缩压(SBP,mmHg)	GCS
4	10～29	＞89	13～15
3	＞29	76～89	9～12
2	6～9	50～75	6～8
1	1～5	1～49	4～5
0	0	0	3

26. CRAMS 评分法的定义是什么?

CRAMS 评分法是由 Gormican 等于 1982 年提出的,也是比较常用的院前创伤评分系统,包括循环(circulation,C)、呼吸(respiration,R)、腹部(abdomen,A)、运动(movement,M)和语言(speech,S)五个方面。CRAMS 评分法按轻、中、重度异常分别赋值 2 分、1 分和 0 分,五项相加得出总分值,正常总分为 10 分。经 Clemmer TP 等对其进行修正,准确度得到了提高。CRAMS 分值越低,死亡率越高,≥7 分属轻伤,死亡率为 0.15%;≤6 分属重伤,死亡率为 62%。(CRAMS 评分法见表 6-4)

表 6-4　CRAMS 评分法

项目	计分		
	2	1	0
循环	毛细血管充盈正常和 SBP≥100 mmHg	毛细血管充盈迟缓或 SBP≤100 mmHg	无毛细血管充盈或 SBP≤85 mmHg
呼吸	正常	费力、浅或 RR＞35 次/分	无自主呼吸
胸腹	均无压痛	胸或腹有压痛	连枷胸、板状腹或深的胸腹穿透伤
运动	正常(遵指令动作)	只对疼痛刺激有反应	无反应
语言	正常(对答切题)	语言错乱、语无	发音听不懂或不能发音

27. 格拉斯哥昏迷指数评分法的定义是什么?

格拉斯哥昏迷指数(Glasgow coma score,GCS)是中枢神经系统评价指标,由 Teasdale 和 Jennett 于 1974 年提出,以睁眼、言语和运动反应三项指标为依据,通过 15 项检查结果来判断患者的伤情严重程度,三项计数分值相加,最低 3 分,最高 15 分。15 分为正常,14～12 分为朦胧,11～9 分为浅昏迷,8 分以下为深昏迷。(GCS 评分法见表 6-5)

表 6-5　GCS 评分法

睁眼反应	计分	言语反应	计分	运动反应	计分
正常睁眼	4	回答正确	5	遵命运动	6
呼唤睁眼	3	回答错误	4	定位动作	5
刺激睁眼	2	含糊不清	3	肢体回缩	4
无反应	1	唯有声叹	2	肢体屈曲	3
		无反应	1	肢体过伸	2
				无反应	1

28. 损伤严重度评分法的定义是什么?

损伤严重度评分法(injury severity score,ISS)是以解剖损伤为基础的相对客观和容易计算的方法,适用于多部位、多发伤和复合伤者的院内伤情评估。其评分方法是把人体分为 6 个区域:头颈部(头皮、脑、颅骨或颈椎,窒息归入头部)、面部(口、眼、鼻、耳和颌面骨骼)、胸部(胸腔内脏、横膈、胸廓、胸椎以及淹溺)、腹部(腹腔及盆腔内脏器、腰椎)、四肢(四肢、骨盆和肩胛骨)和体表(包括机械损伤、烧伤、冻伤和电击伤等皮肤损伤),并进行编码。ISS 值为三个最严重损伤部位 AIS 值的平方和,即每一部位只取一个最高值,不少于 3 个部位,ISS 总分为 1～75 分,分值越高,伤情越严重。ISS<16 分,为轻伤;16～25 分,为重伤;>25 分,为严重伤。

29. 国际创伤生命支持的定义是什么?

国际创伤生命支持(International Trauma Life Support,ITLS)组织

于 1982 年在美国成立,其宗旨是在循证医学基础上研究、制定院前及急诊创伤急救技术指南,并开展标准化培训工作,核心是伤者评估体系,分为初始评估、持续评估和进一步评估。

(1)初始评估:强调了现场评估五要素、CABC 初始检查、快速全身检查和局部检查。

(2)持续评估:适用于所有伤员的转移阶段,强调不间断实施基本生命体征和重点伤情的检查。进一步评估要求救助者要争取每一秒对伤者进行彻底筛查。

(3)进一步评估:满足了院前、院内各个救治阶段的需要,团队运行和快速干预是高效评估的两个支点。

第二节　心肺脑复苏

1.心肺脑复苏的定义是什么?

心肺复苏是针对心脏、呼吸停止所采取的抢救措施,应用胸外按压形成暂时的人工循环,恢复心脏自主搏动和血液循环,用人工通气代替并恢复自主呼吸,以达到促进苏醒和挽救生命的目的。

脑复苏是指心肺功能恢复后,防治脑缺血缺氧,减轻脑水肿,保护脑细胞,恢复脑功能到心搏骤停前水平的综合措施,此过程决定患者的生存质量。

2.引起呼吸心脏骤停的常见原因有哪些?

引起呼吸心脏骤停的常见原因有:①意外事件(电击、溺水、自缢、窒息等);②器质性心脏病;③神经系统病变;④手术和麻醉意外;⑤水、电解质及酸碱平衡紊乱;⑥药物中毒或过敏。

3.呼吸心脏骤停的典型"三联征"是什么? 具体临床表现有哪些?

(1)呼吸心脏骤停的三联征包括:①突发意识丧失;②呼吸停止;

③大动脉搏动消失。

(2)呼吸心脏骤停的临床表现包括:①突然面色死灰、意识丧失;②大动脉搏动消失;③呼吸停止;④瞳孔散大(循环完全停止后超过1分钟出现);⑤皮肤苍白或发绀;⑥心尖搏动及心音消失;⑦伤口不出血。

4. 早期除颤是心肺复苏的关键起始措施之一,除颤时如何选择能量? 电极板如何放置?

心肺复苏时使用自动体外除颤器或手动除颤仪完成非同步电除颤。

(1)除颤能量:成人200~360 J(双相波120~200 J),目前认为儿童及婴儿合理的除颤能量为2~4 J/kg。

(2)电极板安放位置:一块置于胸骨右缘第二、三肋间(心底部),另一块置于心尖部,两者之间距离≥10 cm。

5. 心脏骤停的"生存链"包括哪些?

美国心脏协会采用"生存链"表明对成人心脏骤停患者采取的一系列规律有序的步骤、规范有效的救护措施,将这些抢救环节以环链形式连接,构成挽救生命的生命链。包括:

(1)院外心脏骤停生存链:识别和启动应急反应系统、即时高质量心肺复苏、快速除颤、基础及高级急救医疗服务、高级生命维持和骤停后护理。

(2)院内心脏骤停生存链:监测和预防、识别和启动应急反应系统、即时高质量心肺复苏、快速除颤、高级生命维持和骤停后护理。

6. 地震后,搜救人员从坍塌的建筑物中发现一名意识丧失的患者,这时首先应该做什么?

此时应该快速同步检查大动脉搏动和呼吸,时间为5~10秒。

(1)大动脉搏动:对于成人和儿童,首选颈动脉,食指和中指指端触及气管正中,滑向颈外侧2~3 cm,在胸锁乳突肌内侧触摸有无搏动;婴儿检查肱动脉。

(2)呼吸:听有无呼气声;看胸腹部有无起伏;面颊部靠近患者口鼻,

感觉有无气体逸出。

7. 当成人患者突发心脏骤停时，一名不懂 CPR 的市民打电话到 120 急救中心，调度员是否可以利用电话指导这名市民进行 CPR？

可以，容许调度员指导不懂 CPR 的非专业人员仅单纯施行胸外按压（不用进行口对口人工呼吸）。

8. 什么是正确的胸外心脏按压？

(1)按压部位及手法：成人按压点在胸部正中，胸骨下半部，相当于男性两乳头中点；婴儿按压点在两乳头连线之间稍下方的胸骨处；定位手掌根部接触患者胸部皮肤，另一手搭在定位手手背上，双手重叠，十指交叉相扣，定位手指端翘起。

(2)按压方法：两肘关节伸直，固定不动，垂直施加压力，按压后迅速放松，使胸骨自然复位，按压间隙避免倚靠在患者胸壁。

(3)按压深度：成人为 5～6 cm，儿童、婴儿的按压深度至少为胸部前后径的 1/3，儿童约为 5 cm，婴儿约为 4 cm。

(4)按压频率：每分钟 100～120 次。

9. 常用的开放气道的方法有哪几种？患者在火灾中跳楼逃生，坠落在地，如何对其开放气道？

常用的开放气道的方法有：①仰头提颏法；②仰头抬颈法；③双下颌上提法(托颌法)。

该患者有高处坠落伤，不能排除颈部损伤，应使用双下颌上提法(托颌法)开放气道。

10. 人工通气的方法主要有哪几种？

人工通气的方法包括：①口对口人工呼吸(首选)；②口对鼻人工呼吸(适用于婴幼儿)；③口对气管套管通气；④口对面罩呼吸；⑤球囊面罩通气(简易呼吸器通气)。

11. 患者突发心脏骤停时，为什么要强调先按压后通气？

因为患者突发心脏骤停时，体内有适量的动脉氧含量，且通过胸外按压能够使血液流向肺脏及全身,因此强调先按压后通气。

题干(用于第12~14题):6·27新北游乐园粉尘爆炸事故发生后,一名孕妇出现心脏骤停。

12. 是否需要协助患者左侧位倾斜30°行心肺复苏?为什么?

不需要。因为孕期妇女发生心脏骤停时,首要任务是提供高质量CPR和减轻主动脉、下腔静脉压力,孕妇处于侧卧位会令高质量心肺复苏无法执行。

13. 此时,应如何对该孕妇行正确的心肺复苏?

(1)如果宫底高度超过肚脐水平,应该由一名急救员徒手将子宫推向左边,再由另一名急救员施行胸外按压。

(2)当孕产妇发生不可存活的创伤或无脉搏时间延长时,应该在开始复苏后4分钟考虑给孕妇进行"濒死剖宫产",以提高胎儿生存机会。

14. 救护车准备转运该孕妇至医院救治,此时持续胸外按压的最佳方法是什么?

此时持续胸外按压的最佳方法是使用机械设备进行胸外按压。

在进行高质量人工胸外按压比较困难或危险时,机械设备可作为传统心肺复苏的替代品。具体情况包括:①施救者人数有限;②长时间心肺复苏(超过20分钟);③在移动的救护车上;④在血管造影室内;⑤低温心搏骤停时;⑥准备进行体内循环心肺复苏期间。

15. 成人、儿童、婴儿的胸外按压与人工呼吸比例分别是多少?

(1)在仅有一名急救员的情况下,按压吹气比均为30:2。

(2)有两名急救员时,成人的按压吹气比为30:2,儿童和婴儿的按压吹气比为15:2。

16. 什么是高质量的心肺复苏?

(1)按压深度:成人为5~6 cm,儿童、婴儿至少为胸部前后径的1/3。

(2)按压频率:每分钟100~120次。

(3)每次按压后胸廓充分回弹。

(4)尽可能减少按压中的停顿;有 2 名或以上施救者时,每 2 分钟更换角色,换人操作在 5 秒钟内完成。

(5)给予患者合适的通气,每次须使胸廓隆起,同时避免过度通气。

17. 婴儿心肺复苏的注意事项有哪些?

(1)判断大动脉搏动位置:肱动脉或股动脉。

(2)按压方法:单人施救采用双指按压法,双人施救采用双拇指环抱按压法。

(3)按压通气比:单人施救为 30∶2,双人施救为 15∶2。

(4)按压深度:胸部厚度的 1/3,约为 4 cm。

(5)人工呼吸:口对口鼻(首选方法)。

18. 什么是口咽通气道? 它适用于哪些患者? 如何放置?

(1)口咽通气道是经口腔放置的通气道,置于舌上方,将舌和咽下部软组织从咽后壁分开,可防止舌或上呼吸道肌肉松弛而引起的气道梗阻。

(2)口咽通气道主要适用于意识丧失、无咽反射的患者。

(3)先将导管弯头向上送入口内,沿舌上方插入全长 1/2 时,将导管旋转 180°,向前继续推进至合适部位后固定。

19. 心肺复苏的并发症有哪些?

心肺复苏的并发症包括胸骨骨折、肋骨骨折、血气胸、胃区过度胀气、胃内容物反流、吸入性肺炎、肺挫伤、脂肪栓塞、肝脾破裂等。

20. 怎样判断复苏有效?

判断复苏有效的方法:①能触及大动脉(股动脉和颈动脉)搏动,血压>60 mmHg;②口唇、面色、甲床由紫绀转为红润;③室颤波由细小变为粗大,甚至恢复窦性心律;④瞳孔随之缩小,有时可有对光反应;⑤呼吸逐渐恢复;⑥昏迷变浅,出现反射或挣扎。

21. 不实施心肺复苏的情况有哪些?

①心肺复苏持续 30 分钟以上,仍无心搏和自主呼吸,心电图为一直线(三个以上导联);②脑死亡,如深度昏迷、瞳孔固定、角膜反射消失等,无进一步救治和送治条件;③现场危险威胁到抢救人员安全(如雪崩、山洪暴发等);④存在明显的不可逆死亡的临床特征(如尸体僵直、尸斑等)。

22. 监测呼气末二氧化碳的意义是什么?

呼气末二氧化碳可以作为自主循环恢复的指标,持续或间断监测可了解气管导管是否在气管内。如果 20 分钟心肺复苏后呼气末二氧化碳 <10 mmHg,医护人员可以结合其他因素综合考虑,帮助确定终止心肺复苏的时间。

23. 对心脏骤停患者,使用心肺复苏药物治疗时有哪些给药途径?

(1)静脉给药:首选外周静脉;对已建立中心静脉通路者,优先中心静脉给药。

(2)骨髓腔给药:骨髓腔内有不塌陷的血管丛,给药效果相当于中心静脉通道。适用于小儿患者和静脉穿刺困难者。

(3)气管内给药:如果无法建立静脉或骨髓通路,某些药物可经气管插管注入气管。常用的药物有肾上腺素、阿托品、利多卡因、纳洛酮、血管加压素等。

(4)心内注射给药:目前认为仅适用于开胸心脏按压或无其他给药途径时。

24. 什么是目标温度管理?

目标温度管理是脑复苏的主要措施之一,所有心搏骤停后恢复自主循环的昏迷成年患者都应采用。常使用物理降温的方法,使患者目标体温恒定在 32~36 ℃,最少保持 24 小时。

25. 对院外心脏骤停的成年患者,旁观者应该如何参与心肺复苏?

(1)未经过培训的旁观者应在调度员指导下或自行进行单纯胸外按压。

(2)经过单纯胸外按压心肺复苏培训的旁观者进行单纯胸外按压。

(3)推荐经过胸外按压和人工呼吸心肺复苏培训的旁观者对其同时进行胸外按压和人工呼吸。

第三节　静脉输液与输血

1. 静脉输液的定义是什么？

静脉输液是将大量无菌溶液或药物直接输入静脉的治疗方法。因注射的部位与输液的不同,可分为外周静脉输液、中心静脉输液、高营养输液(TPN)与输血等。

2. 密闭式静脉输液法的定义是什么？ 可分为哪几种？

密闭式静脉输液法是将无菌输液器插入原装密闭式输液瓶(或袋)中进行输液的方法,可分为 2 种:

(1)密闭式周围静脉输液法:包括头皮针静脉输液法和静脉留置针输液法。

(2)密闭式中心静脉输液法:包括颈外静脉穿刺置管输液法、锁骨下静脉穿刺置管输液法和外周静脉置入中心静脉导管输液法。

3. 静脉输液的目的有哪些？

为了恢复和维持人体内环境的平衡而进行输液治疗,静脉输液的目的主要包括:

(1)作为药物运载体,以便静脉给药。

(2)输液是关键性的治疗手段,如休克补液。

(3)需液体治疗纠正的各种电解质和酸碱平衡紊乱。

(4)治疗各种中毒(食物中毒、药物中毒、农药中毒等),输液可防止水、电解质代谢紊乱,促进毒素排泄,增强机体的抵抗力。

(5)外科手术输液,以防止水、电解质代谢紊乱,补给营养,静脉用药和输血。

4.静脉输液的原则包括哪些?在给病人补钾过程中应遵循的原则是什么?

(1)静脉输液的原则:①先晶后胶;②先盐后糖;③宁酸勿碱。

(2)补钾过程应遵循"四不宜"的原则:①不宜过浓:浓度不超过 40 mmol/L;②不宜过多:补钾量为 60~80 mmol/d;③不宜过快:不超过 20~40 mmol/h;④不宜过早:见尿量增加到 40 ml/h 或 500 ml/d 后补钾。

5.创伤性休克液体复苏的原则有哪些?

创伤性休克液体复苏应根据各阶段的病理生理特点采取不同的复苏原则。

(1)第一阶段:为活动性出血期,从受伤至手术止血约为 8 小时,主要病理生理特点是急性失血、失液。治疗原则主要是用平衡液和浓缩红细胞复苏,比例为 2.5∶1,不主张用高渗溶液,由于交感神经系统兴奋,血糖水平高,故可不给葡萄糖溶液。

(2)第二阶段:为强制性血管外液体扣押期,历时 1~3 天,主要病理生理特点是全身毛细血管通透性增加,大量血管内液体进入组织间,出现全身水肿、体重增加。治疗原则是在心、肺功能耐受的情况下积极复苏,维持机体足够的有效循环血量,不主张输注过多的胶体溶液特别是白蛋白。由于大量血管内液体进入组织间,可能会出现少尿甚至无尿,这时不主张大量使用利尿剂,关键是补充有效循环血量。

(3)第三阶段:为血管再充盈期,大量组织间液回流入血管内。治疗原则是减慢输液速度,减少输液量,同时在心、肺功能监护下使用利尿剂。

6.创伤性休克液体复苏的目标有哪些?

创伤性休克液体复苏的目标包括:①恢复有效循环血容量;②维持

血液携带氧的功能;③维持正常凝血功能。

7. 创伤性休克液体复苏的方案是什么?

创伤性休克主张采用晶体液和胶体液以及适当输注全血及血液成分进行复苏,晶体和胶体的比例为 2:1 或 3:1。

(1)晶体液:常用生理盐水和乳酸林格液,常用的高渗盐液有 7.5% NaCl 溶液,输注量为 100~200 ml(2~4 ml/kg)。

(2)人工胶体溶液:是一种分子量接近于血浆白蛋白的胶体溶液,如右旋糖酐、羟乙基淀粉和明胶等,输入血管后依赖其胶体渗透压起到代替和扩张血容量的作用,当失血量<20%血容量时,可单独用代血浆补充;失血量为 20%~40%血容量时,代血浆和全血各输一半;失血量>50%时,则输代血浆 1/3、全血 2/3。

(3)输血:有全血和成分血,依据病人的病情,充分评估后作出选择。

(4)血管活性药物与正性肌力药:一般不常规使用血管活性药,仅对于足够的液体复苏后仍然低血压或者输液还未开始的严重低血压病人,才考虑应用血管活性药和正性肌力药,常用的有多巴胺、多巴酚丁胺、去甲肾上腺素等。

(5)纠正酸中毒:不主张常规使用,过度的血液碱化使氧解离曲线左移,不利于组织供氧。

8. 常见的输液反应有哪些?

常见的输液反应包括:①发热反应;②循环负荷过重反应;③静脉炎;④空气栓塞。

9. 在输液过程中出现循环负荷过重反应的原因、临床表现和处理方法分别是什么?

(1)原因:①由于输液速度过快,短时间内输入过多液体,使循环血容量急剧增加,心脏负荷过重引起;②病人原有心肺功能不良,尤多见于急性左心功能不全者。

(2)临床表现:病人突然出现呼吸困难、胸闷、咳嗽、咯粉红色泡沫样痰,严重时痰液可从口、鼻腔涌出。听诊肺部布满湿啰音,心率快且节律不齐。

(3)处理方法:①应立即停止输液并迅速通知医生。如病情允许,可协助病人取端坐位,双腿下垂,以减少下肢静脉回流,减轻心脏负担,同时安慰病人,以减轻其紧张心理;②给予高流量氧气吸入,一般氧流量为6~8 L/min,以提高肺泡内压力,减少肺泡内毛细血管渗出液的产生,同时湿化瓶内加入20%~30%乙醇溶液,以减低肺泡内泡沫表面的张力,使泡沫破裂消散;③遵医嘱给予镇静、平喘、强心利尿和扩血管药物,以稳定病人的紧张情绪,扩张周围血管,加速液体排出,减少回心血量,减轻心脏负荷;④必要时进行四肢轮扎,用橡胶止血带或血压计袖带适当加压四肢,以阻断静脉血流,可有效地减少回心血量,但加压时要确保动脉血仍可通过,且须每5~10分钟轮流放松一个肢体上的止血带,逐渐解除止血带;⑤静脉放血200~300 ml也是一种有效减少回心血量的最直接的方法,但应慎用,贫血者应禁止采用。

10. 在输液过程中出现空气栓塞的原因、临床表现和处理方法分别是什么?

(1)原因:①输液导管内空气未排尽,导管连接不紧、有漏气。②拔出较粗的、近胸腔的深静脉导管后,穿刺点封闭不严密。③加压输液、输血时无人守护,液体输完未及时更换药液或拔针。进入静脉的空气,随血流(经上腔静脉或下腔静脉)首先被带到右心房,然后进入右心室。如空气量少,则随血液被右心室压入肺动脉并分散到肺小动脉内,最后经毛细血管吸收,因而损害较小。如空气量大,空气进入右心室后阻塞在肺动脉入口,使右心室内的血液(静脉血)不能进入肺动脉,因而从机体组织回流的静脉血不能在肺内进行气体交换,引起机体严重缺氧而死亡。

(2)临床表现:病人感到胸部异常不适或有胸骨后疼痛,随即发生呼吸困难和严重的发绀,并伴有濒死感,听诊心前区可闻及响亮的、持续的"水泡声",心电图呈现心肌缺血和急性肺心病的改变。

(3)处理方法:①应立即将病人置于左侧卧位,并保持头低足高位。该体位有助于气体浮向右心室尖部,避免阻塞肺动脉入口。随着心脏的舒缩,空气被血液打成泡沫,可分次小量进入肺动脉内,最后逐渐被吸收。②给予高流量氧气吸入,以提高病人的血氧浓度,纠正缺氧状态。③有条件时可使用中心静脉导管抽出空气。④严密观察病人的病情变化,如有异常,及时对症处理。

11. 静脉输血的定义和目的是什么?

(1)定义:静脉输血是将全血或成分血如血浆、红细胞、白细胞或血小板等通过静脉输入体内的方法。

(2)目的:①补充血容量;②纠正贫血;③补充血浆蛋白;④补充各种凝血因子和血小板;⑤补充抗体、补体等血液成分;⑥排除有害物质。

12. 静脉输血的原则是什么?

(1)输血前必须做血型鉴定及交叉配血试验。

(2)无论是输全血还是输成分血,均应选用同型血液输注。

(3)患者如果需要再次输血,则必须重新做交叉配血试验,以排除机体已产生抗体的情况。

13. 输血前检查的目的是什么?

输血前检查的目的是选择与患者血型配合的各种血液成分,使供者与患者之间的血液在免疫血液学方面"相配"和"相容",使之能在患者体内正常存活并有效地发挥作用,减少输血不良反应。

14. 成分输血的注意事项有哪些?

成分输血的注意事项包括:①白细胞、血小板等(红细胞除外)存活期短,必须在24小时内输入体内(从采血开始计时);②除血浆和白蛋白制剂外,其他各种成分血在输入前均需做交叉配血试验;③输血前应根据医嘱给予患者抗过敏药物;④输成分血时,护士应全程守护在患者身边,进行严密的监护;⑤应先输成分血,后输全血。

15. 自体输血的适应证和禁忌证有哪些?

(1)适应证:①胸腔或腹腔内出血;②估计出血量在 1000 ml 以上的大手术;③手术后引流血液回输;④体外循环或深低温下进行心内直视手术;⑤患者血型特殊;⑥难以找到供血者时。

(2)禁忌证:①胸腹腔开放性损伤达 4 小时以上者;②凝血因子缺乏者;③合并心脏病、阻塞性肺部疾患或原有贫血的患者;④血液在术中受胃肠道内容物污染者;⑤血液可能受癌细胞污染者;⑥有脓毒血症和菌血症者。

16. 交叉配血试验包含哪些内容?

(1)受血者血清对供血者红细胞:一般称"主侧"配血,检测受血者体内是否存在针对供血者红细胞起反应的抗体。

(2)受血者红细胞对供血者血清:一般称"次侧"配血,检测供血者体内是否存在针对受血者红细胞起反应的抗体。

17. 输血时"三查八对"的内容是什么?

(1)三查:查血液的有效期、血液的质量、血液的包装是否完好无损。

(2)八对:对姓名、床号、住院号、血袋(瓶)号(储血号)、血型、交叉配血试验的结果、血液的种类和血量。

18. 如何评估创伤及手术中的输血量?

(1)失血量在 500 ml 以内,可暂不输血,输平衡盐液即可。

(2)失血量为 500~1000 ml 时,在输平衡盐液的同时,应输血浆、代血浆或全血。

(3)失血量超过 1000 ml 时,必须及时输血,使血细胞比容不低于 0.30。

(4)无输血条件时,为了抢救病人生命、争取时间,可继续输液,先补充血容量,然后考虑质量,等到有输血条件时,再即刻补给全血。

(5)如果出血量能够比较正确地测定,每输血 200 ml 宜输细胞外液补充液 500 ml,即以 1∶2.5 的比例进行。

19. 大量输注库存血容易发生酸中毒和高血钾的原因是什么？

(1)库存血的有效成分随保存时间的延长而发生变化,白细胞、血小板和凝血因子等成分被破坏较多。

(2)含保存液的血液 pH 为 7.00～7.25,随着保存时间延长,葡萄糖分解,乳酸增高,pH 逐渐下降。

(3)红细胞、白细胞逐渐被破坏,细胞内钾离子外溢,使血浆钾离子浓度升高,酸性增强。

20. 患者血型不明时紧急输注 O 型红细胞的适用情况和处理流程包括哪些？

(1)适用情况:同时满足:①ABO 血型难以确定(如 ABO 血型系统的亚型表型,或其他生理、病理因素引起的 ABO 血型鉴定困难);②生命体征不平稳,危及生命的急性失血:血红蛋白含量<30 g/L,并有进一步下降的趋势;血红蛋白含量≥30 g/L,但进一步加重贫血可能会严重危及生命(出血速度快,可能迅速危及生命;合并心、肺等严重基础疾病,很难耐受更严重的贫血);③向患方充分告知并取得患方的书面知情同意。知情同意书至少包括以下内容:"O 型悬浮红细胞成分中残存少量血浆,但大量输注(累积大于 200 ml)可能引发溶血性输血反应。"

(2)紧急处置流程:按照 A－B 的顺序启动紧急流程:A. 优先选择输注 O 型洗涤红细胞。B. 在不能及时获得 O 型洗涤红细胞的情况下,可考虑输注 O 型悬浮红细胞,并推荐应用白细胞滤器。在生命体征稳定、危急状态解除后,应等待获取 O 型洗涤红细胞。

21. 不良输血事件的定义是什么？

不良输血事件(adverse transfusion events,ATE)是指输成分血或血液制品之前、期间或之后发生的意外非预期的事件,可能与血液制品本身有关,也可能与血液管理有关,它可能是一个错误或事件的结果,可能会或不会导致受血者发生输血反应。

22. 不良输血事件分哪几类？

(1)事故:指病人接受了不正确的输血治疗,包括不满足输血指征、违反操作规程和输血方案等,可能会或不会造成输血反应。

(2)临界失误:输血前发现的能够造成错误输血或输血反应的差错或违反操作规程的行为。

(3)输血反应:由输血导致的病人的非预期反应,可能是或不是由差错造成的。

23. 输血反应程度的分级有哪些？

输血反应严重程度可分为四级,级别越高,输血反应程度越严重,具体如下:

(1)第一级:受血者可能需要医疗干涉(消除症状),但不实施医疗干涉不会导致永久性的机体或功能损伤。

(2)第二级:由于输血不良事件直接导致病人需要住院治疗或延长住院期;和/或导致长期或明显残疾或功能丧失;或需要医疗或外科干预解除持久的机体或功能损伤。

(3)第三级:受血者需要充分的医疗干预(血管加压、插管或转运至ICU),以预防死亡。

(4)第四级:受血者死于输血不良反应。

24. 常见的输血反应有哪些？

常见的输血反应有:①发热反应;②过敏反应;③溶血反应;④与大量输血有关的反应;⑤输血相关传染病;⑥其他:如空气栓塞、细菌污染反应、体温过低等。

25. 溶血反应的定义是什么？ 其发生原因和临床表现有哪些？

(1)定义:溶血反应是受血者或供血者的红细胞发生异常破坏或溶解而引起的一系列临床症状。溶血反应是最严重的输血反应,分为急性溶血反应和迟发性溶血反应。

(2)原因:①输入了异型血液:供血者和受血者血型不符而造成血管

内溶血向血管外溶血的演变,反应发生快,一般输入 10～15 ml 血液即可出现症状,后果严重;②输入了变质的血液:输血前红细胞已经被破坏溶解,如血液贮存过久、保存温度过高、血液被剧烈振荡或被细菌污染、血液内加入高渗或低渗溶液或影响 pH 的药物等,均可导致红细胞被破坏溶解。

(3)临床表现:轻重不一,轻者与发热反应相似,重者在输入 10～15 ml 血液时即可出现症状,死亡率高。通常可将溶血反应的临床表现分为三个阶段:①第一阶段:受血者血清中的凝集素与输入血中红细胞表面的凝集原发生凝集反应,使红细胞凝集成团,阻塞部分小血管。病人出现头部胀痛、面部潮红、恶心、呕吐、心前区压迫感、四肢麻木、腰背部剧烈疼痛等反应。②第二阶段:凝集的红细胞发生溶解,大量血红蛋白释放到血浆中,出现黄疸和血红蛋白尿(尿呈酱油色),同时伴有寒战、高热、呼吸困难、发绀和血压下降等。③第三阶段:一方面,大量血红蛋白从血浆进入肾小管,遇酸性物质后形成结晶,阻塞肾小管。另一方面,由于抗原、抗体的相互作用,又可引起肾小管内皮缺血、缺氧而坏死脱落,进一步加重了肾小管阻塞,导致急性肾衰竭,表现为少尿或无尿,管型尿和蛋白尿,高钾血症、酸中毒等,严重者可致死亡。

26.发生急性溶血反应后的处理措施有哪些?

发生急性溶血反应后的处理措施包括:①立即停止输血,并通知医生;②给予氧气吸入,建立静脉通道,遵医嘱给予升压药或其他药物治疗;③将剩余血、病人血标本和尿标本送化验室进行检验;④双侧腰部封闭并用热水袋热敷双侧肾区,解除肾小管痉挛,保护肾脏;⑤碱化尿液:静脉注射碳酸氢钠,增加血红蛋白在尿液中的溶解度,减少沉淀,避免阻塞肾小管;⑥严密观察生命体征和尿量,插入导尿管,检测每小时尿量,并做好记录,若发生肾衰竭,行腹膜透析或血液透析治疗;⑦若出现休克症状,应进行抗休克治疗;⑧心理护理:安慰病人,消除其紧张、恐惧心理。

27.灾害救援中造成血液供应困难的原因有哪些？

(1)短时间内用血需求量大幅度增加,采供血量剧增,使采供血人员、设备、耗材以及血源的组织协调和血液的质量控制工作强度增大。

(2)特大灾害后交通瘫痪,导致采供血机构血液采集、运输等能力受到限制或丧失,使血液采集能力和供血能力受到限制或丧失。

(3)无法充分评估血液需求,血液供应短缺。灾害初期血液短缺,短时间内用血量剧增,常造成采血机构集中采血,但灾难发展无法预测,血液不能长期保存且献血人员存在献血周期的问题,常导致血液浪费,造成血荒。

(4)突发事件期间受不可预知的因素影响,可造成电力、计算机网络及通信系统瘫痪,这些均可影响采供血工作环境、仪器设备的正常开展,使正常血液供应无法进行,导致需求与供给矛盾。

(5)输血安全性下降。在灾难等突发事件下,正常医疗秩序受到威胁,医务人员的超时、超负荷工作会加大输血的风险。

第四节　清　创

1.清创术的定义是什么？

清创术是用外科手术的方法,清除开放伤口内的异物,切除坏死、失活或严重污染的组织、缝合伤口,使之尽量减少污染,甚至变成清洁伤口,达到一期愈合,有利于受伤部位的功能和形态的恢复。

2.清创术的目的有哪些？

清创术的目的包括:①清除创面及其周围皮肤上的污物;②切除污染组织;③切除失活组织;④清除异物;⑤清除血肿、消灭死腔。

3.清洁创口的定义是什么？

清洁创口是指相对新鲜的创口(小于 12 小时),污染轻,可分为擦伤、挫伤、撕裂伤、撕脱伤、刺伤、撞击伤等。

4. 清创的基本步骤有哪些？

(1)先用无菌敷料覆盖伤口,用无菌刷和肥皂液清洗周围皮肤。

(2)去除伤口敷料后,可取出明显可见的异物、血块及脱落的组织碎片,用生理盐水反复冲洗。

(3)施行麻醉,擦干皮肤,用碘酊、酒精消毒皮肤,铺盖消毒手术巾准备手术。

(4)沿原伤口切除创缘皮肤1～2 mm,必要时可扩大伤口,但肢体部位应沿纵轴切开。

(5)由浅至深,切除失活组织,清除血肿、凝血块和异物,对损伤的肌腱和神经可酌情进行修复或仅用周围组织掩盖。

(6)清理伤口时重新结扎,除去污染线头,渗血可用温盐水纱布压迫止血,或用凝血酶等局部止血剂止血。

(7)再次用生理盐水反复冲洗伤腔,污染重者可用3%过氧化氢溶液清洗后再以生理盐水冲洗。

(8)彻底清创后,伤后时间短和污染轻的伤口可给予缝合。

5. 如何根据受伤的时间进行清创术的选择？

(1)伤后6～8小时内的新鲜伤口,污染伤口的细菌尚未侵入组织深部,也未大量繁殖,在病人全身情况许可的条件下,均应清创,并Ⅰ期缝合伤口。

(2)如果局部污染不严重,伤口整齐,受伤即使超过6～8小时,但在24小时内,感染尚未确立,伤后已应用抗生素,仍可争取作清创术。

(3)受伤时间已超过24小时,伤口已有感染,只作简单清理,不宜关闭伤口;火器伤一般只作清创,不宜Ⅰ期缝合伤口。

6. 在清创术中如何进行伤口的清洗与消毒？

(1)先用无菌纱布填塞伤口,剃除伤口周围毛发,剪除患者指甲。

(2)术者戴手套,用消毒肥皂液刷洗伤口周围皮肤一遍后,再用消毒盐水冲洗干净,更换毛刷重复刷洗 2～3 遍,刷洗范围至少距离伤口 20 cm。

(3)取出填塞伤口中的纱布,用生理盐水冲洗伤口,注意每一个死角。明显的出血点应先钳夹止血。再以 3％过氧化氢溶液或 1∶5000 高锰酸钾溶液冲洗伤口,用生理盐水冲洗干净药液。然后将活力碘溶液稀释 10 倍后用于冲洗或稀释 100 倍后浸泡 5 分钟,再用生理盐水冲洗,擦干皮肤。

(4)伤肢常规用 3％碘酊和 70％乙醇溶液或活力碘溶液消毒皮肤,铺无菌巾,术者重新洗手,穿无菌手术衣,戴手套进行伤口处理。

7. 如何进行皮肤的清创?

(1)伤口整齐,伤后时间短,污染不重,皮缘可不切除。

(2)皮缘不整齐者,可用锐刀沿创缘切除 1～2 mm 无活力皮肤,并使创缘整齐。

(3)若皮肤失去生机,应切除直至出血为止,要尽量少切除正常皮缘尤其颜面部、手部、关节等处的皮肤。

(4)皮肤大块撕脱,但尚有生机者不可切除。如果血运已有障碍,可将皮下脂肪组织尽量剪成中厚皮片,做植皮覆盖创面。

8. 在清创术中如何进行血管损伤的处理?

(1)毛细血管:用温盐水纱布垫压迫止血,或钳夹结扎止血。

(2)较大血管:若侧肢循环良好,不妨碍远端血运,可以用丝线双重结扎;若危及肢体远端血液循环的主要血管损伤,不予结扎,用血管夹控制出血,将污染的断端剪除 1～2 mm 后无张力下吻合或自体血管移植。

9. 清创术中修复和缝合的步骤有哪些?

(1)先将骨折复位,如受伤时间较短,污染不太严重,应作内固定;如污染严重,受伤时间长,可选用骨外固定架或骨牵引等方法。

(2)缝合肌腱和肌肉:要求达到良好的对合,缝合口平滑,避免露出肌腱的粗糙面,以防粘连。

(3)修复血管和神经:影响肢体血供的主要血管损伤,必须修复,严格按照无创原则,吻合血管。

(4)关闭伤口:若皮肤无缺损,可直接缝合;若皮肤大片缺损,可在其他肢体取中厚皮植皮或利用撕脱的皮肤,去除皮下脂肪,剪成中厚皮片植皮覆盖创面。

10. 清创术术后的治疗和护理措施包括哪些?

(1)严密观察病情变化,有无多发伤的存在以及心肾功能情况。

(2)给予抗休克、抗感染治疗,预防特异性感染。

(3)固定、抬高患肢,对包扎固定的肢体,应观察肢端血循环、血管搏动、皮肤的颜色、温度、肿胀等情况。

(4)酌情使用镇静、止痛及安眠药物。

(5)对于血管损伤缝合修复者,术后酌情使用抗凝剂和解痉药物;对于神经损伤修复者,术后要用大量 B 族维生素及营养神经药物。

(6)如局部发生感染,应折线引流,按感染伤口换药处理,并适当延长应用抗生素的时间或增加其用量。

第五节　止血、包扎和固定

1. 外伤出血的分类有哪些?

(1)动脉出血:鲜红色,出血呈喷射状,出血速度快,危险度最大。

(2)静脉出血:暗红色,血流较缓慢,但不同部位的出血速度不同。

(3)毛细血管出血:血从伤口渗出,常可自行凝固止血,当伤口较大时,也可造成失血性休克。

2. 常用的止血材料有哪些?

现场急救时常用的止血材料包括消毒敷料、绷带、止血带等,紧急情况下可用干净的毛巾、衣物代替,禁用绳索、电线或铁丝等物品。

3. 常用的止血方法有哪些？

(1)加压包扎止血法：适用于伤口表浅、仅有小血管或毛细血管损伤，可分为：①加压包扎止血法：将无菌敷料覆盖在伤口上，再用绷带或三角巾以适当压力包扎，其松紧度以能达到止血目的为宜；②间接加压止血法：对于伤口内有异物(如小刀、玻璃片等)残留时，应保留异物，并在伤口边缘用敷料等将异物固定，然后用绷带、三角巾等对伤口边缘的敷料进行加压包扎。

(2)指压动脉止血法：用手指、手掌或拳头压迫伤口近心端动脉，以阻断动脉血运，达到临时止血的目的。

(3)屈曲肢体加垫止血法：适用于四肢出血量较大、肢体无骨折或无关节脱位者。

(4)填塞止血法：适用于四肢有较深、较大的伤口或盲管伤、穿透伤，用消毒的纱布等敷料填塞在伤口内。

(5)止血带止血法：适用于四肢有较大血管损伤或伤口大、出血量多，采用加压包扎等其他方法仍不能有效止血者。

4. 颈部、面深部及头皮部出血时应如何止血？

可用拇指或其他四指压迫同侧气管外侧与胸锁乳突肌前缘中点之间的强搏动点——颈总动脉，将其用力向后压向第六颈椎横突，达到止血的目的。

5. 止血带止血法的注意事项有哪些？

止血带使用不当可造成神经、软组织或肌肉的损伤，甚至危及伤员生命，因此，使用止血带止血法时应注意以下内容：

(1)部位恰当：应扎在伤口的近心端，并尽量靠近伤口，但不强调"标准位置"的限制(以往认为上肢出血应扎在上臂的1/3处，下肢应扎在大腿的中上部)，也不受前臂和小腿"成对骨骼"的限制。

(2)压力适当：扎止血带的松紧度要适宜，以出血停止、远端摸不到动脉搏动、止血带最松状态为宜。一般上肢压力为 33.3～40.0 kPa(250～

300 mmHg),下肢压力为 53.2～66.5 kPa(400～500 mmHg)。

(3)时间不可过长:①使用止血带时间较长,应每隔0.5～1 小时放松1 次,每次放松 2～3 分钟,放松后再在稍高的平面扎止血带;②如需继续使用,两次应间隔 5～10 分钟;③累计使用时间最长不超过 3 小时。

(4)止血带下应加衬垫,止血带上要有明显的标记,记上患者姓名及使用止血带的时间。

(5)做好松解准备:在松止血带前应补充血容量,做好抗休克和止血用器材的准备。

6. 伤口包扎的目的是什么?

(1)保护伤口,防止进一步污染;固定敷料和骨折位置。

(2)压迫止血、减轻疼痛。

(3)保护内脏和血管、神经、肌腱等重要解剖结构。

(4)有利于转运和进一步治疗等。

7. 包扎的常用材料有哪些?

包扎的常用材料为无菌敷料、尼龙网套、各种绷带、三角巾、四头带或多头带、胸带、腹带、胶布、别针或夹子等(某些特殊部位可用丁字带等)。在紧急情况下可就地取材,用洁净的毛巾、衣服、领带、围巾、被单等代替。

8. "8"字形包扎法的操作方法是什么? 适用于哪些部位?

(1)操作方法:"8"字形包扎法是在伤处上下,将绷带由下而上,再由上而下,重复作"8"字形旋转缠绕,每周遮盖上周的 1/3～1/2。

(2)适用部位:适用于直径不一致的部位或屈曲的关节,如肩、髋、膝等部位伤口的包扎。

9. 下颌部位损伤应如何包扎?

可使用下颌式包扎法:将三角巾底边折至顶角呈三四横指宽,留出顶角及系带。将顶角及系带放于后颈正中,两端往前,右端包裹下颌,至伤员右耳前与左端交叉,两端分别经耳前与下颌部,在头顶连同系带拉上一同打结。

10. 胸部外伤应如何包扎？

可使用三角巾包扎法：将三角巾底边横放在胸部，约在肘弯上 3 cm，顶角越过伤侧肩垂向背部，三角巾的中部盖在胸部的伤处，两端拉向背部打结，顶角也和该结一起打结。

11. 肋骨骨折的处理原则是什么？

(1)单处肋骨骨折后，伤员表现为肋骨区域局部疼痛，骨折处有明显压痛和骨擦感，胸廓挤压试验阳性，这种创伤一般可自行痊愈，不需包扎处理。

(2)严重胸部损伤造成多根多处的肋骨骨折时，可出现胸壁软化和反常呼吸，则需要紧急包扎处理。小范围的胸壁软化需要用胶带或弹力胸带固定，大范围的胸壁软化则需尽早进行内固定术。

12. 腹部外伤伴有内脏脱出者应如何处理？

面对腹部外伤伴有内脏脱出者，不要立即还纳内脏，应采用浸湿了等渗盐水的大块敷料覆盖，再扣以无菌盛物盆，以防止肠管等内脏进一步脱出，然后再行包扎固定。

13. 异物刺入后现场应如何处理？

应先将异物露在体表的一端固定，再用带子、棉线等紧贴刺入物的根部，将异物扎紧固定于体表，防止异物继续刺入体内或脱出体外，最后用敷料包扎伤口，送往医院。

14. 包扎的注意事项有哪些？

(1)包扎前应尽可能暴露伤口，尽量保持伤口干净，保持伤口内刺入异物的原状。

(2)包扎伤口时，先简单清创并盖上消毒纱布，然后再用绷带缠绕。

(3)包扎时松紧要适宜，过紧会影响局部血液循环，过松易致敷料脱落或移动。

(4)包扎时要使病人的体位保持舒适，皮肤皱褶及骨隆突处应用棉垫等保护。

（5）包扎方向为自下而上，由左向右，从远心端到近心端包扎，以助静脉血的回流。

15. 对骨折部位固定的目的是什么？

对骨折部位固定的目的包括：①限制受伤部位的活动度，防止骨折端在搬运时移动而损伤软组织、血管、神经和内脏；②减轻疼痛，有利于防止休克；③便于转运。

16. 骨折固定的原则有哪些？

骨折固定的原则包括：①救命在先，固定在后；②先止血包扎，后固定；③就地固定（除非现场有危险）；④不要盲目复位骨折；⑤严禁将骨折断端送回到伤口内；⑥包扎松紧要适度，要露出手指或脚趾。

17. 常用的骨折固定方法有哪些？

常用的骨折固定方法有：①锁骨骨折固定法；②肱骨骨折固定法；③前臂骨折固定法；④大腿骨折固定法；⑤小腿骨折固定法；⑥脊柱骨折固定法。

18. 锁骨骨折应如何固定？

（1）方法一：将毛巾或敷料垫于两腋窝前上方，三角巾折叠成带状，两端分别绕两肩呈"8"字形，拉紧三角巾的两头，在背后打结，尽量使两肩后张。

（2）方法二：也可于背后放一"T"字形夹板，然后在两肩及腰部各用绷带包扎固定。如仅有一侧锁骨骨折，用三角巾把患侧手臂悬吊在胸前，限制上肢活动即可。

19. 前臂骨折应如何固定？

协助患者屈肘90°，拇指向上，取两块合适的夹板，其长度超过肘关节至腕关节的长度，分别置于前臂的内、外侧，然后用绷带于两端固定牢，再用三角巾将前臂悬吊于胸前呈功能位。

20. 大腿骨折应如何固定?

取一长夹板放在伤腿的外侧,长度自足跟至腰部或腋窝,另用一夹板置于伤腿内侧,长度自足跟至大腿根部,然后用绷带或三角巾分段将夹板固定。

21. 脊柱骨折应如何固定?

数名救援者联合将伤员整体托起,放于木板或脊柱固定板上,用布条、绷带或专用压缩带将伤员固定于木板或脊柱板上。该方法适用于颈、胸、腰椎骨折的固定。

22. 骨盆骨折应如何固定?

使伤员处于仰卧位,在其两膝下放置软垫,用宽布带从臀后向前绕骨盆,捆扎紧,然后在髋关节、膝关节和踝关节上各用绷带束紧固定。

23. 肱骨骨折应如何固定?

取长、短两块夹板,长夹板置于上臂的后外侧,短夹板置于前内侧,在骨折部位上下两端固定,再将肘关节屈曲 90°,使前臂呈中立位,用三角巾将上肢悬吊,固定于胸前。

24. 骨折固定的注意事项有哪些?

(1)如有伤口出血,应先止血、包扎,再固定骨折部位;如有休克,则应先进行抗休克处理。

(2)在处理开放性骨折时,不可把刺出皮肤的骨端送回伤口,以免造成污染。

(3)夹板长度与宽度要与骨折的肢体相适应。

(4)夹板不可与皮肤直接接触,其间应垫软织物,尤其在骨隆突部和悬空部位更应注意,以免受压或固定不妥。

(5)固定应松紧适度,以免影响血液循环,一般以固定绷带能上下移动 0.5~1.0 cm 为宜。

(6)固定中应避免不必要的搬动,不可强制伤员进行各种活动。

第六节 搬 运

1. 什么是搬运?

搬运是指救护人员用人工的方式或利用简单的工具,把伤员从事发现场移动到能够救治的场所,或把经过现场救治的伤病员移动到专用运输工具上。

2. 搬运的方法有哪些?

(1)担架搬运法:主要包括利用帆布担架、绳索担架、被服担架、板式担架、铲式担架、四轮担架等对伤员的搬运。

(2)徒手搬运:主要分为单人搬运、双人搬运、三人搬运和多人搬运。

3. 单人搬运有哪些方法?

(1)扶持法:适用于病情较轻、能够站立行走的病人。救护者站在病人一侧,此时病人靠近救护者的一侧上臂,揽着救护者的头颈,然后救护者用外侧的手牵着病人的手腕,另一只手伸过病人背部扶持他的腰,使其身体略靠着救护者,扶着行走。

(2)爬行法:适用于在狭窄空间或浓烟的环境下清醒或昏迷的伤者。

(3)抱持法:适用于年幼伤病者,没有骨折、伤势不重的体轻者,是短距离搬运的最佳方法。救护者蹲在伤病者的一侧,面向伤员,一只手放在伤病者的大腿下,另一只手绕到伤病者的背后,然后将伤病者轻轻抱起。如有脊柱或大腿骨折,则禁用此法。

(4)背负法:适用于老幼、体轻、清醒的伤病者。救护者站在病人前面,呈同一方向,微弯背部,将病人背起;胸部创伤病人不宜采用背负法。如病人卧于地上不能站立,则救护人员可躺在病人一侧,一只手紧握伤者后,另一只手抱其腿,用力翻身,使其负于救护者背上,而后慢慢站起。

4.双人搬运有哪些方法？

(1)轿杠式:适用于清醒的伤病者。两名救护者面对面各自用右手握住自己的左手腕。再用左手握住对方右手腕,然后蹲下,让伤病者将两上肢分别放到两名救护者的颈后,再坐到相互握紧的手上。两名救护者同时站起,行走时同时迈出外侧的腿,保持步调一致。

(2)双人拉车式:适用于意识不清的伤病者。将伤病者移上椅子、担架或在狭窄地方搬运伤者。两名救护者,一人站在伤病者的背后,将两手从伤病者腋下插入,把伤病者两前臂交叉于胸前,再抓住伤病者的手腕,把伤病者抱在怀里,另一人反身站在伤病者两腿中间,将伤病者两腿抬起,两名救护者一前一后地行走。

5.昏迷伤员该如何搬运？

使患者侧卧或俯卧于担架上,头偏向一侧,以防其舌根后缩引起窒息,同时有利于呼吸道分泌物的引流,防止呕吐物误吸。

6.骨盆损伤的伤员该如何搬运？

骨盆伤者应将骨盆用三角巾或大块包扎材料做环形包扎。搬运时让伤员仰卧于门板或硬质担架上,膝微屈,下部加垫。

7.脊椎损伤的伤员该如何搬运？

搬运时,应严防颈部和躯干部前屈或扭转,应使脊柱保持伸直。搬动颈部损伤的伤员时,应由3～4人一起搬动,一人专管头部的牵引固定,使其头部保持与躯干成直线的位置,维持颈部不动。其余3人蹲在伤员的同一侧,两人托住躯干,一人托住下肢,一齐起立,将伤员放在担架上。

8.腹部内脏脱出的伤员该如何搬运？

包扎后取仰卧位,屈曲下肢,并注意腹部保温,防止肠管过度胀气。

9.身体带有刺入物的伤员搬运过程中的注意事项有哪些？

(1)先包扎好伤口、固定好刺入物方可搬运。

(2)应避免挤压、碰撞。刺入物外露部分较长时,要有专人负责保护刺入物。

(3)途中严禁震动,以防止刺入物脱出或深入。

10. 搬运过程中的注意事项有哪些?

(1)搬运前全面体检,并做急救处理。

(2)选用最恰当的搬运方法。

(3)搬运动作要准、轻、稳、快。

(4)搬运过程中,应使伤员头在后、脚在前,以便观察伤员的面部表情、脸色及呼吸等。

(5)密切观察伤情,做必要的处理。

(6)到目的地后,应报告伤情及处理情况。

第七节　消毒隔离

1. 消毒隔离的定义是什么?

消毒隔离是最有效的预防和控制感染的发生的方法之一,其中消毒是指杀灭或清除传播媒介上的病原微生物,以指示杀菌因子的强度(或浓度)和作用时间是否符合消毒或灭菌处理要求。隔离是指断绝接触。消毒隔离是消灭传染来源、切断传播途径和保护易感人群的重要手段,是控制医院感染的关键之一。

2. 什么是手卫生?

手卫生是指医务人员洗手、卫生手消毒和外科手消毒的总称。

(1)洗手:医务人员用肥皂(皂液)和流动水洗手,去除手部皮肤污垢和暂居菌的过程。

(2)卫生手消毒:医务人员使用速干手消毒剂揉搓双手,以减少手部暂居菌的过程。

(3)外科手消毒:外科手术前,医务人员用肥皂(皂液)和流动水洗手,再使用外科手消毒剂清除或者杀灭手部暂居菌和减少常居菌的过程。

3. 手卫生的基本要求有哪些?

手卫生的基本要求包括:①手部指甲长度不应超过指尖;②手部不应戴戒指等装饰物;③手部不应戴人工指甲、涂抹指甲油等指甲装饰物;④卷袖过肘。

4. 外科手消毒应遵循什么原则?

外科手消毒应遵循的原则是:①先洗手,后消毒;②不同患者之间、手套破损或手被污染时,应重新外科手消毒。

5. 手卫生合格的判断标准是什么?

手卫生合格的判断标准包括:①卫生手消毒:监测的细菌菌落总数应≤10 cfu/cm²;②外科手消毒:监测的细菌菌落总数应≤5 cfu/cm²。

6. 在什么情况下需要洗手?

需要洗手的情况包括:①直接接触病人前后,从同一患者身体的污染部位移至清洁部位时;②接触患者黏膜、破损皮肤或伤口前后,接触患者的血液、体液、分泌物、排泄物、伤口敷料等之后;③穿脱隔离衣前后,摘手套后;④进行无菌操作、接触清洁或无菌物品之前;⑤接触患者周围环境及物品后;⑥处理药物或配餐前。

7. 在什么情况下应先洗手再卫生手消毒?

(1)接触患者的血液、体液和分泌物以及被传染性致病污染的物品后。

(2)直接为传染病患者进行检查、治疗、护理或处理传染病患者污物之后。

8. 无菌技术的相关概念有哪些?

(1)无菌技术:是指在执行医疗、护理技术过程中,防止一切微生物侵入机体和保持无菌物品及无菌区域不被污染的操作技术和管理方法。

(2)无菌物品:经过物理或化学方法灭菌后,未被污染的物品称无菌物品。

(3)无菌区域:经过灭菌处理而未被污染的区域,称无菌区域。

(4)非无菌物品或区域:未经灭菌或经灭菌后被污染的物品或区域,称非无菌物品或区域。

9. 无菌技术操作有哪些原则?

(1)环境清洁:进行无菌技术操作前半小时,停止卫生处理,减少人员走动,以减少室内空气中的尘埃。治疗室每日用紫外线灯照射消毒一次。

(2)工作人员:无菌操作前,衣帽穿戴整洁,口罩遮住口鼻,修剪指甲、洗手。

(3)物品管理:无菌物品必须存放于无菌包或无菌容器内,无菌包外注明物品名称,有效期以 1 周为宜,并按有效期先后顺序排放。无菌物品和非无菌物品应分别放置。无菌物品一经使用或过期、潮湿,应重新进行灭菌处理。

(4)取无菌物:操作者身距无菌区 20 cm,取无菌物品时须用无菌持物钳(镊),不可触及无菌物品或跨越无菌区域,手臂应保持在腰部以上。无菌物品取出后,不可过久暴露,若未使用,也不可放回无菌包或无菌容器内。疑有污染,不得使用。

(5)一物一人:一套无菌物品只供一个病人使用,以防交叉感染。

10. 在什么情况下应戴手套或脱手套?

(1)戴手套:①进行无菌操作之前;②接触血液或其他体液之前,不管是否进行无菌操作和接触破损皮肤和黏膜组织;③接触实施接触隔离措施的患者和患者周围区域之前。

(2)脱手套:①手套破损或疑有破损时;②接触血液、其他体液、破损皮肤和黏膜组织之后,操作结束之后;③接触每个患者和患者周围环境或污染的身体部位之后。

11. 隔离的定义及原则分别是什么?

隔离是指采用各种方法、技术,防止病原体从患者及携带者传播给他人的措施。隔离的原则主要包括:

(1)在标准预防的基础上,医院应根据疾病的传播途径(接触传播、飞沫传播、空气传播和其他途径的传播），结合本院的实际情况，制定相应的隔离与预防措施。

（2）一种疾病可能有多重传播途径时，应在标准预防的基础上，采取相应传播途径的隔离与预防措施。

（3）隔离病室应有隔离标志，并限制人员的出入，黄色为空气传播的隔离，粉色为飞沫传播的隔离，蓝色为接触传播的隔离。

（4）传染病患者或可疑传染病患者应安置在单人隔离房间。

（5）受条件限制的医院，同种病原体感染的患者可安置于一室。

12. 在什么情况下要穿隔离衣？

（1）接触经接触传播的感染性疾病患者和患者周围环境时。

（2）皮肤或衣服可能接触患者的血液、体液、分泌物和排泄物时。

（3）接触的患者有非自制性的分泌物或排泄物时。

（4）进入重点部门，如 ICU、NICU、保护性病房等，是否需穿隔离衣，应视人员进入目的及与患者接触的状况，或根据医疗机构的内部规定而定。

13. 在什么情况下要穿防护服？

（1）接触甲类或按甲类传染病管理的患者时。

（2）接触疑似或确诊 SARS、禽流感或大流行流感等患者时，应遵循最新感染控制指南。

14. 什么是标准预防？

标准预防是指将所有患者视为具有潜在感染性患者，即认为患者的血液、体液、分泌物、排泄物均具有传染性，不论是否有明显的血液或是否接触非完整的皮肤与黏膜，必须采取防护措施。特点是既要防止血源性疾病的传播，也要防止非血源性疾病的传播；强调双向防护，既要预防疾病由患者传至医务人员，又要防止疾病从医务人员传至患者。

15. 标准预防的措施有哪些？

（1）进行有可能接触患者血液、体液的诊疗、护理、清洁等工作时，应戴清洁手套，操作完毕，脱去手套后立即洗手或进行卫生手消毒。

(2)在诊疗、护理操作过程中,有可能发生血液、体液飞溅到面部时,应戴外科口罩、防护眼镜或防护面罩;有可能发生血液、体液大面积飞溅或污染身体时,应穿戴具有防渗透性能的隔离衣或围裙。

(3)在进行侵袭性诊疗、护理操作过程中,如在置入尿管、经椎管穿刺时,应戴医用外科口罩等医用防护用品,并保证光线充足。

(4)使用后针头不应回套针帽,确需回套时,应单手操作或使用器械辅助;不应用手直接接触污染的针头、刀片等锐器。废弃的锐器应直接放入耐刺、防渗漏的专用锐器盒中;重复使用的锐器应放在防刺的容器内密闭运输和处理。

(5)接触患者黏膜或破损的皮肤时应戴无菌手套。

(6)应密封运送被血液、体液、分泌物、排泄物污染的被服。

(7)有呼吸道症状(如咳嗽、鼻塞、流涕等)的患者、探视者、医务人员等应采取呼吸道卫生(咳嗽礼仪)相关感染控制措施。

16.如何做好灾区环境的消毒工作?

灾区环境的消毒工作应规范地展开,既要有效地消除生活环境中的病原微生物,又要防止消毒过度对环境产生负面影响,主要包括:

(1)明确消毒对象:消毒工作需要在专业人员的正确评估、科学指导下进行,如评估灾后灾民集中安置点的内外环境、生活饮用水源、有关公共场所等基础设施、房屋等居住环境、厕所、垃圾场、禽畜等动物尸体、遇难者尸体以及其他需要进行环境清理的场所,可作为环境消毒的主要对象。

(2)避免过度消毒:对于不需要进行消杀的地方,尽量不要进行消杀,避免对环境和生态造成不必要的破坏。

(3)选择合适消毒剂:漂白粉、漂粉精等含氯消毒剂具有广谱、高效、价格便宜、供应充足、使用方便等特点,可作为灾区最常用的消毒剂。

(4)做好自我防护:现场消毒人员要注意呼吸道、口腔、鼻腔黏膜的卫生和保护。

(5)评价:做好消毒效果的评价工作。

第八节　尸体处理

1. 一般在死亡后多长时间内进行尸体护理？

尸体护理应在医生开具死亡诊断后，并得到家属许可后尽快进行，这样既可减少对其他病人的影响，也可防止尸体僵硬。

2. 尸体护理的目的是什么？

(1)使尸体清洁，维护良好的尸体外观，易于辨认。

(2)安慰家属，减少哀痛。

3. 遇难者的尸体处理原则有哪些？

(1)遵守人道主义的价值和原则。

(2)获得司法授权和失去亲人者的知情同意，给失去亲人者充分尊重。

(3)需要辨明身份而不能马上处理者，存放时间应尽量缩短。

4. 存放尸体有哪些时间限定？

(1)在平均气温低于 20 ℃的情况下，自然存放不宜超过 4 天。

(2)存放在尸袋中可适当延长存放时间，但应在尸体上下撒盖漂白粉。

(3)夏季应及时进行处理。

5. 尸体包裹有哪些要求？

(1)首选统一制作的裹尸袋。

(2)其次可选用逝者生前使用的被褥等包裹。

(3)尸体的包裹尽量严紧结实。

(4)对轻度腐烂的一般性尸体无须进行消毒除臭处理，在尸体周围环境可适当喷洒消毒除臭剂，以减轻周围环境的臭度。

(5)在尸体高度腐烂时，要在裹尸袋内加棉织物吸收渗液，并适当撒漂白粉或其他消毒除臭剂。

6. 如何做好传染病病人的尸体护理？

传染病病人的尸体应使用消毒液擦洗，并用消毒液浸泡的棉球填塞各孔道，尸体用尸单包裹后装入不透水的袋中，袋外贴上传染标识。

7. 尸体清理工作人员有哪些防护要求？

(1)要有一定的防护意识和卫生防护设备，须戴医用防护口罩和手套，穿工作服和胶鞋。

(2)尽量避免意外擦伤，出现外伤时及时进行医疗处理。

(3)注意个人卫生，及时洗手。

第九节 气管插管术

1. 什么是气管插管术？在抢救患者时的作用是什么？

(1)定义：气管插管术是指将一根特制的导管经口或鼻通过声门直接插入气管内的技术。

(2)作用：①气管插管是通过气道途径给予脂溶性复苏药进行心肺复苏的唯一方法，当静脉通道无法建立时，肾上腺素、利多卡因、阿托品等均可通过气道途径给药；②开放气道，减少气道阻力及死腔，保证肺通气和肺换气，使患者获得最佳肺泡通气和供氧；③有利于直接进行气管内吸引，减少胃内容物、唾液、血液及呼吸道分泌物等误吸；④与简易呼吸器或呼吸机连接进行机械辅助呼吸，便于呼吸道管理，使胸外心脏按压能不间断进行。

2. 气管插管的适应证有哪些？

(1)呼吸、心搏骤停行心肺脑复苏者。

(2)呼吸功能衰竭需进行有创机械通气者。

(3)呼吸道分泌物不能自行咳出，需要直接清除或吸出气管内痰液者。

(4)误吸患者插管吸引，必要时作肺泡冲洗术者。

3.气管插管的禁忌证有哪些?

气管插管没有绝对禁忌证,但当患者有下列情况时,操作应慎重:①喉头水肿或黏膜下血肿、急性喉炎、插管创伤引起的严重出血等;②颈椎骨折或脱位;③肿瘤压迫或侵犯气管壁,插管可能导致肿瘤破裂者;④面部骨折;⑤会厌炎。

4.气管插管时应如何选择气管导管? 导管内径型号如何选择?

(1)导管的选择:①根据患者的性别、身高、体重、年龄等因素决定,6岁以上一般都采用带气囊的导管;6岁以前的婴幼儿和儿童选用无气囊导管,以免导管内径过小而增加通气阻力。

(2)导管内径型号:①成年女性为 7.0～7.5 mm,成年男性为 7.5～8.0 mm;②8 岁后儿童按照公式:导管内径(mm)=患儿年龄(岁)÷4+4.0;③8 岁前婴幼儿和儿童:未成熟儿 2.5 mm,新生儿 3.0 mm,6 个月 3.5 mm,1岁 4.0～4.5 mm,2 岁 4.5 mm,4 岁 5.0 mm,6 岁 5.5 mm,8 岁 6.0 mm。

5.气管插管的深度如何选择?

(1)气管导管顶端距气管隆嵴大约 2 cm。

(2)置管的深度:经口插管,自门齿计算,成年男性为 22～24 cm,成年女性为 20～22 cm。2 岁以后的小儿按公式:插管深度(cm)=年龄÷2+12。未成熟儿 8 cm;新生儿 9 cm;6 个月 10 cm;1 岁 12 cm;2 岁 13 cm。

(3)经鼻插管深度(距外鼻孔)一般比经口插管长 2～3 cm。

6.判断气管导管位于气管内的方法有哪些?

(1)进气法:气管插管后连接简易呼吸器,挤压球囊,观察胸廓有无起伏,同时听诊两肺呼吸音是否存在和对称。

(2)出气法:气管插管后轻压胸廓导管口有气流;挤压简易呼吸器球囊导管内可见白色气雾;有条件时可将气管导管与 CO_2 探测器或呼气末 CO_2 检测仪相连,出现正常的 $P_{ET}CO_2$ 波形是气管导管位于气管内的可靠指标。

(3)使用喉镜直接观察导管是否在声门内。

第七章　　后送转运

第一节　后送转运概述

1. 后送转运的定义是什么？

后送转运是指在分级救治的指导原则下,利用一切可以利用的资源,将伤员从灾害现场转向后方医院的过程和措施。

2. 后送转运的目的是什么？

后送转运的目的是使伤员尽快分流,减少灾害现场的医疗资源需求,让伤员更早地接受专业、有效的治疗,降低伤员的死亡率和致残率,提高治愈率。

3. 后送转运的意义是什么？

后送转运的意义包括:①合理配置医疗资源;②减少危重伤员的病死率和致残率;③为灾后重建工作的顺利实施奠定基础。

4. 后送转运有哪些要求？

后送转运的要求主要包括:①早期、快速转运;②正确的检伤分类,确定伤员转运顺序;③严格掌握后送指征;④制订周密的转运计划;⑤选择合适的转运工具;⑥转运过程中持续的监护与救治;⑦做好转运后的交接、信息汇总等。

5. 后送转运有哪些方式？

(1)按转送的起终点分为:现场到一线救援、一线救援到前方医院、前方医院到后方医院。

(2)按转送的工具分为:①步行、人背或担架转运;②骑马或乘坐牛车、骡车或马车转运;③汽车转运,如轿车、卡车、公共汽车等;④救护车转运;⑤铁路转运;⑥海上转运;⑦空中转送。

第二节　后送转运的组织领导

1.建立后送转运指挥组的目的是什么?

目的在于有效利用资源,保证工作有序进行,将伤员快速、安全地转送到后方环境稳定、技术设备条件比较完善的医院进行治疗。

2.什么是中转医疗所?

中转医疗所是指为待后送伤员提供再次检伤、延续治疗、保证安全的一个场所。

3.中转医疗所有哪些任务?

(1)为待后送伤员再次检伤,确定伤员转运次序。

(2)为待后送伤员提供必要的急救和延续治疗。

(3)组织伤员换乘运输工具。

(4)安排过往伤员食宿。

(5)记录医疗文件。

4.医疗后送组的具体任务有哪些?

(1)收集并记录伤员的一般资料、伤情、后送次序等情况。

(2)确定周边地区和邻近省市医疗特长及能迅速接收伤员的数量。

(3)安排伤员去向,与接收医疗单位协商安置伤员的数量和到达时间。

(4)联系运输工具和记录乘坐不同运输工具转运伤员的数量。

(5)做好伤员后送前的准备工作和组织伤员乘坐运输工具。

（6）及时向指挥组报告伤员后送情况。

5. 后送转运中护理人员承担什么样的角色？

（1）灾害现场的紧急救援者。

（2）受灾人员的一线照顾者。

（3）后送转运的管理者。

（4）转运后的联络员、护理者和家访者等。

6. 后送转运中对护送医疗队人员有哪些要求？

（1）接受过专业训练，具备重症患者转运的经验，具有高度的抢救意识、良好的应变能力和过硬的操作技能。

（2）由1名以上专家带队，1名有重症护理资格的护士任组长，另根据具体情况再配备相应专业人员。

（3）根据转运伤员的具体情况和运输距离、伤员人数来确定护送医疗队的人数。

7. 护送医疗队应配备哪些物资？

护送医疗队应配备多功能心电监护仪、急救药品、脚踏式吸引器、除颤仪、便携式呼吸机、简易呼吸气囊、氧气袋、输液器、便器、转运担架等。

8. 伤员后送前的准备工作有哪些？

（1）检伤分类，做好伤员救治及转运的先后顺序安排。

（2）对伤员进行必要的治疗与护理，保持病情稳定。

（3）评估伤员的搬运工具和转运方式。

（4）评估和准备伤员转运的护送医疗队人数及物资。

（5）制定统一的转运表格并做好记录。

（6）最后确定方案。

9. 伤员转运的次序是什么？

伤员转运可以通过快速的生命体征监测、观察伤员反应和受伤部位、使用创伤 AIS 评分来确定优先次序。

（1）第一优先转运：危重伤员，如简明损伤定级评分（the abbreviated

injury scale,AIS)≥3 分,或年龄＞55 周岁、妊娠＞20 周、儿童、有严重基础疾病者；头、颈、躯干、肘和膝盖近端穿透伤者；连枷胸、两处或多处近端长骨骨折者等。

(2)第二优先转运：中度伤员,如创伤 AIS 评分为 2～3 分者；闭合性脑挫伤病情稳定者；多根肋骨骨折伴血气胸行胸腔闭式引流术后伤情稳定者；脊柱骨折者等。

(3)第三优先转运：轻度伤员,如创伤 AIS 评分为 1～2 分者；头皮裂伤术后、脑震荡、头皮血肿者；鼻骨骨折、下颌骨骨折者等。

10. 伤员转运前需做哪些初步处理？

(1)维持呼吸功能,保证气道通畅。

(2)建立静脉通道,维持循环功能。

(3)维持中枢神经系统功能,记录神经系统检查结果和 GCS 评分。

(4)对骨折患者进行妥善固定,处理肌腱、血管和神经损伤。

11. 伤员后送转运的基本条件是什么？

(1)途中无生命危险者。

(2)经初步处理后伤情稳定者。

(3)有活动性出血但已行有效的止血、包扎者。

(4)有骨折但已行妥善固定者。

(5)现场条件有限,无法对伤员行有效救治时,可在严密监护下紧急转运。

12. 后送转运的禁忌证有哪些？

(1)有活动性出血者。

(2)休克未得到纠正者。

(3)骨折未妥善固定或肢体血运不良者。

(4)颅脑损伤有发生脑疝风险者。

(5)颈椎损伤伴高位截瘫,途中易出现呼吸功能障碍或其他病情恶化者。

(6)呼吸道梗阻或不能维持呼吸功能者。

(7)胸部损伤伴大量血气胸;开放性气胸、张力性气胸未得到有效处理者。

(8)途中无监护或未与接收医疗单位取得联系者。

13. 如何保证途中的持续监护与救护?

(1)根据伤员病情,妥善摆放体位。

(2)转运过程中持续监护,动态评估伤员的病情,保持必要的救护。

(3)做好伤员的生活照顾,满足伤员的生活需求。

(4)联络员应积极与后方联系,详细汇报伤员病情以及已给予的处理,保证"无缝连接"。

14. 后送转运有哪些注意事项?

(1)严格把握转运顺序:危及生命安全、需要立即接受治疗的严重创伤者＞需要急诊救治的可能有生命危险的伤员＞需要医学观察的非急性损伤者＞不需要医疗帮助或现场已经死亡者。

(2)保证通讯畅通:与中转站及护送医院随时保持联络。

(3)后送转运前安全性评估:转运前再次对伤员进行评估,确保转运途中安全。

(4)知情同意:取得伤员及家属对相关内容的知情同意。

第三节 后送转运运输工具及护理

1. 担架的种类、适用范围和优缺点分别是什么?

(1)种类:帆布担架、绳索担架、被服担架、铲式担架、包裹式担架、充气担架、四轮担架、新式脊椎损伤制式担架等,必要时可使用门板、床板充当担架。

(2)适用范围:火线、杀伤区、连营间和各级救治机构内部搬运伤员。

(3)优缺点:①优点:舒适平稳,简单便利,受天气道路影响较小,适合各类重伤员的运输;②缺点:占用劳动力多,速度慢,容量小。

2. 急救汽车的种类、适用范围和优缺点分别是什么?

(1)种类:①救护车:小型、中型和大型;②普通汽车。

(2)适用范围:各级伤员后送均适用。

(3)优缺点:①优点:速度快,载量大,受气候影响小,前方后方、长途短途均可使用,急救设备全,且具有防风雨、防暑和防震功能;②缺点:对道路条件要求高,震动对伤员影响较大。

3. 转运火车的种类、适用范围和优缺点分别是什么?

(1)种类:制式卫生列车和临时编组(普通客车、改装的货车等)。

(2)适用范围:战役后方和战略后方地域转运伤员。

(3)优缺点:①优点:列车容量大,速度快,设备齐全,震动影响小,伤员较为舒适;②缺点:目标大,受道路限制。

4. 转运船只的种类、适用范围和优缺点分别是什么?

(1)种类:海上卫生运输船舶和内河卫生运输船。

(2)适用范围:海上伤员救护。

(3)优缺点:①优点:内河航行平稳舒适,航行中可进行救治和饮食;②缺点:受航道限制,船速较慢,海上航行颠簸大,受气象影响,两船之间伤员换乘困难。

5. 空运后送工具的种类、适用范围和优缺点分别是什么?

(1)种类:直升机、客机和运输机。

(2)适用范围:后主地域(包括越洋空运后送),可直接用于前方战场地区,形成前后衔接的空运后送体系。

(3)优缺点:①优点:速度快、平稳、震动小,不受道路、地形的影响,可减少后送梯队;②缺点:费用高,人员要求高。

6. 后送护理的定义是什么?

后送护理是指将患者搬运至急救运输工具后运输到具有救治条件

的后方医院的整个过程中的急救护理。

7. 担架转运伤员的护理要点有哪些?

(1)卧位:①一般伤员取平卧位;②胸部伤呼吸困难的伤员取半卧位;③颅脑伤、颌面伤及全麻未醒的伤员应使头偏向一侧;④颈椎骨折伤员取仰卧位,在颌下置一小枕,头部用软垫或沙袋固定两侧,防止左右摇摆;⑤胸腰椎骨折使用硬板担架,取仰卧位,在胸腰部用小垫或衣服垫起。

(2)寒冷环境下注意保暖,炎热条件下做好防晒工作,预防中暑。

(3)运送伤员时,头在后,足在前,注意观察伤员的面部表情、面色及呼吸,抬担架行走要平稳,防止颠簸。上下坡时应当特别注意,不使担架过于倾斜。做好管道护理,注意患者安全。

(4)将伤员抬下担架时,搬运者手臂应当从伤员身下伸到对侧,先将伤员上抬,使伤员离开担架,再移至床上,避免拖拽。

8. 卫生车辆转运伤员的护理要点有哪些?

(1)根据伤员的病情特点以及有无晕车史,遵医嘱给予止痛、止血、镇静或者抗感染药物。

(2)长距离运送时,原则上不扎止血带后送,应当尽量改为加压包扎止血,做好管道护理。

(3)按照先重后轻的顺序组织伤员上车,将出血、骨折、截瘫、昏迷等重伤员安排在下铺,每台车或每节车厢上安排1~2名轻伤员,以协助医护人员观察重伤员病情。

(4)选择合适卧位(参考担架转运卧位)。

(5)途中注意伤员的病情观察,做好输液患者和有管道患者的护理。

(6)协助伤员更换衣物、饮水、进食及大小便护理等。

9. 卫生船只后送伤员时应如何进行伤员的搬运和换乘?

(1)搬运:危重伤使用海军担架吊、推、拉或者通过扶梯时,应用担架固定件将伤员固定好,预防二次损伤。从较深部的住舱、机舱或舱口较小的舱室将伤员搬到舱面时,可用吊带、吊兜吊运伤员。

(2)两船舱之间伤员换乘:根据情况选用舷桥换乘、舷吊换乘、高架索传递、马尼拉索传递等方法,也可使用救生艇、救生筏、充气船等中介工具进行换乘。

10. 卫生船只后送伤员应如何安排舱位?

(1)重伤员安排在机器震动小的船只上层的舱室内,轻伤员可安排在船首、尾舱室内。

(2)按照病情先重后轻的顺序进入舱位,骨盆伤、脊柱伤伤员应当选择与船体纵轴方向垂直的床位。

11. 卫生船只后送伤员的护理要点有哪些?

(1)遵医嘱给予止痛、止血、镇静或者抗感染药物。

(2)做好输液、给氧、胸腹腔引流管等管道护理。

(3)在舰船摆动幅度大、震动强的时候,避免口腔测体温,可使用电子测温表测量体温;观察呼吸次数可用棉絮贴于伤员鼻翼或鼻尖上;心脏听诊时伤员可取左侧卧位或身体前倾,听诊器头重压听诊区仔细倾听;测量血压使用表式血压计或电子血压计,表式血压计听诊困难时,可用触摸法触摸肱动脉。

(4)结合伤员病情,安排合适体位,做好伤员的病情监测工作。

12. 空运后送前的准备工作有哪些?

(1)伤员病情:对创伤性休克、颅脑损伤、颌面部损伤、脊柱脊髓损伤、气胸、胸腹部损伤、骨盆、四肢伤、烧伤、血管伤、呼吸麻痹及心脏病等伤员做好相应的处理工作。

(2)空运前1～2小时让伤员进食少量食物,排空大小便,对有晕车史、晕机史的伤员,于空运前30～60分钟给予药物预防。

13. 空运后送伤员应如何安排舱位?

(1)一般轻伤员安置在上层,重点伤员安置在中、下层。

(2)需要输液的伤员安置在靠机尾部和下层。

(3)伤员的头朝向机头方向,脚朝向机尾方向,妥善固定担架。

14. 空运后送伤员的护理要点有哪些?

(1)伤病观察:主要观察瞳孔、体温、脉搏、呼吸、血压和伤部情况。

(2)协助伤情处理:协助医生对病情变化患者进行抢救。

(3)护理操作:对伤员进行静脉穿刺或注射治疗应选择在飞行平稳时进行。

(4)体位:座位伤员尽量使其背部支撑靠背或软物,椅凳高度合适,防止双脚悬空或过分屈曲;担架伤员防止骶尾部和四肢粗隆部位受压或碰撞;晕机伤员尽量取平卧位,头部靠软枕并闭目,耳塞棉花或戴耳罩、耳塞。

(5)管道:对各类管道妥善固定,保持通畅。

(6)协助患者饮水,防止误吸和饮水泼洒。

(7)做好患者呕吐及大小便的护理工作。

第四节　后送转运方式

1. 前接的定义是什么?

前接是指由上级救治机构派出运力,接回下级救治机构的伤病员。一般可分为逐级前接和越级前接:①逐级前接:指按建制由上一级救治机构到下一级机构接回伤病员,是常用的前接方式;②越级前接:指越过下一级或两级救治机构接回伤病员,一般空运后送时常越级前接。

2. 后转的定义是什么?

后转是指下一级救治机构用所掌握的运力,将伤病员送至上级救治机构。一般可分为逐级后转和越级后转:①逐级后转:指将伤病员逐级送到上一级救治机构;②越级后转:指将伤病员越过上一级或两级送达救治机构。

3. 前接和后转各有何优缺点？

(1)前接：①优点：上级可掌握全局和伤员后送的主动性，更合理地使用运力，避免忙闲不均，以提高运输工具的使用效率，便于控制预备运力，以应付意外情况；②缺点：当上下级通信联络不畅通时，影响下级伤员及时后送。

(2)后转：①优点：使伤病员的后送及时、主动；②由于运力分散使用，可能出现忙闲不均的现象，出现意外时难以应付。

4. 院际转运时应评估哪些因素？

院际转运时应综合评估患者的疾病特征、转运距离、转运缓急、转运环境、护送人员、携带设备、准备时间、路况和天气以及患者的经济承受能力等。

5. 伤员后转结束后需要做哪些工作？

(1)交接：认真与接收人员进行口头及书面详细交接，包括伤员的情况、运送途中的有关处置、病历资料、伤员个人物品及伤员后送总数量等。

(2)人员收拢：后送人员整理所携带的医疗物品及一般物品，负责带回原单位；全体人员到指定地点集合。

(3)汇报：后送负责人清点医护人员人数，向指挥组汇报后送工作完成情况，组织人员返回。

第五节　监　护

1. 重症监护的定义是什么？

重症监护是指运用先进的监护治疗仪器和先进的诊疗技术对危重患者进行持续的病情观察，并根据病情的变化随时作出正确的判断，准确无误地治疗和护理，以达到阻止病情发展、恢复受损害器官生理功能、挽救患者生命的目的。

2. 危重症患者查体的顺序是什么?

危重症患者查体按照"ABC"的顺序:A 为气道(airway),B 为呼吸(breathing),C 为循环(circulation),再系统检查其他器官功能。

3. 呼吸系统功能监测包括哪些项目?

呼吸系统功能监测包含:①呼吸运动监测;②呼吸容量监测;③呼气末二氧化碳监测;④脉搏血氧饱和度(pulse oxygen saturation,SpO_2)监测;⑤呼吸力学监测;⑥动脉血气分析监测。

4. 呼吸系统监护的一般观察包括哪些内容?

(1)注意病人呼吸节律、频率、方式及呼吸音的强弱,呼吸困难程度与病人体位、病情的关系,并给予鉴别处理。

(2)注意病人的神志变化。若病人出现烦躁不安、嗜睡等表现,可能由缺氧或二氧化碳潴留所致。

(3)观察皮肤色泽,若病人皮肤呈紫色、发绀或暗淡色,则为缺氧表现。

5. 常见的异常呼吸类型有哪些?

常见的异常呼吸类型有:①哮喘性呼吸;②紧促式呼吸;③深浅不规则呼吸;④叹息式呼吸;⑤蝉鸣样呼吸;⑥鼾音呼吸;⑦点头式呼吸;⑧潮式呼吸。

6. 动脉血气 pH 监测有什么临床意义?

动脉血气 pH 的正常范围是 $7.35 \sim 7.45$。当机体遭受重创时,pH 下降越明显,组织细胞缺氧程度越重,愈后就越差。研究表明,pH 低值患者较 pH 正常者的死亡率明显增高。

7. SpO_2 的监测有何临床意义?

SpO_2 监测是一种无创监测,它是通过动脉脉搏波动来监测在一定氧分压下血液氧合血红蛋白占全部血红蛋白的百分比,用于判断患者有无缺氧情况发生。

8. SpO₂监测结果的影响因素包括哪些?

(1)监测部位的皮肤不清洁,传感器贴合不佳,患者躁动。

(2)异常血红蛋白血症时假性增高。

(3)低血压或组织灌注不足时不准确。

(4)存在贫血、特别是血红蛋白<80 g/L 时不准确。

(5)皮肤色素沉着假性增高。

(6)染甲(黑色或蓝色)可造成假性降低。

9. 紧急救援时常用的非确定性人工气道技术有哪几项?

紧急救援时常用的非确定性人工气道技术包括:①手法开放气道;②口咽和鼻咽通气管;③面罩加简易呼吸器;④喉罩;⑤气管食管联合通气管。

10. 人工气道的护理要点有哪些?

被置入人工气道者,如是清醒病人,多不易耐受。人工气道护理要点包括:

(1)固定合适并记录深度:①气管切开时,导管棉线在颈后打死结固定,松紧以能容纳 2 个手指为宜;②经口气管插管,用胶布固定牢靠,在其通过门齿处做一标记,以便及时发现导管有无移位。

(2)气囊压力符合规范:插管前常规检查气囊是否完好,气囊充气容量(成人 8~12 ml)以充气后无漏气为度,每 4 小时左右放气囊一次。

(3)吸入气体充分湿化,注意保持湿化瓶及吸氧管的清洁无菌。

(4)保持切口部位的清洁、干燥,每日常规消毒切口,更换敷料 2~3次,气管导管内管清洁消毒 2 次。

(5)保持气道通畅,有效吸痰,维持有效通气。

(6)常规进行口腔护理。

11. 循环系统监护的一般观察包括哪些内容?

(1)创伤性内出血的判断:①若病人血压下降、呼吸困难,或有皮下气肿、心率增快,但无可见性的外伤大出血时,应高度怀疑有胸腔内器官损伤的可能,结合胸部叩诊和听诊,可初步判断有无胸腔积液和积气;②若血压下降的同时有腹膜刺激征,应考虑有腹腔内实质性脏器损伤的可能;③若腹部穿刺阴性尚不能排除腹腔内脏器损伤,应做腹腔灌洗以明确诊断。

(2)意识观察:若颅内轻度缺血、缺氧,病人表现为烦躁、胡言乱语。随着病情加重,脑灌注不足,病人表现为表情淡漠、与外界接触不良、意识模糊,甚至昏迷。

(3)血压及脉搏:创伤重症病人儿茶酚胺释放增多,可使心率和脉搏加快,周围血管收缩,舒张压上升,收缩压接近正常或稍高,脉压缩小。

(4)皮肤色泽:长时间微循环不足,患者可表现为口唇、甲床发绀,皮肤色泽暗淡。

(5)体温:体表温度和口腔温度相差不大时提示微循环容量不足或瘀滞现象。

(6)尿量:创伤性休克初期,肾血流量减少,反射性引起肾小动脉收缩,肾小球滤过率下降。在排除肾性和肾后性原因以外的少尿时,若每小时尿量少于 30 ml,则表示组织灌注不足。

12. 心电图监测有什么意义?

(1)连续观察心电的活动。

(2)连续监测心率、心律的变化。

(3)协助临床诊断。

(4)监测用药效果。

(5)判断起搏器功能。

13. 液体平衡监护应包括哪些内容?

(1)出量:尿量、呕吐物、伤口渗出量、引流量(各类导管引流的量)、粪量及汗液评估量。

(2)入量:静脉输入液量、进饮和进食量。

14. 颅内压增高的征象有哪些?

(1)清醒病人出现意识障碍或原有意识障碍加重。

(2)一侧瞳孔进行性散大,对光反射迟钝或消失。

(3)瞳孔散大,对侧身体发生偏瘫。

(4)血压升高,呼吸变慢,脉压慢而洪大有力。

(5)颅内压增高超过 2.0 kPa。

15. 颅脑直接监测技术有哪几项?

颅脑直接监测技术包括颅内压监测、脑灌注压监测、脑血流监测、脑组织氧分压监测、脑组织温度监测等。

16. 哪些因素可影响颅内压?

(1)颅腔内容物体积或量增加,如颅内出血、颅内肿瘤等。

(2)颅腔空间或颅腔容积缩小,如颅骨凹陷性骨折等。

17. 应从哪些方面对泌尿系统功能进行监测?

(1)尿液监测:①尿量;②尿比重;③尿渗透压;④尿常规检查。

(2)血液生化监测:①血肌酐;②血尿素氮;③内生肌酐清除率。

18. 泌尿系统监护包括哪些内容?

(1)尿量:重症病人应记录每小时尿量和 24 小时尿量。如尿量 <30 ml/h,应考虑肾血流灌注不良;当液体量补足的情况下,尿量无改善,应考虑肾功能损害的存在。

(2)尿液的浓度和稀释:判断肾小管对水和钠等溶质的重吸收能力,临床判定指标包括:①尿比重:肾功能受损时,昼夜尿量比<3∶1,最高尿比重<1.018,比重差<0.008,严重肾损害时,尿比重固定在 1.010 左右。②血、尿渗透压比值:当尿渗透压大于正常,尿、血渗透压比值>1.4 时,提示功能性肾衰竭;当尿、血渗透压相近,两者比值<1.1 时,应警惕急性肾衰竭的发生。

(3)内生肌酐清除率:50~80 ml/min 提示轻度肾功能损害,20~50 ml/min 提示中度肾功能损害,小于 10 ml/min 提示重度肾功能损害。

(4)尿液生化检验:当肌酐明显增高时,提示肾功能损害。

第六节　后送文书

1. 后送文书的定义是什么？

后送文书是指战时用来记载和传递伤员负伤情况和救治经过,并随伤员后送而携带的医疗文件,不仅是分级救治中传递信息、实施继承性救治的依据,也是战后总结经验和进行军事研究的重要资料。

2. 我国军队目前使用的医疗后送文书有哪些？

(1)战时伤病员登记簿:伤病员登记簿是战时各级救治机构分析救治情况的基础资料,是营以上救治机构使用的医疗文书之一。战中卫勤报表和战后综合统计以此为依据。

(2)伤票:伤票是伤病员随身携带的卡片,也是战时最主要的医疗文书,并随伤员转送。

(3)野战病历:战时救治机构扼要记载伤病情况和救治经过,并随伤员转送的医疗文书之一,包含病历首页、体温脉搏记录、伤病情况变化及其处理记录、手术麻醉记录及其存根。

(4)后送文件袋:简称后送袋,为防潮纸袋,用于装伤票、野战病历和记载后送途中伤员注意事项等,正面印有伤员姓名、职别、后送方法、诊断和特殊注意事项等,背面印有后送单位、伤病员到达和离开的时间。

3. 我国军队伤票的主要内容有哪些？

我国军队伤票一式两份,分为伤票存根和随行伤票,自带复写功能,均为文字记述。记载内容包括伤员基本信息、分类信息、处置信息和后送信息。随行伤票背面还包括团(含)以后救治机构处置记录。

4. 伤票中伤员的基本信息包括哪些？

伤票中伤员的基本信息包括 ID 号、姓名、性别、出生日期、部别、职务、军衔、负伤地点、血型、药敏、负伤和达到时间。

5.伤票分类信息包括哪些内容?

伤票分类信息包括伤部、伤类、伤型、并发症和伤势,具体如下:

(1)伤部:头部、面部、颈部、胸(背)部、腹(腰)部及骨盆(会阴)、脊柱脊髓、上肢、下肢、多发伤和其他。

(2)伤类:炸伤、枪弹伤、刀器伤、挤压伤、冲击伤、撞击伤、烧伤、冻伤、毒剂伤、电离辐射伤、生物武器伤、激光损伤、微波损伤、复合伤和其他。

(3)伤型:贯通伤、穿透伤、非贯通伤、切线伤、皮肤及软组织伤(擦、挫、撕裂、撕脱伤等)、骨折、断肢和断指(趾)以及其他。

(4)并发症:出血、窒息、休克、抽搐、气胸、截瘫、气性坏疽和其他。

(5)伤势:轻、中、重、危重等。

6.伤票的处置信息包括哪些内容?

伤票的处置信息包括:①抗感染处置:破伤风类毒素、破伤风抗毒血清、其他抗感染药物的使用品量;②抗休克处置:输血类型与数量、输液品量、止痛药品量、吸氧、抗休克裤使用等情况;③紧急手术:气管切开、血管结扎、开放性气胸、血气胸闭式引流、导尿、膀胱穿刺、深筋膜切开、清创等。

7.后送信息包括哪些内容?

后送信息主要包括:①后送时间:注明月、日、时、分;②送往地点;③方式:步行、担架、汽车、救护车、列车、直升机、运输飞机、救护艇、卫生运输船、医院船、回程空车(船)和其他;④体位:坐、半卧、卧、左侧卧和右侧卧。

8.后送途中伤病员病情记录要点有哪些?

(1)**移动医疗信息终端护理数据采集:**有条件的情况下使用移动医疗信息系统,要及时记录采集数据,记录翔实,为治疗提供可靠依据。

(2)**电子伤票护理记录:**有条件的情况下使用电子伤票,及时记录病员生命体征及病情。

第八章 灾害护理人员的职业防护

第一节 职业防护概述

1. 职业防护的定义是什么？

职业防护是指依靠科学技术和管理,针对可能造成机体损伤的各种职业有害因素,采取多种有效措施,消除生产过程中危及劳动者健康的安全隐患,以避免职业性损伤的发生或者将损伤的程度降至最低的方法。

2. 开展职业防护的意义有哪些？

(1)科学规避职业风险:通过职业防护知识的学习及职业防护技能的规范化培训,可提高职业性损伤的防范意识,自觉履行规范要求,有效控制职业性有害因素,科学有效地规避职业风险。

(2)提高劳动者职业生命质量:避免职业性有害因素对护士的伤害,控制由环境和行为不当引发的不安全因素,维护劳动者身体健康,减轻心理压力,增强社会适应能力,提高职业生命质量。

(3)营造和谐安全的职业环境:良好的职业环境可使劳动者产生愉悦的心情,增加职业满意度、安全感、成就感及认同感,缓解其心理压力,改善精神卫生情况,提高职业适应能力。

3. 预防职业危害的方法有哪些？

(1)坚持预防为主、防治结合的方针:可能产生职业危害的用人单位应当设立符合法律法规要求的职业卫生预防措施,从源头上控制和消除职业病危害。

(2)用人单位应该采取的措施:设置专门机构配备专、兼职管理人员负责职业防护工作;制定职业防护的计划和实施方案;建立健全职工健康档案;建立健全工作场所职业危害因素监测及评价制度;建立健全职业危害事故发生后的应急预案。

(3)遵循以下原则:与经济效益发生矛盾时,应优先考虑职业防护措施的落实;职业危害防控对策应遵循消除、预防、减弱、隔离、连锁、警告的顺序;应具有针对性、可操作性和经济合理性;应符合国家职业卫生方面法律、法规、标准、规范的要求。

4. 我国的法定职业病包括哪些种类?

由国家卫生和计划生育委员会、人力资源和社会保障部、国家安全生产监督管理总局、全国总工会联合印发的《职业病分类和目录》中规定我国的法定职业病包括十大类共计 132 种。

十大类职业病主要包括职业性尘肺病及其他呼吸系统疾病、职业性皮肤病、职业性眼病、职业性耳鼻喉及口腔疾病、职业中毒、物理因素所致职业病、生物因素所致职业病、职业性放射性疾病、职业性肿瘤和其他职业病。

5. 医院的职业安全管理体系由哪些机构组成?

医院的职业安全管理体系分为职业安全管理委员会、职业安全管理办公室、科室职业安全管理小组等三级管理模式,各级分别承担相应的职业安全管理职责。

6. 护理职业防护的定义是什么?

护理职业防护是指在护理工作中采取多种有针对性的防范措施,保护护士免受职业性危险因素的伤害或者将损伤的程度降至最低的方法,以保障护理人员在护理工作过程中的安全与健康。

7. 医务人员三级防护原则是什么？

(1)一级防护：①适用于发热门(急)诊的医务人员；②穿工作服和隔离衣,戴工作帽和医用防护口罩；③每次接触病人后立即进行手清洗和消毒,手消毒用 0.3%～0.5%碘伏消毒液或快速手消毒剂(氯己定乙醇、新洁尔灭醇、75%酒精等)揉搓 1～3 分钟。

(2)二级防护：①适用于进入隔离留观室和专门病区的医务人员,接触从病人身上采集的标本,处理其分泌物、排泄物、使用过的物品和死亡病人尸体的工作人员,转运病人的医务人员和司机；②进入隔离留观室和专门病区必须戴医用外科口罩,每 4 小时更换一次或感潮湿时更换；穿工作服、隔离衣和鞋套,戴手套和工作帽；③每次接触病人后立即进行清洗和消毒,手消毒方法同一级防护；④对病人实验近距离操作时戴防护眼镜。

(3)三级防护：①适用于为病人实施吸痰、气管切开和气管插管的医务人员；③除二级防护外,还应当加戴全面型呼吸防护器。

8. 护理职业中的危害因素有哪些？

(1)物理性因素：常见的有锐器伤、放射性危害及温度性危害等。

(2)化学性因素：通过多种途径接触到的能造成危害的化学物质等。

(3)生物性因素：意外接触、吸入或者食入的病原微生物或含有病原微生物的污染物。

9. 医务人员的个人防护用品和使用注意事项包括哪些？

(1)个人防护用品：包括手套、口罩、呼吸防护器、护目镜、面罩、防水围裙、隔离衣、鞋套等。

(2)使用注意事项：医务人员在诊疗过程中可能接触血液或体液时,需穿戴个人防护用品,在诊疗操作结束或离开病房前应脱卸并丢弃个人防护用品,脱卸个人防护用品时应避免污染衣服和皮肤。

10. 额外预防的定义是什么? 分类有哪些?

(1)定义:额外预防是在标准预防的基础上,针对患者的特定情况,根据病原体传播途径不同而采取的标准预防外措施。

(2)分类:根据病原体的传播途径不同,把额外预防分为三类:①接触隔离:预防直接或间接接触患者或患者周围环境导致的病原体传播,以蓝色标识代表。②飞沫隔离:预防确诊或疑似患者通过咳嗽、打喷嚏、说话产生的直径大于5 μm 的呼吸道飞沫,近距离(1 m以内)传播且不能在空气中悬浮很久的病原体而采取的措施,以粉色标识代表。③空气隔:预防确诊或疑似患者通过咳嗽、打喷嚏、说话产生的直径小于5 μm 的呼吸道飞沫,可远距离、长时间内传播病原体而采取的措施,以黄色标识代表。

11. 口罩的种类及适用范围有哪些?

口罩分为外科口罩、操作口罩、牙医口罩、激光口罩及医用防护口罩,适用范围如下:

(1)外科口罩:①适用于无菌程度要求较高的诊疗操作,以及进行可能发生血液、体液、分泌物或排泄物飞溅的医疗活动时;②可用于保护医务人员和患者周围人群避免接触感染性飞沫。

(2)操作口罩:适用于一般清洁操作和接触普通污染物。

(3)牙医口罩:适用于口腔科医生临床操作,能有效预防气溶胶喷溅。

(4)激光口罩:适用于激光手术时佩戴,以防止激光气化组织时产生的烟雾吸入。

(5)医用防护口罩:①微粒呼吸防护器:适用于接触经空气传播或近距离接触经飞沫传播的呼吸道传染病(如肺结核、SARS、甲型 H1N1 流感等)患者时;②半面具呼吸防护器:适用于放射性气溶胶等化学污染物的防护。

12. 护士在职业防护中的权利和义务有哪些?

中华人民共和国国务院于 2008 年 1 月 23 日通过并颁布的《护士条

例》中规定护士职业防护相关的权利和义务如下：

（1）第十三条：护士执业，有获得与其所从事的护理工作相适应的卫生防护、医疗保健服务的权利。从事直接接触有毒有害物质、有感染传染病危险工作的护士，有依照有关法律、行政法规的规定接受职业健康监护的权利；患职业病的护士有依照有关法律、行政法规的规定获得赔偿的权利。

（2）第十六条：护士执业，应当遵守法律、法规、规章和诊疗技术规范的规定。

（3）第二十二条：医疗卫生机构应当为护士提供卫生防护用品，并采取有效的卫生防护措施和医疗保健措施。

（4）医疗卫生机构未为护士提供卫生防护用品，或者未采取有效的卫生防护措施和医疗保健措施的，由县级及以上地方人民政府卫生主管部门依据职责分工责令整改或依照有关法律、行政法规的规定给予处罚。

13. 医用防护口罩 N95 型的佩戴和脱卸方法是什么？

（1）佩戴方法：①手卫生后一手托住口罩，将手穿过口罩头带，有鼻夹的一面朝外，松动头带，将口罩罩住鼻、口及下巴，鼻夹部位向上紧贴面部；②用另一只手将上方头带拉过头顶，拉至头顶中部；③再将下方头带拉过头顶，拉至头顶后部；④将两手示指和中指指端放在金属鼻夹上，从中间位置开始，用手指向内按压鼻夹，并逐步向两侧边移动边按压，根据鼻梁的形状塑造鼻夹；⑤戴好后，进行密合性检查。自我检查方法：用双手轻按口罩做深呼吸，口罩边缘不漏气；吸气时看口罩是否内陷；也可借助仪器进行密合性测试。

图 8-1　N95 口罩的佩戴方法

（2）脱卸方法：①手卫生；②同时抓住颈部、头部的系带，提过头部，脱下;③轻投入指定容器内;④手卫生。

14.防护装备主要包括哪些物品?

防护装备主要指用于个人和集体预防污染的防护装备,分为个人防护装备和集体防护装备。

(1)个人防护装备:包括个人用防护面具、口罩、眼罩、手套、防护服及防护靴。

(2)集体防护装备:包括帐篷、方舱等移动式遮蔽掩体,以及用以保证一定空间封闭式建筑物和空间内环境不受生物污染的空气过滤装置以及隔离用防护门窗等。

第二节 物理性因素危害及防治

1.日常护理工作中,常见的物理性危害因素包括哪些?

(1)锐器伤:是最常见的职业性有害因素之一,其中感染的针刺伤是导致血源性传播疾病的最主要因素,最常见、危害性最大的是乙型肝炎、丙型肝炎和艾滋病。此外,针刺伤可对护士造成极大的生理伤害,使其产生焦虑和恐惧,甚至影响护理职业生涯。

(2)放射性危害:护士常接触到紫外线、激光等放射性物质,如果防卫不当,可导致不同程度的皮肤、眼睛损伤等不良反应。在为病人做放射性诊断和治疗过程中,如果护士自我防护不当,可造成机体免疫功能障碍,严重者可导致造血系统功能障碍或致癌。

(3)温度性危害:常见的有热水瓶、热水袋所致的烫伤;易燃易爆品如氧气、乙醇等所致的烧伤;各种电器的使用,如紫外线烤灯、频谱仪及高频电刀等所致的灼伤等。

2.锐器伤的预防措施有哪些?

(1)减少使用频率,必须使用时提倡使用安全器具;鼓励积极探索改进医疗防护设施设备。

(2)加强安全教育规范,规范锐器使用时的防护措施。

(3)严格遵守操作规程,积极纠正工作中的危险行为。

(4)严格管理医疗废弃物。

(5)加强护士的健康管理,对发生的锐器伤采取积极的补救措施,及时消除健康隐患。

(6)建立健全职业防护管理制度;规范应急处理流程。

3. 锐器伤的处理流程有哪些?

(1)锐器伤发生的现场处理原则。应遵循"一挤二洗三消毒"的步骤:"一挤"是在伤口上方由近心端向远心端驱赶出伤口中的血液,禁止伤口局部按压、吮吸;"二洗"是用皂液和流动水彻底冲洗伤口;"三消毒"是用碘伏、酒精等消毒伤口,必要时进行包扎。

(2)报告医院感染管理部门及上级领导,并及时规范填写伤情登记表,报告说明锐器伤发生的时间、地点、经过、暴露部位、损伤程度、暴露源种类、紧急处理方法等。

(3)协助主管部门对暴露程度、暴露源和暴露者进行评估,结合实际情况采取必要的补救措施。根据专科检查确定暴露后预防方案,采取应急措施预防感染人类免疫缺陷病毒(HIV)、乙肝病毒(HBV)等疾病的传播。

(4)对受伤人员开展跟踪随访和心理咨询。

4. 放射性损伤的危险因素有哪些?

(1)电离辐射:可引起物质发生电离的辐射主要来源于放射性诊断治疗、介入治疗等。

(2)非电离辐射:主要来源包括紫外线、激光、微波、超声波等。

护理人员在工作中要熟练掌握并严格遵照安全操作和防护规程,使放射性暴露减到最低,以减少放射性皮炎及机体免疫功能下降的发生。

5. 电离辐射防护的基本措施有哪些?

(1)时间防护:①减少所有人员在辐射场内停留的时间;②加强技能

培训,达到操作熟练、正确、迅速的要求,以减少检查时间;③做好大剂量检查时的防护工作。

(2)距离防护:在不影响工作质量的前提下,增加人员与放射源的距离。

(3)屏蔽防护:①利用铅板、钢板、水泥墙进行隔离;②利用铅衣、防护帽、铅眼镜等保护个体或某些特定部位。

(4)其他防护:①加强个人剂量监测;②严格个人防护;③规范处置放射性废弃物;④加强职业防护的培训与督查等。

6. 发生电离辐射伤的应急处理措施有哪些?

(1)24小时内对患者进行评估和分类:①使用检测仪检查判断有无放射性污染;②外污染者采取温水沐浴、更衣等方法进行清洁处理;③疑似内污染者进行相应检查;④迅速、正确地监测生命体征,认真收集资料,包括物理剂量、生物剂量及详细病情;⑤进行全面体检;⑥积极按流程向上级汇报;⑦给予必要的医学处理。

(2)放射性核素污染的应急处理:①环境方面:积极采取措施限制污染源的扩散,加强监测;②患者方面:用温肥皂水或者专用洗涤剂轻柔擦洗2～3次后淋浴,必要时重复上述步骤;对眼、耳、口、鼻等身体局部或伤口给予对应处理;给予对症治疗;③认真收集资料,包括污染发生的日期、时间、地点、发生的经过、现场数据及病情和处理经过。

(3)积极关注受伤人员的心理变化,给予必要的告知和引导。

(4)规范放射性物质的管理及监管。

第三节 化学性因素危害及防治

1. 常见的化学性危害因素包括哪些?

化学性危害因素是指医务人员在从事规范的诊断、治疗、护理及检验等工作过程中,通过多种途径接触到的化学物质,主要包括:

（1）化疗药物：常用的细胞毒类药物包括环磷酰胺、铂类药物、多柔比星、氟尿嘧啶、紫杉醇等。长期接触此类药物，以及在防护不当的情况下，药物可通过皮肤接触、吸入或食入等途径给护士带来一些潜在危害。长期小剂量接触可因蓄积作用而产生远期影响，如白细胞下降、自然流产，以及致癌、致畸、致突变及脏器损伤等。

（2）汞：护理操作用品如汞式血压计、汞式体温计及水温计等，是医院常见又极易被忽视的有毒因素，如处理不当，可对机体造成神经毒性和肾毒性作用。

（3）消毒剂：常用醛类如甲醛、戊二醛等，过氧化物类如过氧乙酸及含氯消毒剂等，可刺激皮肤、眼及呼吸道，引起皮肤过敏、流泪、恶心、呕吐及气喘等症状，经常接触还会引起结膜灼伤、上呼吸道炎症、喉头水肿和痉挛、化学性气管炎和肺炎等。长期接触可造成肝脏损害和肺纤维化，甚至还可造成中枢神经系统损害，表现为头痛及记忆力减退等。

（4）麻醉废气：短时吸入麻醉废气可引起头痛、注意力不集中、应变能力差及烦躁等症状；长时间吸入麻醉废气，在体内蓄积，可以产生慢性氟化物中毒、遗传性影响（包括致突变、致畸和致癌）及对生育功能的影响等。

2. 化学性毒物职业危害的防护原则有哪些？

化学性毒物职业危害的防护原则包括：①根除毒物；②降低作业场所环境中毒物的浓度、工艺及建筑物卫生；③个体防护；④职业卫生防护；⑤安全卫生管理。

3. 如何安全配制和使用化学消毒液？

（1）化学消毒剂应密封放置于阴凉处，尽量少用化学消毒剂。

（2）根据不同消毒剂，配备相应的防护用品。

（3）消毒剂现用现配，在配制和使用过程中保持空间通风，以减少消毒剂挥发对机体的损害。

（4）配制一些易燃药品时，还要注意远离火源。

（5）若接触皮肤，用清洗液进行彻底处理；若吸入挥发性药品或中毒,要立即转移到通风良好的环境休息,严重的还应及时就医。

4. 临床常用的医用气体有哪些?

临床常用的医用气体主要有氧气、压缩空气、笑气、氮气、二氧化碳、混合气体等,主要用于辅助治疗、抢救患者生命。

5. 医用气体导致危害的原因有哪些?

(1)气体储存、运送或使用过程中,因操作不当导致爆炸事故。

(2)手术室麻醉废气排放系统不完善,对医务人员造成健康危害。

6. 预防医用气体危害的措施有哪些?

(1)建立医用气体中心供应系统,以提供安全可靠的优质气体,避免人为污染,杜绝噪声,有利于医护人员集中精力进行操作,从而提高工作效率。

(2)规范设立麻醉废气回收排放装置,控制麻醉废气的回收与排放。

(3)在保证病人安全的情况下简化工作流程,减少人员在污染环境停留的时间。

(4)合理配备人力资源,减少孕期、哺乳期护士接触麻醉气体的机会。

(5)医院建立预防气体伤害的应急预案并加强演练与落实。

7. 汞泄漏的原因及危害有哪些?

(1)原因:①血压计使用不规范,血压计使用故障;②体温计使用不规范,患者或护士不慎打碎体温计等。

(2)危害:①长期吸入汞蒸气和汞化合物粉尘,可以出现以精神-神经异常、齿龈炎、震颤为主要症状的慢性汞中毒;②大剂量汞蒸气吸入或汞化合物摄入即发生急性汞中毒。

8. 化学突发事件现场救援人员使用的防毒面具主要分为哪几种?

防毒面具是保护呼吸器官、眼睛和面部免受化学毒剂伤害的个人防护器材,是应对化学突发事故时最为重要的个人防护器材,按原理可分为过滤式和隔绝式两大类。

(1)过滤式防毒面具:借助于呼吸形成的压力差和呼吸活门的导流

作用,得到净化后供人员呼吸的防毒面具。

(2)隔绝式防毒面具:依靠自带气体供气,使人员的眼睛和呼吸器官与外界的有毒气体隔绝的防护面具。

9. 化学防护服分为哪几种?

化学防护服是防止毒剂通过皮肤引起人员伤害的皮肤防护器材,按照防护原理可分为隔绝式防护服和透气式防护服。

(1)隔绝式防护服:由不透气的优质丁基橡胶、高分子薄膜或涂有橡胶的织物制成,能阻止毒剂液滴的渗透和毒剂蒸气的扩散透入,使人员皮肤与外界空气隔绝。

(2)透气式防护服:采用化学吸收法或物理吸附法来阻止毒剂透过,由浸有化学活性物质的特殊透气材料或碳织物组成,能过滤和阻止污染空气中的有毒物质,并允许空气和水汽自由通过,又能够防毒、透气和散热,还具有伪装、防雨、阻燃和防辐射等功能。

10. 除防毒面具和防护服之外,还应佩戴哪些防护用具?

在救援过程中,手和脚染毒的风险最高,接触毒剂的量也最高,因此,防毒手套和防毒靴(套)也是重要的个人防护器材。

(1)防毒手套:由浸涂丁基胶乳的化纤或棉针织物制成,是保护手部免受毒剂伤害的皮肤防护器材。

(2)防毒靴(套):由丁基橡胶布组成,靴底粘有橡胶布,以增加牢固度,靴帮有系带,用以扎紧靴套和裤腿,保护脚及小腿免受毒剂的伤害。

第四节　生物性因素危害及防治

1. 生物性职业危害的传播途径有哪些?

(1)空气传播:常见于呼吸道感染的传染病,如急性非典型肺炎、肺结核等。

（2）接触传播：是造成护理人员生物性职业危害的主要传播途径，如伤寒、霍乱、甲型肝炎、狂犬病等。

（3）血液体液传播：在护理操作过程中，由于防护不当，接触到污染的血液、体液而造成的传播，常见于乙型和丙型肝炎病毒、艾滋病病毒的传播等。

（4）水或食物传播：如霍乱、痢疾等的传播。

（5）生物媒介传播：如疟疾、流行性出血热等的传播。

2. 生物性职业危害防护的基本措施有哪些？

（1）采取洗手、戴口罩及护目镜、戴手套、穿隔离衣、应用其他防护用具等防护措施，避免直接接触患者的血液和体液。

（2）预防针头、手术刀等锐器损伤，防止继发灾害和次生灾害引起的外伤，避免虫兽伤害。

（3）免疫预防：通过人工接种生物制品，激发人体免疫系统产生特异的免疫答应，从而形成特异性抵抗力，破坏或排斥进入机体的病原体。免疫对机体有保护作用，一旦有相应的病原体侵入，可以降低发病率或减轻症状。

3. 接触患者血液和体液的标准预防措施包括哪些？

护理人员在为患者提供医疗服务时，只要接触患者的血液和体液，都应当作具有潜在传染性，应采取标准预防措施加以防护：①洗手；②避免直接接触患者的血液、体液，戴手套、口罩或护目镜，穿隔离衣；③安全处置锐利器具；④严格消毒器具；⑤按规定正确处理废弃物及排泄物。

4. 护理人员接触艾滋病患者后如何进行皮肤、黏膜和手的消毒？

（1）接触患者前后应用肥皂洗手，在流动水下冲洗 10 秒以上。

（2）若有污染或明显污染的可能，应用消毒剂浸泡或擦拭，再用肥皂液及流动水冲洗。

（3）戴手套接触患者或污染物品后，要先在浓度为 5 g/L 的次氯酸钠溶液中浸泡 1～2 分钟，再脱去手套，然后再用肥皂液和流动水冲洗。

5. 传染性非典型肺炎职业暴露的常见因素有哪些?

(1)高危操作:如吸痰、气管插管、气管切开等高危操作,近距离接触患者有可能引起感染。

(2)环境因素:在进行基础护理操作时,可使 SARS 患者衣物、被单上附着的皮屑、病毒微粒等分散在空气中,导致护理人员职业暴露。

(3)身心因素:护理人员一方面超负荷工作,另一方面心理压力过大,身心俱疲、免疫力下降,增加职业暴露危险。

6. 严重急性呼吸道综合征(SARS)职业暴露后的处理措施包括哪些?

(1)医务人员在工作中要注意防止锐器损伤,一旦被锐器损伤,要立即挤血、冲洗、消毒、包扎并上报。

(2)在无防护或防护不到位的情况下,密切接触疑似患者或确诊患者后,应及时应用抗病毒药,并进行隔离治疗。

7. 生物恐怖袭击病原微生物主要包括哪些种类?

生物恐怖袭击病原微生物主要有 14 种病毒、11 种细菌、3 种立克次体、1 种真菌和 6 种生物毒素,包括近年来出现的 SARS 冠状病毒、高致病性禽流感、大肠埃希菌 O157、腺病毒 55 型等。

8. 生物恐怖医学防护包括哪几种?

生物恐怖袭击病原微生物的致病性强,具有很强的传染性和专一性,其医学防护包括免疫防护和药物防护。

(1)特异性免疫预防:根据特异性免疫原理,采用人工方法将疫苗或抗体制成划痕、注射、口服、喷鼻及无针注射、透皮纳米微针免疫等制剂,通过有针注射或无针非注射注入人体,使其获得特异性免疫能力。

(2)非特异性免疫预防:应用某些生物制剂或药物调节机体的免疫状态,增加机体抗生物恐怖剂的非特异免疫力。

(3)生物恐怖剂预防:又称化学药物预防,在生物恐怖袭击后的潜伏期,进行药物预防或预防性治疗。

第九章　受灾人群的营养护理

第一节　救援营养概述

1. 什么是救援营养？

救援营养是研究在各种灾害救援情况下,通过全面评估救援人员、伤员以及灾民自身的代谢和营养状况,为其提供营养制剂和特殊食物,以维持人体生命活动、保障健康、减少因灾害引起的伤亡和并发症的一门学科。

2. 为什么要研究救援营养？

由于灾害的突发性、破坏性等使灾害救援物资尤其是食品很难满足伤员及救援人员的需求,而合理的膳食营养无论是对伤员还是对救援人员来说都非常必要。通过研究救援营养,可以改善伤员、灾民及救援人员的营养状况,准确补充足够能量和营养素,以维持其生命体征,满足其营养需求,促进身体康复,使灾民快速恢复和保持体能,也可减轻灾民的恐慌心理。救援营养的研究还可以使救援人员保持充沛的体力和精力,以保证救援工作的顺利开展。

3. 救援营养的研究对象有哪些？

救援营养的研究对象包括伤员、救援人员、灾民等。研究对象的年龄跨度大,有婴幼儿、青壮年、老年人等;人员身体状况差异大,有病情严重的伤员,有特殊营养需要的妇女、儿童等。

4. 根据救援营养的特点和要求,灾害阶段如何划分?

根据救援营养的特点和需求,灾害分为特急期、应急期和重建期三个阶段,不同时期的救援人员、伤员或灾民对营养的需求不同。

(1)特急期:灾害发生后 3 天为灾害特急期。

(2)应急期:灾害发生 3 天后至 1 个月为灾害应急期。

(3)重建期:指灾害发生后 1～3 个月或经过数月或数年的一段时期。

5. 救援期间满足成人机体基本需求的各种营养素的标准有哪些?

(1)能量:每日能量摄入应在 3000 kcal 以上。

(2)碳水化合物:提供能量应占总能量的 50%～60%,以谷类为主。

(3)蛋白质:应占总能量的 10%～20%,注意优质蛋白质的摄入,应占蛋白质摄入总量的 30%～50%,如瘦肉、鱼、蛋、牛奶以及大豆及其制品等,都是优质蛋白质的来源。

(4)脂肪:占总能量的 20%～30%。

(5)维生素和矿物质:摄入量应有所增加,在健康成人供给量标准基础上增加 10%～20%。

6. 救援特急期的人体营养需求有哪些?

在救援特急期,救援人员、伤员及灾民的营养需求不同:

(1)救援人员:灾后 72 小时是救援的黄金时间,此时需要对救援人员补充足够的能量和营养素,以保证救援工作的开展。

(2)伤员:由于此期的伤员受到很大的创伤应激,需提供必需营养素和所需的能量,保证伤员的体力和耐力。

(3)灾民:由于短时间内物品难以及时到达,即使有食品也是方便食品,营养成分缺乏,需保证灾民的能量及营养素的供给。

7. 救援应急期的人体营养需求有哪些?

在救援应急期,救援人员、伤员及灾民的营养需求不同:

(1)救援人员:由于高强度的任务和体力消耗,救援人员的食欲往往很差。救援人员的饮食要保证食物新鲜、美味可口、营养均衡全面,以恢复救援人员的体力。

（2）伤员：需要补充大量的蛋白质、碳水化合物、维生素等营养物质；重伤员由于伤情严重、机体消耗大，更需要营养的支持，必要时及时提供肠内或肠外营养支持治疗。

（3）灾民：由于环境被破坏、条件简陋，存在很多卫生隐患，食品安全是主要问题。送来的救援食品往往缺乏蔬菜和鲜肉类，易发生蛋白质和各种微量营养素缺乏，需要及时补充。

8. 救援重建期的人体营养需求有哪些？

救援重建期救援营养的对象主要是灾民。由于灾民的心理应激状态没有完全消除而影响了正常的生活和营养状况，因此，主要是加强对灾民的健康教育，采取心理治疗消除灾民的心理应激反应，促进身体对营养素的吸收和利用。

9. 灾害期间灾区救援人员及灾民如何合理选择食物？

（1）保证饮食卫生，不吃生冷食品，加工食品要烧熟煮透。

（2）确保足量饮水，成人每天至少需要 1500 ml（7～8 杯）饮用水。天气炎热或活动量大时，应增加饮水量。

（3）条件允许的情况下尽量吃好三餐，摄入充足的食物，做到食物多样化，三餐合理搭配，食物种类包含谷薯类、蔬菜水果类、动物性食物、大豆和坚果类及纯能量食物五大类，保证营养均衡。

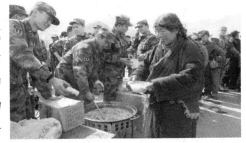

图 9-1　部队救援官兵向受灾群众发放食品

（4）条件限制的情况下优先选择营养强化食品。在食物种类单一的情况下，可选择复合营养素补充剂。

10. 灾害期间推荐摄入的食品种类、功能及用量是什么？

（1）每日每人至少摄入 1500 ml 液体。

（2）多吃米饭、饼干等谷类食品，保证能量供应。

(3)补充维生素:①复合营养素补充剂:每周2片,补充水溶性维生素及矿物质。预防和治疗脚气病、癞皮病、口角炎、阴囊炎、佝偻病、缺铁性贫血、眼干燥症和夜盲症等疾病,增强体能。②维生素C类:补充维生素C,提高抗病能力,有利于创伤愈合。推荐每日维生素C的摄入量:3岁以下儿童50 mg,成人100 mg。③复合B族维生素类:预防和治疗脚气病或口角炎、阴囊炎等疾病。推荐每日维生素B_1的摄入量:3岁以下儿童0.6 mg,成人1.2~1.5 mg(现场救援人员适当增加至1.8~2.0 mg)。

(4)食用富含能量和蛋白质的食物:①花生米(熟):富含能量和蛋白质,每100 g提供能量550 kcal和蛋白质26 g,易储存运输,保质期长,食用方便。其他坚果类如核桃仁、松子仁、板栗等营养密度大,营养价值高,推荐每天10 g左右。②豆腐干(真空包装):营养价值高,价格便宜,便于运送。每100 g提供能量410 kcal和蛋白质20 g,约是同等重量米饭的3倍多。③卤蛋(真空包装):营养价值高,便于运送,是优质蛋白、多种维生素和矿物质的良好来源。④奶类:推荐奶制品如牛奶、酸奶、奶粉等,相当于每天液态奶300 g(2岁以上人群)。⑤婴儿配方奶粉:是除母乳外,适合0~1岁儿童营养需要的首选食品。

11. 灾害期间的食品供应应注意什么?

(1)灾害初期,确保足够的谷类食物,优先提供容易保存、易于食用、能量密度高的方便食用食品和营养强化食品;灾害过渡期,及时提供新鲜的蔬菜水果、肉类和蛋类等。

(2)尽快提供种类多样、营养丰富的食物。

(3)食物分配要优先满足儿童、孕妇、乳母、老人等特殊人群的营养需要。

(4)特殊人群的食物供给:①对于0~6月龄婴儿,保护、支持和促进纯母乳喂养。针对无法进行母乳喂养或母乳不够的情况,应选择适宜的婴儿配方奶粉。②对于6个月以上的婴儿,应及时合理添加适宜的营养辅食,可提供婴幼儿辅食营养补充品(营养包)。③儿童和青少年要保证足够的能量和蛋白质摄入,优先提供营养素密度高的食物。④给孕妇和乳母提供强化食品和复合营养素补充剂,保证足够微量营养素的摄入。

12. 救援人员及灾民怎样预防食源性疾病的发生?

(1)注意饮食新鲜卫生:尽可能选择新鲜的食品,不食用变质或霉变的食品;不食用病死及死因不明或腐败变质的畜、禽肉;防止食用过期食品;饭菜尽量现做现吃;尽可能不加工和食用冷荤类食品;生食水果、蔬菜时一定要清洗干净后食用。

(2)注意水源安全清洁:对水源进行保护,不喝生水,尽量喝开水或瓶装水。

(3)注意食品容器清洁:食品容器使用后要洗净消毒,尽可能保持餐饮具、饮食环境的清洁卫生。

(4)注意食物储存要得当:食物储存的目的是保持新鲜,避免污染;注意防尘、防蝇、防鼠、防虫及防止霉变。

(5)注意个人卫生:饭前、便后要洗手。

吃新鲜卫生的食物是防止食物中毒和食源性疾病的根本方法。食源性疾病最常见的症状是腹痛、呕吐以及腹泻等。一旦有此症状,要立即停止食用可疑中毒食物并进行自救,吐出胃内容物,并尽快就医。

第二节　特殊救援环境的营养护理

1. 特殊环境救援食品有哪些?

特殊环境救援食品包括:①抗高温食品;②抗低温食品;③耐缺氧食品;④抗辐射食品;⑤创伤修复食品。

2. 高温环境的定义是什么?

高温环境是指气温高于或等于35 ℃的环境,如果气温连续5天高于35 ℃,称之为持续高温。详见本书第三章第八节热浪。

3. 高温环境下人体的营养需求有哪些?

(1)能量:建议每人每日能量供应量为 3000～3500 kcal。

(2)蛋白质:人体在高温环境下对蛋白质的需要量增加,蛋白质供应占膳食供应总能量的 12%。建议蛋白质的供给量应为 1.5 g/(kg·d),以优质蛋白质为主。

(3)碳水化合物:可促进机体对热环境的适应,提高机体对热的耐受性。建议高温作业条件下碳水化合物的供给量不低于总能量的 58%。

(4)脂肪:建议脂肪摄入量不宜过高,占总能量的 25%～30%。

(5)水、矿物质及维生素等营养素:水要根据高温作业者的口渴程度、劳动强度及具体环境来补充;矿物质的补充以食盐为主,建议在热气候下每天摄入钠 5.9～9.8 g;主要增加维生素 B_1、维生素 B_2、维生素 C 和维生素 A。

4. 高温环境营养护理的主要原则包括哪些?

高温环境营养护理的主要原则包括:对高温环境下人群的能量及营养素供给要适当增加,按照合理膳食的原则设法提高食欲,给予高维生素、高热量、低脂肪、易消化的流质食物,同时要进行个性化的营养指导。

5. 高温应激食品有哪些?

高温应激食品有苦瓜、茶叶、绿豆、银耳、甘草、鱼腥草、西洋参、金银花、菊花、苦丁茶、生脉饮等。

6. 低温环境的定义是什么?

低温环境是指气温在 10 ℃以下的外界环境,常见于寒带或海拔较高地区的冬季及冷库作业环境等。

7. 低温环境下人体的营养需求有哪些?

(1)增加能量的供应:全日能量供给可超过 4000 kcal。

(2)增加蛋白质的摄入量:比常温下相同劳动强度的人员蛋白质供应量高 30%～50%。

(3)补充足量的碳水化合物:占总能量的 50%～65%。

（4）增加脂肪的摄入量：一般脂肪占总能量的 35％～40％。

（5）增加维生素的供给量：多种维生素都具有促进机体适应低温环境的作用。

（6）增加矿物质的摄入：主要是钠和钙。

8. 低温环境营养护理的主要原则包括哪些？

低温环境营养护理的主要原则包括：低温环境下人群主要从以碳水化合物供能为主，逐步转变为以脂肪和蛋白质供能为主。应多摄入碳水化合物尤其是谷类食物，以保证热量，多进食富含维生素 C、胡萝卜素和钙、钾等矿物质的新鲜蔬菜和水果。如果新鲜蔬菜、水果、蛋、奶、肝等食物摄取量不足，可在营养师指导下，合理补充维生素制剂或膳食补充剂。

9. 低温应激食品有哪些？

低温应激食品有羊肉、咖啡、茶叶、大枣、鳖、生姜、茯苓、山药、芡实、薏米仁、人参、冬虫夏草，传统中草药如枸杞、人参等与酒类配合。

10. 低温环境下人体的消化系统有哪些特点？

低温环境下人体消化系统的特点有：低温环境使人食欲增强，胃酸分泌增多，酸度增强；胃排空减慢，食物的化学消化过程充分；喜食高热量、脂肪相对多的食物，更喜欢进热食。

11. 低温环境下行肠内营养护理的注意事项有哪些？

（1）在营养液输注前，应使用注射器回抽，回抽液呈现黄色液说明鼻肠管位置正确并且无堵塞。

（2）管道护理：妥善固定营养管，注意观察喂养管在体外的标记。

（3）合适的体位：经鼻胃管或胃造口途径给予肠内营养时，取 30°～40°半卧位有助于防止营养液反流和误吸。

（4）及时评估胃内残留量。

（5）输注环节调控：输注时注意营养液的浓度、速度及温度。

12. 高原的定义是什么？高原气候有哪些特点？

高原是指海拔达到或超过 3000 m 的地域。

高原气候的特点有：①大气压和氧分压低；②气温低；③沸点低；④湿度低；⑤太阳及电离辐射强。

13. 高原低氧环境下人体的营养需求有哪些？

(1)增加能量的供应：气温每降低 10 ℃，需要增加 3%～5% 的能量才能维持平衡。

(2)增加蛋白质的摄入：高原缺氧初期，蛋白质代谢表现为分解代谢加强。

(3)补充足量的碳水化合物：高原缺氧初期，碳水化合物代谢旺盛。

(4)增加脂肪的摄入量：高原缺氧条件下，脂肪分解增加，血脂增高，酮体生成增多，体脂减少。

(5)增加维生素的供给量：维生素、复合维生素等都可不同程度地提高人体的缺氧耐力，可加速对高原环境的适应。

(6)初入高原的人，尚未适应的人员避免饮水过多，防止肺水肿，还要适当减少食盐的摄入量，从而有助于预防急性高原反应。

14. 耐缺氧食品有哪些？

对耐缺氧功能性成分的研究大概可分为以下几类：一是多糖类，如枸杞多糖；二是黄酮类，如银杏叶黄酮类；三是苷类，如人参苷。常见的耐缺氧食品有复方党参、复方山草根、复方丹参片、红景天制剂，以及以人参、天麻、枸杞和银杏叶为原料研制的食品。

15. 高原低氧对人体的危害有哪些？

高原低氧对人体的危害有：初期可出现头昏、头疼、失眠、心慌、气促、全身无力以及胃肠症状，如恶心、呕吐、食欲下降、腹胀、腹泻等。长期居住者可发生血压异常(如高血压或低血压)、红细胞增多及高血压血红蛋白症、心脏肥大、指甲凹陷等症状，严重者可因组织严重低氧、意识丧失、休克而死亡。

16. 高原低氧对消化功能的影响是什么？

在初入高原时，高原低氧对消化功能的影响明显，并与缺氧程度直接相关,易出现胃张力降低、胃蠕动减弱、幽门括约肌收缩、胃排空时间延长和消化液分泌减少,出现恶心、呕吐、食欲下降等症状。

17. 电离辐射的定义是什么?

电离辐射是指由能引起物质电离的带电粒子、不带电粒子或电磁构成的辐射。天然存在的电离辐射主要来自宇宙射线及地壳中的铀、镭、钍等。非天然的电离辐射可以来自核试验、核动力生产、医疗照射和职业照射等。

18. 辐射环境下人体的营养需求有哪些?

(1)能量:需增加能量供应。

(2)蛋白质:高蛋白质膳食可减轻辐射对人体的损害,应选用补充利用率高的优质蛋白质。

(3)碳水化合物:葡萄糖对辐射的防护效果好,果糖对防治辐射损伤效果更好,应多摄入果糖和葡萄糖含量丰富的食物及水果。

(4)脂肪:脂肪供给量不宜过高,占总能量的20%左右,含必需脂肪酸的食物如花生油、橄榄油等适量增加,以降低辐射损伤的敏感性。

(5)维生素:接触辐射前后补充抗氧化维生素,如维生素 C、维生素 E 和 β-胡萝卜素,以及维生素 K、维生素 B_1、维生素 B_2、维生素 B_6 或泛酸等。

(6)矿物质:补充适量的矿物质,如具有抗氧化、抗辐射作用的硒等。

19. 辐射作业人群的营养护理原则主要包括哪些?

(1)辐射作业人群膳食中应该供给充足的能量,并保证优质蛋白质摄入。可多吃肉、蛋、牛奶等含优质蛋白质丰富的食物,改善照射后产生的负氮平衡。

(2)适量摄入脂肪,以富含必需脂肪酸和油酸的油脂为佳。

(3)碳水化合物供给应充足,适当选用防辐射效果较好的富含果糖和葡萄糖的水果。

(4)摄入富含无机盐和抗氧化维生素的蔬菜,可改善照射后维生素 C、维生素 E 或烟酸代谢的异常。

(5)油菜、青菜、芥菜、萝卜等十字花科蔬菜和酵母、蜂蜜、杏仁、银耳等食物均具有一定的防辐射损伤功能。

(6)绿茶富含茶多酚等抗氧化物质,有利于加快体内自由基和放射物质的排泄,可适当补充这些物质。

20.具有防治辐射损伤作用的食品有哪些?

很多食物具有天然的防治辐射作用,除了常见的蛋类、乳类、猪肝、瘦肉、鱼类、大豆及豆制品,副食品中的卷心菜、胡萝卜、番茄以及新鲜的水果以外,还有食用菌类,如木耳、银耳、香菇等,茶类、海产品及富含番茄红素的食物。

21.创伤的定义是什么? 创伤患者的营养代谢特点包括哪些?

创伤是指机械损伤,狭义的创伤是指其他机械致伤因素引起的机体组织、器官的破坏;而广义的创伤包括手术创伤和其他不定型的机械创伤。

创伤患者的营养代谢特点包括:能量消耗增加,基础代谢率增高;糖、蛋白质、脂肪分解代谢加速,出现高血糖、负氮平衡和高乳酸血症;维生素丢失增加,水和无机盐代谢紊乱。

22.创伤后机体组织修复过程中的营养需求有哪些?

创伤后机体代谢率增高,组织分解加剧,氮丢失增加,机体组织修复所需的营养物质增加。创伤后营养支持的具体方法是首先估算总热量,再考虑三大营养物质——蛋白质、脂肪和碳水化合物的比例,及微量元素和维生素的量。蛋白质或氨基酸缺乏可明显推迟愈合过程,而充足的蛋白质供给可促进愈合。同时增加富含维生素A、维生素C、维生素D、铁、铜、锌、钙等营养素的食物供给,必要时也可使用相应制剂。

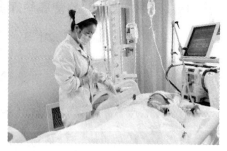

图 9-2　给予重症伤员鼻饲及静脉营养

23. 创伤患者营养支持途径的一般原则主要包括哪些？

创伤患者营养支持途径的一般原则主要包括：①肠内营养与肠外营养之间应优先选择肠内营养；②周围静脉营养与中心静脉营养之间应优先选用周围静脉营养；③肠内营养不足时，可用肠外营养补充；④营养需要量较高或期望短期内改善营养状况时可用肠外营养；⑤营养支持时间较长应用肠内营养；⑥从肠外营养过渡到肠内营养必须循序渐进，防止加重肠道负担而不利于恢复。

24. 创伤患者专用食品有哪些？

对于创伤患者，除了应用不同比例营养成分的常规膳食满足机体需要外，还需要增加肠内营养制剂作为补充，如能全力、瑞素等，以促进伤口的愈合和机体的恢复。

25. 创伤患者营养护理的注意事项有哪些？

创伤患者营养护理的注意事项有：①营养均衡是护理的关键，应根据实践经验找出最均衡的营养食谱；②配制肠内外营养制剂时，要遵循无菌、防止感染和循序渐进的原则；③在实施肠内营养时，应遵循"浓度由低到高，容量由少到多，速度由慢到快，控制合适温度"的原则；④营养液灌注的速度要匀速；⑤创伤患者的营养支持实施中，提供患者充足而适当比例的热量至关重要。

第三节　救援食品

1. 救援食品的概念是什么？

救援食品是指在灾害救援环境下，如自然灾害、重大人为事故、战争、恐怖袭击、公共卫生事件等紧急情况下，为救援人员和被救人员提供的食物和营养补充剂。救援食品属于食品的范畴，具有在救援环境下食用的特殊性。

2. 生产救援食品的要求有哪些？

生产救援食品的要求有：①救援食品主要是用于储备的食品，无论救援食品以何种类型生产，必须具备高能、长效且易食用和储存的属性；②救援食品主要用于补充救援现场人员的营养和热量，维持人体生命体征，因此要求救援食品食用后易消化吸收、营养均衡，能快速恢复体能和保持体力；③在灾难现场，由于人群复杂，救援食品也应考虑婴幼儿、老弱病残人群的食用问题。

3. 救援食品应具备的特点有哪些？

救援食品应具备的特点有：①易于储存及携带、保质期长等；②能量高，能满足各种救援环境；③营养全面、均衡；④饱腹感强，耐饥饿，能长时间维持机体的血糖水平；⑤具备抗疲劳、抗缺氧等功能；⑥具有镇静作用，可减少恐慌带来的代谢紊乱；⑦美味可口，易于接受。

4. 选择救援食品的原则是什么？

选择救援食品的原则主要有：①最好是直接入口的定型包装食品，如罐头食品、瓶装饮料、袋装密封食品等；②非定型包装或包装不严密的食品应为水活性值较低的食品；③清洁的瓜果、蔬菜等；④其他不易被污染和微生物不易生长繁殖的食品；⑤清洁的饮用水；⑥常用的饮具、食品容器和餐饮具应该一同运送。

5. 国内常见的救援食品有哪些？

(1)压缩干粮：体积小、能量高、营养全面。

(2)能量棒：口感好、营养全面，能快速持久地为机体供应能量。

(3)高能固体饮料：补充能量迅速。

(4)体力恢复剂：易被人体吸收，能保持身体电解质平衡，恢复机体机能效果好。

(5)救生食品：具备保质期长、携带

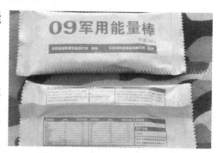

图9-3　国内常用救援食品

方便、营养丰富的特点,常在单兵遇险后等待救援的情况下食用。

(6)救生水:易被机体吸收利用,延缓人体对水的需求。

(7)高级营养粉:营养搭配科学合理,能快速恢复体能,提升免疫力,缓解疲劳等。

(8)通用营养补充食品:营养全面、均衡,口味佳。

6. 国内救援食品的常见组合有哪些?

按照救生食品组合原则,以下三种救援食品常被组合在一起,成为部队救援时的能量补充剂。

(1)能量棒:为机体持续快速地供应能量,开袋即食。

(2)高能固体饮料:在重度劳动前使用。

(3)体力恢复剂:在重度劳动后使用。

7. 不适宜作为应急救援的食品有哪些?

(1)鲜肉类、鲜鱼类食品。冷冻鲜肉、冷冻鱼类食品在缺乏冷冻、冷藏设施的条件下,易发生腐败变质,导致食源性疾病。

(2)水活性值较高的非定型包装密封食品,如馒头、烙饼、熟蒸包子、软面包等。微生物污染繁殖容易,在温度较高条件下,很快腐败变质。

(3)超过保质期、保存期的食品。

(4)卫生质量和包装条件及配方、原料、生产卫生条件可疑的食品。

(5)一切不符合卫生标准的食品。

8. 特殊功能救援食品包括哪些?

特殊功能救援食品包括抗疲劳食品和增强免疫力食品两大类。

(1)抗疲劳食品:增加蛋白质、脂肪、碳水化合物、维生素、矿物质等营养素的摄入,为机体的各项活动提供必需的能量。

(2)增强免疫力食品:常见的增强免疫力食品有蜂胶、沙棘、酸奶、金丝小枣等。如蜂胶被称为"天然的免疫增强剂",能提高人体免疫系统的功能;沙棘能抗疲劳,增强免疫功能;金丝小枣能增强人体的免疫力,激活免疫细胞活性。

9. 灾害时机体在应激状态下为什么会出现疲劳？

疲劳是连续性的体力劳动或脑力劳动后机体内所发生的一系列复杂的生理生化变化过程。灾害时机体在应激状态下可出现血压升高、肌肉紧张性增加、心跳加快、呼吸急促和内分泌腺功能改变等反应,其结果可造成疲劳。

10. 我国对抗疲劳食品的研究现状是怎样的？

目前,我国对抗疲劳食品的研究尚处于起步阶段,主要是将作用显著、机理明确、结构确定的抗疲劳营养素作为营养补充剂添加到饮料及食品中,或者利用已经被研究证实具有抗疲劳功效的中草药提取物研制而成,如各种复方口服药、提取液、强化制剂等。

11. 救援食品的研制存在的主要问题有哪些？

(1)救援人员的营养意识欠缺。

(2)救援食品营养素缺乏:相关资料显示,在救灾过程中维生素普遍缺乏,含足够的矿物质及相关乳制品等救援食品相对缺乏。

(3)救援食品能量供应不足:救援现场往往会出现无法预料的情况,如环境恶劣、过度疲劳等,可能导致能量供应不足。

(4)缺少营养合理、口感良好的应急救援食品,食品货源不稳定,难以保障救援需要。

(5)救援食品单一,不能满足灾民及救援人员的基本营养需求。

(6)食品卫生问题:主要是食物的污染和变质,救援环境温度过高,运输、储存、加工过程中引起食物污染或变质。

第十章 灾害心理危机干预与护理

第一节 灾害心理危机概述

1. 心理危机的概念是什么?

心理危机是指个体面临创伤性事件的心理崩溃状态。当事人的正常生活受到干扰,内心紧张感不断积蓄,继而出现无所适从,甚至思维、行为紊乱的失衡状态,这就是危机状态,即心理危机。

2. 心理危机的判断标准有哪些?

一般来说,判断心理危机有以下三项标准:①经历能造成较大心理压力的重大影响事件;②引起急性情绪扰乱或认知、躯体和行为等方面的改变,但不符合任何精神病诊断;③当事人或病人依赖自身能力无法应付或应对无效。

3. 灾害心理危机的概念是什么?

灾害心理危机是指人们在面对或经历灾难性事件产生的心理现象,是灾害发生后人们对生存环境的破坏及其身心创伤的体验和心理行为异常的反映。通常维持6～8周。

4. 灾害心理危机有什么特点?

灾害心理危机具有紧急性、群体性和复杂性等特点,因而进行心理干预存在着一定的风险。

5. 灾害对个体产生的一般性心理反应可以表现在哪几个方面？

灾害对个体产生的一般性心理反应大致可表现在生理、认知、情绪和行为四个方面。

(1)生理反应：灾害后，受灾人群中，成人常出现的生理反应主要有失眠、噩梦、易醒、疲倦、呼吸困难、窒息感、发抖、容易出汗、消化不良、口干等。

(2)认知反应：灾害后，受灾人群中，成人常出现的认知反应主要表现为当事人会出现否认、自责、罪恶感、自怜、不幸感、无助感、敌意、不信任他人等。

(3)情绪反应：灾害后，常出现的情绪反应有悲观、愤怒、紧张、失落、麻木、害怕、恐惧、焦虑、沮丧等。

(4)行为反应：灾害后，常出现的行为反应有注意力不集中、逃避现实、打架、骂人、喜欢独处、反复回忆受灾情形、过度依赖他人等。

6. 灾害心理危机的影响因素有哪些？

灾害心理危机的影响因素包括应激源因素、个体因素和社会支持因素。其中，个体因素还包括身心健康状况、应对方式、人格特征和认知评价。

7. 灾害后容易出现哪些精神心理障碍？

灾害后易出现的精神心理障碍一般包括急性应激障碍、创伤后应激障碍、适应障碍、酒精和药物滥用、焦虑症、抑郁症等。

8. 急性应激障碍的概念是什么？

急性应激障碍(acute stress disorders, ASD)，又称为急性应激反应(acute stress reaction)，是由剧烈的、异乎寻常的精神刺激、生活事件或持续困境等因素引发的精神障碍。一般在受刺激后几分钟至几小时内发病。

9. 急性应激障碍的主要临床表现有哪些？

(1)意识清晰度下降。

（2）伴有强烈恐惧体验的精神运动性兴奋为主的表现,如心因性躁狂状态。

（3）伴有情感迟钝的精神运动性抑制为主的表现,如心因性木僵。

（4）情绪障碍:如焦虑、抑郁等。

（5）精神病性障碍:如妄想症状。

10. 急性应激障碍患者的干预与护理措施有哪些?

（1）一般性治疗:增加社会支持,放松治疗,认知行为治疗。

（2）药物治疗与护理:常用抗焦虑药和催眠药,做好药物护理。

（3）环境护理:脱离或调整诱发疾病环境。

（4）预防:注重在日常生活中保持心理健康,提高应激能力。

11. 创伤后应激障碍的概念是什么?

创伤后应激障碍(post-traumatic stress disorder,PTSD),又称为延迟性心因性反应,是指个体对异乎寻常的、威胁到个体生命、身体健康或精神世界完整性的创伤性事件延迟出现和(或)持续存在的反应状态。其症状常在创伤刺激发生后1个多月或更长时间出现。

12. 创伤后应激障碍的主要临床表现有哪些?

创伤后应激障碍的主要临床表现包括三大症候群,即闯入性创伤情景再体验、持续性高警觉及回避反应。

（1）闯入性创伤情景再体验主要有三种形式:①短暂"重演"性发作;②暴露在与创伤性事件有关的情境中,有强烈的情感痛苦和生理反应;③梦魇。

（2）持续性高警觉:表现为自发性的高度警觉状态。

（3）回避反应:主要表现为回避和麻木。

13. 创伤后应激障碍患者的干预与护理措施有哪些?

创伤后应激障碍患者的干预与护理措施包括:①宣教创伤后应激的相关知识;②鼓励与亲朋好友、医务人员讲述感受与症状;③教会识别紧张症状;④指导患者学习放松技术;⑤指导患者参与活动与工作;⑥避免靠喝酒、吸烟等方式来逃避;⑦保证健康饮食,规律睡眠。

14. 目前关于心理危机的研究理论主要有哪些?

目前关于心理危机的研究理论主要有 Caplan 情绪危机模型、Tyhurst 理论、布拉默应用危机理论、Lindemann 理论、Swanson 和 Carbon 危机发生模型。

15. Caplan 情绪危机模型指出心理危机状态分为哪几个阶段?

Caplan 认为处于心理危机状态的个体要经历四个阶段的变化,分别为:

(1)第一阶段:表现为警觉性提高,开始体验到紧张。

(2)第二阶段:当个体发现自己常用的问题解决方法无效时,焦虑程度开始增加。

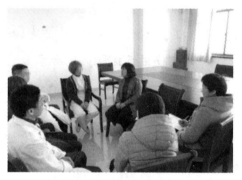

(3)第三阶段:经过尝试各种方法未能有效地解决问题,当事人的内心紧张程度持续地增加,并想方设法去寻求和尝试新的解决方法。

图 10-1　伤医事件发生后对医务人员进行
心理危机干预现场

(4)第四阶段:如果当事人经过前三阶段仍未能有效地解决问题,其很容易产生习得性无助。

其中个体处于第三阶段时求助动机最强,常常不顾一切,不分时间、地点、场合和对象发出求助信号。对于处于这一阶段的求助者,护理人员提供的干预效果最佳。

16. Tyhurst 理论指出心理危机者经历的危机过程分为哪三个阶段?

Tyhurst(1957)提出应激反应是一种"过渡状态",他将危机者经历的危机过程分为三个阶段:

(1)作用阶段:最初应激性事件对当事者的直接影响是明显的,通常表现为极度恐惧、激动或悲伤,甚至会表现为惊呆、茫然或"目瞪口呆"。

（2）退却阶段：应激事件虽已过去，但当事者仍表现出自身固有的反应及心理防御，如表现出依赖或天真幼稚的行为，与其年龄、文化程度等不相适应。

（3）创伤后阶段：当事者察觉其自身的反应方式并着手关注今后的打算，但仍依赖于与周围的相互作用和有关的社会支持或资源。

17. 布拉默应用危机理论的内容包括哪三个方面？

布拉默应用危机理论包括正常发展性危机、境遇性危机和存在的危机等三个方面内容。

18. 灾害心理危机干预原则有哪些？

灾害心理危机干预原则包括：①整体性与个性化原则；②适时性与发展性原则；③保护性与保密性原则；④平等性与中立性原则；⑤良好干预关系和服务性原则；⑥综合性原则。

19. 灾害心理危机干预技术主要有哪些？

目前，灾害心理危机干预技术主要有：①沟通技术；②支持技术；③干预技术。

20. 心理危机结局的常见类型有哪些？

一般来说，处理心理危机的手段不同，个体人格不同，结局也不同。常见的心理危机结局有以下几种类型：①顺利度过危机，学会处理困境的方法与策略；②勉强度过危机，内心深处留下创伤，影响社会适应；③自杀、自伤或自毁；④引起严重的心理障碍甚至精神病。

第二节　受灾人群心理干预与护理

1.《灾难心理卫生的主要观念》指出心理危机的基本观念包括哪些？

心理学家 Diane Myers 在《灾难心理卫生的主要观念》（Key Concepts of Disaster Mental Health）一书中指出，在从事灾难心理救护前必须先掌握一些基本的观念,这些观念包括:①每一个见证灾难的人均会被灾难影响;②灾难性创伤有"个人创伤"和"集体创伤"两种类型;③大部分的人在地震后会聚集在一起救灾,但效果常打折扣;④灾难后的压力及哀伤反应是对不正常状况的正常反应;⑤许多幸存者的情绪反应来自灾难所产生的生活问题;⑥灾难救助的过程被称作第二度灾难;⑦大部分的人不知道他们需要心理卫生的服务,也不会去寻求此方面的协助,幸存者可能会拒绝各种方式的协助;⑧灾难心理救援经常在本质上偏向实际层面而非心理层面,等等。

2. 心理危机干预的概念是什么?

心理危机干预(crisis intervention)又称应激管理(stress management),是指由心理救治专业人员应用心理学、社会学等专业知识和经验,对正处于灾难之中或刚经历过灾难的人给予精神上的支持和心理照护,帮助受灾人群克服各种灾难引起的心理恐惧、焦虑、抑郁等负性情绪的标准手段,使之最终战胜危机,重新适应生活的方法。

3. 心理危机干预的最佳时间是什么?

经历突发灾难的个体,接受心理危机干预的最佳时间是处于危机状态时,即一般在灾难发生后的数小时、数天或数周内,而干预的黄金时间是危机发生后的24~72小时。

4. 心理危机干预的主要目的包括哪些?

心理危机干预的主要目的有三个方面:①缓解干预对象的精神和躯体症状,避免自伤或伤及他人;②恢复心理平衡与动力;③促进心理健康,提升心理健康水平和幸福感。

5. 心理危机干预的基本准则包括哪些?

心理危机干预的基本准则包括:①所有经历过灾害的人内心都会受到或大或小的影响;②大多数人在灾害后能够齐心协力,共同救灾,但是他们的效率会明显降低;③在所有的救灾过程中都应该考虑心理健康的问题;④灾害所带来的压力和悲伤反应是"对不平常的情境的平常反应";⑤灾后的心理健康帮助在性质上应该更为实际,而不是纯心理化,比如提供通信工具、分发饮料、聆听、进行鼓励、安慰等;⑥灾后旨在帮助减轻内心痛苦的心理援助可能会让幸存者难以接受,他们可能产生挫折、愤怒和无助感,他们可能拒绝各种形式的灾后心理救援。

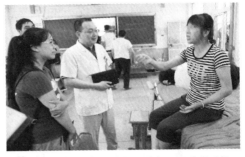

图 10-2　洪涝灾害后对灾民进行心理干预现场

6. 灾害救援人员实施心理危机干预时应遵循哪些原则?

灾害救援人员实施心理危机干预时应遵循的原则有:①尽量使危机当事人接受支持和帮助;②尽力帮助当事人坦然面对危机,采取适当的应对行为;③与当事人沟通相关信息,取得信任,并减轻其紧张情绪。

7. 灾难性心理创伤可以分为哪两种类型?

社会学家 Kai Erikson(1976)根据对 1972 年西弗吉尼亚大洪水灾民的相关研究,提出了两种在大部分灾难中会接连出现的心理创伤类型:

(1)个人心理创伤:是"一种突然撕裂人类防卫的精神上的打击,在此残忍的力量之下,人们无法有效地面对"。

(2)集体心理创伤:是"一种破坏人们彼此的维系而造成社会生活基本构成的打击,进而破坏共同体的感觉"。

8. 心理危机干预的工作对象包括哪些?

心理危机干预的工作对象包括:①团体和社会;②个体和家庭。

9. 哪些人属于个体心理危机干预的重点对象?

个体心理危机干预的重点对象有亲历危机的幸存者或逃生者、丧失亲人的家属。

10. 按照灾害影响的程度不同,将个体心理危机干预的重点对象分为哪几级?

个体心理危机干预的重点对象分五级:

（1）一级人群：亲历灾害的幸存者，如死难者家属、伤员、幸存者等。

（2）二级人群：灾害现场的目击者（包括救援者），如目击灾难发生的灾民、现场指挥与救护人员（如消防和武警官兵、医疗救护人员和其他救护人员）等。

（3）三级人群：与第一级、第二级有关的人员，如幸存者和目击者的亲人等。

（4）四级人群：后方救援人员、灾难发生后在灾区开展服务的人员或志愿者等。

（5）五级人群：通过媒体或其他途径获得消息的人等。

11. 救援人员可以通过哪些方式来确定需要心理危机干预的对象？

救援人员可以通过下列三种方式来确定需要心理危机干预的对象：①现场评估与筛查；②医院转诊与筛查；③热线电话与筛查。

12. 灾害现场常使用的心理危机评估量表有哪些？

灾害现场进行心理危机评估的量表有 40 项创伤性症状清单（TSC-40）、PTSD 症状清单、心理危机干预现场筛查表等。

13. 灾害救援过程中，按照干预对象的不同，心理危机干预模式包括哪几种？

灾害救援过程中，心理危机干预模式可以分为两大类：①公共危机事件的干预模式（团体心理干预）；②个体危机事件的干预模式（个体心理干预）。

14. 灾害救援过程中，按照干预方法的不同，心理危机干预模式包括哪几种？

Belkin 提出了三种基本的心理危机干预模式：①平衡模式；②认知模式；③心理社会转变模式。

15. 何谓危机干预的平衡模式？

平衡模式（equilibrium model）其实应称为平衡/失衡模式，是指处于危机中的人们,因原有的应对机制和解决问题的方法不能满足他们的需要,为帮助人们重新获得危机前的平衡状态而给予的危机干预模式。平衡模式最适用于危机最初阶段的干预。

16. 何谓危机干预的认知模式?

认知模式(cognitive model)是通过学习和实践新的自我说服,改变当事人的思维方式,尤其是通过认识其认知中的非理性和自我否定部分,获得理性和强化思维中的理性和自我肯定,从而使当事人获得对自己生活中危机的控制。认知模式适用于危机稳定下来并接近危机前平衡状态的当事人。

17. 何谓危机干预的心理社会转变模式?

心理社会转变模式是指与求助者合作,以测定与危机有关的内部和外部困难,人们选择替代他们现有行为、态度和使用环境资源的方法,以帮助当事人将适当的内部资源、应付方式、社会支持和环境资源结合起来,获得对自己生活(非危机的)的自主控制。

18. "危机干预六步法"具体包括什么?

"危机干预六步法"具体包括:①确定问题;②保证求助者安全;③给予支持;④提出可变通的应对方式并验证;⑤制订计划;⑥获得承诺,采取积极的应对方式。

19. 按照护理程序,灾难心理危机干预可以分为哪几个步骤?

按照护理程序,灾难心理危机干预可以分为五个步骤:①评估;②诊断;③计划;④实施;⑤评价。危机干预工作者应该将检查评估贯穿于整个干预过程中。

20. 创伤后应激障碍(PTSD)患者常用的治疗方案有哪些?

创伤后应激障碍(PTSD)患者治疗的关键在于去除精神因素或脱离引起精神创伤的环境,转移或消除应激源,可以选择三种方式:①心理治疗;②药物治疗;③心理治疗加药物治疗。对于严重和特殊的 PTSD 患者,要帮助其联系住院治疗。

21. 何谓系统脱敏疗法?

系统脱敏疗法(systematic desensitization)又称交互抑制法,是指在心理医生的帮助下,诱导病人有计划、有步骤地逐级暴露在导致焦虑的情境中,并通过身体的放松状态来对抗这种焦虑情绪,从而达到消除焦虑的目的。

22. 灾害幸存者的危机干预主要包括哪些要素和步骤?

(1)进行危机的评估和问题的识别,协助被辅导人员先行解决生存和安全问题。

(2)建立信任。

(3)引导个体叙述所经历的创伤事件的事实。

(4)明确和证实所经历过的急性应激反应。

(5)确定所有个体生活史和创伤之间的联系,发现以前未能确定的对紧急事件的应激反应。

(6)进行有效的应激处理教育。

(7)鼓励当事人按照改变自己情绪的方案行动起来,促进其正常活动的恢复,但要注意以当事人熟悉的生活环境和社会资源为依靠。

(8)建立电话随访,协助当事人及时总结康复、重建心理的积极经验,鼓励与监督康复计划的落实与坚持;从当事人自评、心理测量、周围人的评价和当事人的实际改变等几个维度评估心理干预的效果。

23. 如何评估灾害幸存者自杀的高危行为特征?

(1)评估当事人酒精滥用的情况,包括酒精滥用发生的年龄、滥用或依赖的类型、与抑郁和既往自杀行为的关系等。

(2)评估当事人对药物治疗的依从性。

(3)评估当事人在抑郁状态下造成的损失。

24. 如何评估灾害幸存者自杀的高危情感特征?

(1)评估当事人抑郁的体验,注意其抑郁的严重程度和严重影响当事人的社会功能的特征。

(2)评估当事人多种抑郁症状一起出现的体验。

(3)评估当事人共患的其他障碍。

(4)评估当事人住院治疗后的康复期。

25.灾害丧亲者常见的表现有哪些？

(1)强烈的失落感,持续的情绪低落,食欲、注意力减退,不想跟任何人说话,兴趣缺乏。

(2)对死去亲人的强烈思念,常常发呆,沉浸在对过去的回忆中。也可能会出现一些仿同的行为。

(3)失眠、睡眠质量差。

26.护理人员如何协助灾害丧亲者度过哀伤期？

(1)接受和面对丧失亲人的事实,鼓励丧亲者表达内心的感受及对死者的回忆,耐心倾听居丧者的哭泣、诉说和回忆。

(2)提供具体的生活帮助。

(3)学习应对丧亲所带来的环境和社会关系的改变;转移与丧失的亲人或客体的心理联系。

(4)修复内部的或社会环境中的自我。

27.灾害丧亲者的危机干预中,出现哪些异常哀恸现象时,要及时转介专业机构？

(1)持续地否认亲人死亡的事实。

(2)延迟的哀恸历程:情绪隔离或情绪压抑。

(3)对死者的病态认同。

(4)无法逐渐复原的哀恸历程。

28.受灾的儿童和青少年的心理护理干预要点有哪些？

对受灾的儿童和青少年的心理护理干预要点有:①保证身体和环境的安全,预防潜在的危险;②保护儿童和青少年的基本心理;③避免成年人的应激反应影响到儿童。

29. 对受灾的儿童和青少年实施紧急心理援助的注意事项有哪些？

对受灾的儿童和青少年实施紧急心理援助的注意事项有：①紧急心理援助人员的基本行为规范；②紧急心理援助人员提供心理援助的方式；③紧急心理援助人员与儿童和青少年的交往；④紧急心理援助人员应该注意避免的行为。

30. 改善灾害后睡眠障碍者的措施有哪些？

(1)消除诱因：减少酒精的摄入量，过度饮酒会降低睡眠的质量；下午和傍晚不喝含有咖啡因的饮料；及时解决白天担心的事情，以免影响晚上睡眠。

(2)重建规律、有质量的睡眠模式：每天按时就寝，按时起床；增加日常锻炼量，但不要在就寝前锻炼；在睡觉前做一些能让自己安静下来的事情，如听一些旋律优雅、轻柔的乐曲或者阅读书籍；控制白天休息打盹的时间，一般不超过 15 分钟，在 16:00 之后不再休息打盹。

31. 灾后心理危机干预的注意事项有哪些？

灾后心理危机干预的注意事项有：①帮助受灾者面对现实；②救援人员应掌握紧急晤谈技术；③危机心理干预人员必须经过培训；④不能强迫进行危机心理干预；⑤不是所有受灾者都需要危机心理干预。

32. 何为紧急事件应激晤谈法？

紧急事件应激晤谈法(crisis incident stress debrief,CISD)是进行个体危机干预的基本程序，主要针对救援工作人员以及其他三级灾民，包括护士、医生，甚至还包括 120、110 接线员等，通过引导受创个体对危机事件的情绪和反应，并一起探讨应对策略，促使个体调动自身能力克服危机事件影响的方法。

第三节 护理人员的心理健康与维护

1. 心理健康的概念是什么?

心理健康是指心理活动的过程完整、心理状态稳定、具有良好的社会适应能力,与社会保持协调一致。

2. 护理人员的心理健康标准是什么?

护理人员的心理健康标准是应具备稳定的情绪、健全的意志、完整的人格、和谐的人际关系以及符合职业规范的行为和良好的社会适应能力。

3. 灾害本身会给救援护理人员带来怎样的压力?

(1)个体伤害:救援护理人员处于灾害环境中,自身安全受到威胁。

(2)创伤刺激:救援护理人员接触较多罹难人员,对心理造成创伤。

(3)挫折伤害:救援失败或救援未达到预期目标。

4. 灾害对救援护理人员的职业产生怎样的影响?

(1)职业紧张:工作要求高、强度大、时间长、任务重等。

(2)职业倦怠:由于情绪处于紧张、恐惧的时间较长,继而转为情绪衰竭,处于倦怠状态。

(3)承担较大的工作风险:由于工作环境恶劣、工作环境不安全、救援人力资源有限等,使得护士承担较大的工作风险等。

5. 灾害救援中,护理人员出现职业紧张对个体有什么影响?

(1)心理方面:主要影响认知能力和情绪状态,表现为记忆力减退、判断能力下降、情绪低落、工作满意度下降等。

(2)生理方面:主要影响自主神经、内分泌系统、免疫系统和骨骼肌肉系统,表现为头痛、睡眠障碍、乏力、手足发冷等。

(3)行为方面:个体行为表现为吸烟、酗酒、滥用药物、不良饮食等;

工作行为表现为消极怠工、工作失误增多、效率低下等。

6.灾害救援中,护理人员出现职业倦怠对个体有什么影响?

(1)情绪衰竭:情绪原动力降低,缺乏工作主动性,有明显挫败感。

(2)个人无效能感:对工作能力自评低,工作效率低,自觉不能胜任工作。

(3)自我隔离:与其他救援人员保持距离,无亲和感,排斥工作。

7.应激源的来源有哪些? 救援护理人员常见的应激源有哪些?

(1)应激源的来源包括:①内部应激源:源于机体内部的各种刺激,如疼痛、发热、期望值过高、自悔等。②外部应激源:源于机体外部的各种刺激,如冷、热、空气污染等。

(2)救援护理人员常见的应激源有:①个人因素:救援环境与个体相互影响,个体因素起主要调节作用。正性调节的个体外显积极乐观,负性调节的个体则表现为悲观失望。②工作因素:救援护理人员从简单的平常工作转换为复杂的救援工作,角色转换失调。③社会因素:担心亲人在灾害中受伤或参与救援导致与家人、朋友分离,导致心理内疚等。

8.救援护理人员常见的不良应激反应有哪些?

(1)生理反应:如头痛、入睡困难、噩梦、食欲下降、手脚发凉、肌肉抽搐、呼吸困难等。

(2)情绪反应:个体受到灾害刺激产生系列负性情绪,如焦虑、恐惧、悲观、紧张等。

(3)行为反应:救援人员在救援的过程中出现崩溃心理或与被救援者产生共情,在行为上表现为退缩、哭泣、坐立不安、拒食或暴食等。

(4)认知反应:如感觉过敏或迟钝、注意力下降、记忆力差、操作或判断错误增多、自责自罪等。

(5)社会功能障碍:如有意回避、对灾害事件避而不谈、不愿进入社交场合、不愿回想往事、工作效率下降等。

9. 救援护理人员发生灾害性心理危机时,为什么要实施心理干预?

当参与救援的护理人员发生灾害性心理危机时,如果没有专业心理咨询人员进行心理危机干预,有部分护理人员可能会由此产生心理问题,如抑郁、焦虑、躯体形式障碍、睡眠障碍等,严重影响日后的生活、工作、学习以及人际交往。当出现灾害性心理危机时,应做到早发现、早干预,必要时行药物治疗。

10. 救援护理人员的常见心理疾病有哪些?

救援护理人员经心理创伤后会出现各种心理疾病,如急性应激相关障碍、创伤后应激障碍、抑郁症、焦虑症等。

11. 在救援过程中,救援护理人员为何易出现一般适应综合障碍?

救援护理人员在救援过程中因存在应激源并处于困难处境,加之救援人员本身的心理应对能力下降,极易出现特征性的、涉及全身的生理、生化反应,即一般适应综合障碍。

12. 一般适应综合障碍的分期有哪些?

(1)警戒期:机体应对灾害事件启动体内防御机制阶段。

(2)抵抗期:灾害环境持续维持,机体转入抵抗或适应阶段。

(3)衰竭期:灾害事件严重、持续时间长,机体抵抗能力降低,继而转入衰竭阶段。

13. 救援护理人员面对灾害压力时常见的应对方式有哪些?

(1)积极应对:心胸宽广、积极乐观应对压力。

(2)消极应对:回避、吸烟、酗酒甚至自暴自弃应对压力。

14. 灾害救援人员的心理干预策略有哪些?

(1)加强组织管理,重视救援人员的心身健康。

(2)加强救援人员的预防性训练和全程心理服务工作。

(3)救援人员要经常进行积极的自我心理暗示。

(4)提升救援者的专业水平。

(5)鼓励救援人员宣泄压力。

(6)为救援人员尽可能提供有利的环境。

(7)鼓励救援人员保持与亲友的沟通渠道。

15.从组织管理方面对灾害救援护理人员的心理可采取哪些护理对策?

(1)心理知识培训:培训心理学相关知识,提高对护理人员在救援中对应激事件的应对能力。

(2)合理安排生活:尽可能保障救援护理人员的饮食、住行安全,为满足心理需求,安排其与家人通话联系。

(3)合理分工、团队协作:救援分组要做到业务能力强、搭配合理,团队间加强交流,共同互助。

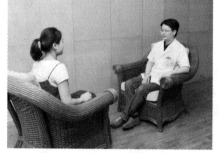

图 10-3　对灾害救援护理人员进行心理干预

(4)有效心理支持:灾害现场配备专业心理机构人员,开展心理咨询、心理辅导。

16.救援护理人员发生灾害性心理危机后,实施心理干预的内容有哪些?

(1)明确当前首要的心理问题:倾听当事人诉说,明确主要的心理问题,帮助其宣泄不良情绪。

(2)降低伤害程度:将生理、心理伤害降至最低限度,与当事人建立共情。

(3)提供正确的心理应对方法:让当事人学习各种心理应对方法,帮助其选择一种最佳方法。

(4)制订康复计划:让当事人参与心理治疗,并帮助制订心理康复计划,协助实施。

17. 救援护理人员严重的心理疾病治疗方法有哪些?

当灾害救援护理人员出现严重心理问题时,需要送至精神卫生专业机构,由临床精神科专家依据病情提供药物治疗和心理治疗。

(1)药物治疗:常用的药物有抗抑郁类、抗焦虑类药品及心境稳定剂。

(2)心理治疗:根据救援护理人员的心理状态进行个体心理治疗或团体心理治疗。

18. 救援护理人员自我心理干预的主要方法有哪些?

(1)自我暗示:用积极的语言对自我进行激励,如"我是最棒的""我一定行"等。

(2)移情:把不良的情绪从事件本身转移投射到某物或某人上。

(3)情感宣泄:合理地表达出负性情绪。

19. 灾害救援护理人员如何做好心理应激的自我护理?

(1)保持身体健康:身体健康是承担繁重护理工作的前提条件,是维持乐观情绪的基础条件,护理人员应保持充足睡眠和适当运动。

(2)提高自我调控能力:调整心态,提高自我调控能力,保持生理和心理平衡健康状态。

(3)保持和谐人际关系:护理人员应用接触、沟通技巧与他人建立和谐人际关系,获得良好的社会支持。

(4)提升解决问题能力:护理人员应加强业务学习,提高业务水平,提升问题解决能力,以帮助应对职业应激。

20. 预防救援护理人员心理应激障碍的调控措施有哪些?

(1)纠正认知:帮助救援护理人员建立合理信念,纠正错误认知。

(2)晤谈:通过晤谈让救援人员表达观点、宣泄情绪,心理学专业人员适时进行引导。

(3)社会支持:与家人、同事、朋友建立联系,保持人际关系和谐。

21. 灾害救援护理人员应从哪些方面对心理应激进行自我评估？

护理人员应从应激源产生的原因、自我的期望值、社会支持系统、自身对应激事件的反应和自我对应激事件的应对方式等进行自我评估。

22. 如何提高灾害救援护理人员的应激应对能力？

救援护理人员可以采用回避应激源、降低期望值、用积极乐观的心态处理负性事件、学会放松技巧和调整负性情绪、善于应用社会支持系统的帮助、增强体质等方式来提升应激应对能力。

23. 什么是放松训练？救援护理人员常用的自我放松训练有哪些？

放松训练是指机体通过一种练习由紧张状态转变为放松状态。

救援护理人员常用的放松训练方法有冥想放松训练、肌肉放松训练和呼吸调节法。

24. 救援护理人员发生创伤后应激障碍（PTSD）的心理治疗技术有哪些？

救援护理人员发生创伤后应激障碍（PTSD）时，需要有心理医生或精神科医生应用心理治疗技术来减轻 PTSD 症状。常用的心理治疗技术有：

（1）暴露疗法：帮助患者回忆痛苦经历，表达出内心想法，鼓励宣泄，实施正确引导。

（2）认知疗法：帮助患者识别非理性认知，帮助建立正确信念，改变错误认知。

（3）小组晤谈：将一组心理问题相近的人员组织在一起，应用系统的、专业的心理治疗技术，通过交谈的方法让患者表达出内心想法。

第十一章　特殊受灾人群的护理

第一节　灾害现场目击者的护理

1. 灾害现场目击者的定义是什么？

灾害现场目击者是指能快速抵达急病或外伤现场、接受过救护训练获得相关证书且能够为伤员和病人提供救护服务的人员,这些人员包括警察、消防员、保安人员、服务员、救生员、驾驶员、体育教练等。任何一个社会人都可能成为灾害现场目击者。

2. 灾害现场目击者包括哪些人群？

(1)与灾害零距离接触的人群,包括失去亲人者及其他幸存者。

(2)灾害现场的一线救援人员,包括政府指挥人员、医护人员、志愿者等。

(3)与灾害事件有关的人员,包括耳闻目睹的人民群众。

3. 灾害现场目击者的特点及作用是什么？

灾害现场目击者的特点是能快速抵达现场,具备基本的急救知识和技能,能及时、有效地抢救伤病员。多数灾害发生时常伴有交通中断这一特性,这给专业人员进入灾害现场带来了很大的阻力。这时,在专业救援人员到达灾害现场前这一段时间,灾害现场目击者就是灾害现场救援的主力军,能大力挽救伤者的生命和提高救助后的生活质量。

4. 灾害现场目击者的灾后反应有哪些?

(1)对创伤事件的重复体验(如闪回或梦魇),伴有警觉性过高(如易激惹或惊吓反应)。

(2)社会生活退缩(如避免社交和情感麻木)。

(3)强烈的羞愧、内疚或耻辱感。

(4)创伤后睡眠障碍,缺乏兴趣,情感不协调,回避或反复体验创伤性事件。

(5)常伴有抑郁症状、广泛性焦虑和暴力行为;酒精或其他物质滥用。

(6)悲伤痛苦情绪。看到很多人失去亲人,失去家园。

(7)无望的悲观、自责情绪。在灾害面前感到自己无能为力。

5. 灾害现场目击者产生心理反应的原因有哪些?

(1)过度疲劳:灾害的巨大破坏,导致救援条件恶劣,救援人员的工作异常艰苦,若在极为疲惫的情况下还坚持救灾活动,就容易发生继发性疲劳综合征。

(2)缺乏类似的应对经验:突然的具有震撼性的灾难事件,使多数救援人员在缺乏充分的心理准备情况下投入救援工作,缺乏类似的应对经验,从而产生强烈的、持续的心理应激状态,易导致一系列心理危机并影响工作。

(3)对自己期望过高:救援人员对自己的期望值过高,当竭尽全力、付出巨大努力却救援失败时,救援人员易产生挫败感、沮丧、内疚、自责、无助和罪恶感等情绪。

(4)不安全的环境因素:在艰苦恶劣的灾难环境中,救援工作危险性大,人员的衣食住行不能得到保障,同时还有灾后余震、洪水滑坡等威胁,易产生恐慌、极度紧张、焦虑、缺乏安全感等情绪。

(5)同情他人产生的替代性创伤:出于对遇难者、幸存者的同情和共情,易导致救援人员产生同感的痛楚,间接获得当时灾难发生时的创伤体验,从而使自己出现严重的身心困扰,甚至引起心理崩溃,出现替代性创伤。

6.灾害过后,灾害现场目击者易出现哪几种心理健康问题?

灾害过后,灾害现场目击者易出现的心理健康问题包括:①急性应激反应;②创伤后精神紧张性精神障碍(PDSDs);③心理适应障碍或持久性人格改变。

7.什么是灾害现场目击者创伤后精神紧张性精神障碍(PDSDs)? 其诊断标准有哪些?

灾害现场目击者创伤后精神紧张性精神障碍(PDSDs)是指在接触某次可怕的事件后会引起焦虑症发病,或者给患者带来痛苦的精神折磨,甚至带来身体伤害或者威胁。创伤后精神紧张性精神障碍(PDSDs)的诊断标准有:①亲身经历了创伤事件;②持续重新经历创伤性事件(灾难场景重现);③逃避与普通应激相关的创伤与麻木刺激;④持续过度警醒;⑤此障碍总期间超过1个月;⑥造成临床上的重大痛苦、功能损害或压力。

8.灾害现场目击者最常出现的灾害心理危机综合征是什么?

灾害现场目击者最常出现的灾害心理危机综合征包括急性应激障碍、创伤后应激障碍、适应障碍和分离障碍。

9.灾害现场目击者替代性创伤心理的临床表现有哪些?

(1)身体反应:灾害现场目击者的身体表现为易疲劳、睡眠障碍,出现眩晕、呼吸困难、紧张、胃痛、无法放松等不适症状。

(2)心理反应:出现创伤反应与人际冲突,如感到心力交瘁、麻木与困惑;失去安全感及对公平、善恶的信念;常做噩梦,难以集中注意力和做决策;与他人交流不畅、情绪不稳定,缺乏自制力和耐心,暴躁易怒,与他人关系紧张等。

(3)职业困扰:出现职业耗竭感,如过分为受害者悲伤、心情忧郁,怀疑自己是否尽了全力等,以至于怀疑自己的职业选择,质疑人生价值;感到软弱、内疚和羞愧。

10. 在重大灾害事件后，对现场目击者的心理危机评估使用评定量表的目的是什么？

(1)评估与创伤性事件直接相关的症状，如 TSC-40、PTSD 症状清单等。

(2)评估重大灾害幸存者的一般心理健康状况，如 90 项症状清单(symptom checklist 90，焦虑自评量表 SCL-90)、抑郁自评量表(self-rating depression scale，SDS)、焦虑自评量表(self-rating anxiety scale，SAS)等。

(3)评估个体的易感倾向和社会资源，如个性特征、应对方式和社会支持。

11. 对灾害现场目击者进行心理危机干预的目的是什么？

(1)避免因情感波动造成自伤或伤及他人。

(2)恢复心理平衡与回归现实。

(3)学习对未来可能遇到的突发灾难更有利的应付策略与手段。

12. 如何对灾害现场目击者进行针对性护理？

(1)要让他们学会面对灾害，原谅自己，以积极的方式对发生的一切进行归因。

(2)协助幸存者处理好与死者的关系，不要刻意遗忘，学会带着悲伤继续生活。

(3)强化自我调节意识，保证饮食和营养以及充足的睡眠。

(4)帮助灾害现场目击者学会敞开心扉，与大家一起分担悲痛。

13. 灾害现场目击者的心理辅导会谈技巧有哪些？

(1)倾听是心理辅导的第一步，是获取信息最有效的方法。在目击了灾害现场后，很多人都有倾诉的愿望，护理人员应以敏锐、共情的态度深入其中，能敏锐地观察出患者是否说的与实际一致，是否避重就轻。

(2)护理人员要帮助患者清楚准确地表述他们的观点，澄清其所表达的那些模糊不清的观念和问题，把握真实情况。

（3）护理人员多运用开放式提问鼓励患者完整地叙述事件的发生、经过和结果，也可适当运用一些封闭式的提问，用以收集资料，澄清事实，获取重点和要点，从而缩小讨论的范围。

（4）非语言行为在心理辅导中同样起到很重要的作用，护理人员应以关注的姿态告诉求助者，如面对面、开放、目光放松等。以点头、目光注视、微笑以及"嗯""啊""噢"等行为给予反应，把握其内心世界。

14. 如何对灾害现场目击者使用系统脱敏疗法？

对灾害现场目击者使用系统脱敏疗法，教会当事人使用主观痛苦单元方法，将每次创伤性记忆按从轻到重的顺序进行 1～10 级排列。在心理医生的帮助下，首先回忆较为轻微的创伤性记忆（即较少引发焦虑的记忆），引发焦虑之后，再运用肌肉渐进放松法予以对抗。进而，引导逐步回忆较为强烈的创伤性经历，引发焦虑之后，再运用肌肉渐进放松法予以对抗。经过逐级的训练，直至当事人对相关应激刺激不再敏感为止。

15. 作为救援人员的灾害现场目击者所承受的心理压力源主要有哪些？

（1）灾难本身：处于恶劣的环境中同时面临着伤害或死亡的威胁；接触过多死难者尸体和濒死者，给其自身心理和生理都带来诸多不适；救援失败或者未能很好地完成救灾任务的挫败感。

（2）职业方面：任务要求、时间要求以及工作负荷过重带来的压力；情绪长时间混乱的情况和生死攸关的决策所造成的生理或情绪衰竭；工作环境恶劣。

（3）组织方面：对于自身在灾害中所负的责任，彼此角色模糊，当面对来自媒体或大众等其他人员要求时，会产生角色冲突；多个救援机构都和危机事件有关系，分工或者责任不明确；组织内部或组织间在诸如任务分配方面有冲突。

除以上与救援工作直接相关的压力外，救援人员同时还承受着来自自身及家庭的压力,如无法照顾家人、不能承担家庭责任等。

16.作为救援人员的灾害现场目击者有哪些常用的、简单的自我心理调适方法和技巧?

(1)深呼吸(腹式呼吸)练习。

(2)放松术:自身训练放松法是运用视觉的想象和身体的感知来缓解压力,如在脑海中重复话语或建议以帮助放松和减轻肌肉的紧张。肌肉渐进松弛法是专注使每个肌群慢慢紧张,再充分放松。如选择从脚趾开始紧张然后放松,再上升到脖子和头部;肌肉紧张至少5分钟,再放松30秒,然后重复进行。意象松弛法是采取各种感官,如嗅觉、视觉、听觉和触觉等,使其到达和平宁静的地方或环境,从而达到放松的目的。其他放松术还有瑜伽、太极、听音乐、运动、冥想、催眠、按摩等。

(3)紧急事件应激晤谈术。

第二节　家人失散者的护理

1.灾害弱势群体包括哪些人群?

灾害弱势群体包括失能老人、身障人士、婴幼儿、孕产妇、慢性病患者和丧亲家庭成员等。

2.灾害发生后家人失散者的身心反应有哪些?

灾害发生后家人失散者的身心反应主要有:情感上出现过分的痛苦;持久和过分地忧虑亲人;持久和过分地忧虑所发生的灾害事件;儿童由于害怕分离,出现持久的拒绝上学或去其他地方。

3.灾害发生后家人失散者的常见健康问题有哪些?

(1)身体健康问题:营养不良、失眠、头痛、发生疾病或疾病复发、性功能丧失等。

(2)心理健康问题:居丧障碍、自卑感、负罪感、情感迟钝、行为偏差等。

4. 灾害发生后家人失散者有哪些心理上的后遗症？

灾害发生后家人失散者常出现的心理后遗症有：①持续地否认亲人死亡的事实；②延迟的哀恸历程，情绪隔离或情绪压抑；③对死者的病态认同；④无法逐渐复原的哀恸历程。

5. 如何评估家人失散者的心理问题？

评估家人失散者的心理问题时，可以使用 IES 和自杀危险性评估工具，评估灾害中丧亲者的现实状况和心理反应的严重程度。可以询问损失有多严重(躯体、财产、家庭等)，有哪些可以支持的社会资源，愿意流露情绪还是压抑情绪，心理应激反应如何，自杀危险性如何等。评估可用资源，包括社会资源和自我应对资源。每个人都有一些自己独有的可以利用的资源，应询问、关注有关他的家庭、亲戚、朋友等各方面的情况，探究所有可能解决问题的资源。如果丧亲者损失严重、缺乏社会支持资源、有压抑情绪或存在自杀危险性，要列为重点干预对象，在第一时间进行干预。

6. 对灾害中家人失散者进行心理危机干预的目的是什么？

对灾害中家人失散者进行心理危机干预的目的是：①让家人失散者面对现实；②避免因情感波动造成自伤或伤及他人；③恢复心理平衡与回归现实；④帮助家人失散者找到积极的应对方式；⑤要让家人失散者适应现在的生活状况，对新的生活充满信心。

7. 家人失散者的哀伤期分为哪几个阶段？

家人失散者的哀伤期分为四个阶段：

(1)第一阶段：情感休克期。此期丧亲者无法相信亲人死亡的事实，有不真实的感觉。

(2)第二阶段：追溯期。此期丧亲者会经常回忆死者，沉浸在个体与死者之间的情感回顾上。

(3)第三阶段：情绪反应期。此期丧亲者容易愤怒或抑郁等。

(4)第四阶段:恢复期。经过大约 6 个月的时间,大多数丧亲者都能接受亲人去世的事实。

8. 家人失散者哀伤期心理干预的具体措施有哪些?

(1)情感休克期:家人失散者非常需要亲友的陪伴和支持。

(2)追溯期:鼓励家人失散者进行情感宣泄。

(3)情绪反应期:耐心倾听家人失散者的倾诉,不要随意打断、否认家人失散者的观点。

(4)恢复期:心理干预者通过鼓励、拥抱、握手等方式给予情感支持。

9. 家人失散者心理干预的主要任务是什么?

家人失散者心理干预的主要任务是以同理心陪伴家人失散者经历灾害哀痛的过程,而不是任何说教和解释。当一个人陷入丧亲极端的哀伤时,其哀嚎不已的哭泣和哭诉是不可避免的,哀恸者或伤心难过地述说关于死去亲人的种种回忆,或哭诉灾难发生时家人来不及逃生的经过,或陈述自己无法让家人免于死亡的遗憾与歉疚感。这时心理干预者并不需要劝阻,也不要压抑哀恸的自然反应,只要以同理心的共感反应去倾听家人失散者的诉说即可。

10. 家人失散者心理干预的具体技术有哪些?

心理干预技术主要针对生命安全和基本生活已有保障的因灾家人失散者,其目的是通过建立心理干预工作者与因灾家人失散者之间温暖、关怀和信任的关系,并在此基础上鼓励他们做情绪的表达,评估家人失散者的心理应激反应严重程度并给予倾听、支持和鼓励,帮助他们尽快度过地震后的应激心理阶段。

(1)接触:主动与家人失散者进行接触,通过各种方式与他们建立温暖、关怀和信任的关系。

(2)鼓励认知和情绪表达:鼓励家人失散者讲述经历灾难的过程及感受,可以采用一些绘画和音乐的方式进行引导。

(3)及时反馈认知和情感:了解家人失散者的各种想法和情感,并告知他们哪些想法和情感更加积极,有利于他们的恢复。

(4)制订并运用计划解决问题:和家人失散者共同制订一个计划,内容是帮助他们尽快恢复到灾前的生活和学习状态。

11. 家人失散者心理干预的注意事项有哪些?

(1)尊重生命第一的原则。

(2)善于倾听家人失散者的倾诉,不要随意打断家人失散者的倾诉。

(3)要与家人失散者产生共鸣,设身处地地理解家人失散者的情绪反应。

(4)心理干预者要注意谈话的语气语调,使用和家人失散者相匹配的声调。例如,如果家人失散者的声音听起来平缓而悲伤,心理干预者的声音则不能太快,音量不宜太高。

(5)不要轻易提建议,和家人失散者讨论适合自己的方法才是对家人失散者真正的帮助。

(6)避免在心理干预中评判丧亲者,比如"你怎么能那样做呢"等。

12. 如何做好家人失散者的日常生活护理?

(1)饮食与营养:对家人失散者中生活不能自理或部分自理的丧亲儿童及老年人,应保证饮食与营养的充足。应根据儿童及老年人对营养物质的特殊需要,注意饮食结构的合理性及计划性。

(2)清洁:灾后的停水停电常使家人失散者的清洁卫生得不到满足,尤其是丧亲儿童及老年人,由于缺乏亲人的照顾,身体更容易处于不卫生状态。长期的不卫生状态易导致疾病的产生。因此,要注意丧亲儿童及老年人清洁卫生的护理,尤其是口腔、皮肤、头发的清洁卫生。

13. 如何对家人失散者的营养状况进行评估?

对家人失散者营养状况的评估应做到充分评估营养不良的风险、原因及严重程度。对存在营养不良风险的丧亲者食欲下降、摄入减少和体重下降(体重下降小于15%),应警惕发生营养不良,鼓励其进食,提供良好的就餐环境。对于已经出现的Ⅰ度(体重下降大于15%)至Ⅲ度(体重下降大于 40％)营养不良,应帮助其咨询营养师并制订详细的营养计划。若营养不良是由腹泻或感染等因素引起的,则应积极治疗原发病。

14.引起家人失散者睡眠形态紊乱的原因是什么?

引起家人失散者睡眠形态紊乱的原因有两个方面:一是环境的变化和噪声导致家人失散者不易入睡;二是失去亲人的恐惧和悲伤使他们的睡眠质量下降,家人失散者常由于梦见死去的亲人回到身边或梦见亲人遇难的情景而惊醒。因此,一方面应尽量为家人失散者创造安静舒适的睡眠环境,并提供帮助睡眠的技巧,如热水泡脚、听轻音乐等;另一方面应帮助其面对失去亲人的现实,从悲伤中走出来。

15.如何进行家人失散者的失眠护理?

(1)应充分评估家人失散者引起失眠、头痛的原因。

(2)根据失眠原因进行针对性护理。如果是环境因素引起的失眠,应改善环境;如是由丧失亲人而诱发的心理因素引起,则应对其进行生命教育。通过生命教育,引导他们思索死亡及死亡对人们的影响,可以帮助家人失散者减轻因亲人死亡而带来的痛苦,让他们意识到自己的亲人不会因为早逝而使生命变得没有价值。

(3)提供促进睡眠的方法:白天减少睡眠时间,参加集体活动,入睡前也要采取一些放松技术帮助入睡。严重睡眠障碍者可使用镇静催眠药物。

第三节　灾后慢性疾病患者的护理

1.灾后慢性疾病患者出现哪些症状表明其有发生创伤后应激综合征的危险?

灾后慢性疾病患者出现下述症状中的 6 项及以上时,表明有发生创伤后应激综合征的危险:①睡眠困难和易醒;②灾难相关的噩梦;③忧郁;④对声音和振动过度敏感;⑤不愿与他人交流;⑥易激惹;⑦易伤心;⑧拒绝唤起灾害回忆的地点和人;⑨全身紧张;⑩总是责备自己。

2. 灾后慢性疾病患者病情恶化的主要原因有哪些?

灾后慢性疾病患者病情恶化的主要原因有:①病人对灾害的恐惧;②灾后恶劣的生活条件;③方便食品或快餐食品使病人摄入过多的碳水化合物、脂肪和盐,缺少蔬菜和水果;④水资源缺乏等导致病人机体脱水;⑤病人活动状况改变,睡眠减少;⑥灾后病人医疗环境受损,病人忙于灾后事务,以及灾后医疗、道路破坏等导致病人无法及时诊治;⑦与亲人失散易产生孤独感。

3. 灾后如何指导慢性疾病患者及家属对生存环境变化的适应?

灾害发生后指导慢性疾病患者和家属尽可能采取措施调整和适应生存环境,可以从以下几方面适应:①防寒或降暑;②预防感冒,主动采取预防和控制感冒措施,如戴口罩、勤洗手、勤漱口等;③保持生活规律,适应灾后环境,尽可能做到规律生活;④避免身体长时间处于同一姿势,每1~2小时活动肢体一次,避免血栓的发生;⑤指导病人日常生活活动,如行走、搬运日常生活物资等,应量力而行。

4. 灾后慢性疾病患者维持疾病治疗有哪些方法?

灾后慢性疾病患者维持疾病治疗的方法有:①患者准备可维持1周的药物随身携带,以应对紧急情况的发生;②患者知晓灾后规律服药的重要性;③如果缺药,要及时向医护人员寻求帮助或请他人帮忙购买药物;④患者要有记录药物名称和用药方法的习惯;⑤药物更换时要注意病情变化;⑥积极调整患者的心理变化,适应灾后的环境。

5. 灾后慢性疾病患者和家属应对紧急情况的策略有哪些?

(1)随身携带病人信息卡,卡上注明病人的姓名、联系人姓名和电话、疾病名称、治疗药物和诊治医院等。

(2)学习识别、判断和处理疾病危象和紧急情况。

(3)家庭掌握自我急救方法和药品的配备、保管和使用方法。

(4)利用医院急诊或120等专业救护途径。

(5)借助他人提供的帮助或急救方法等。

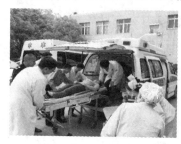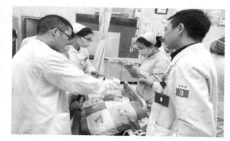

图11-1　院内应急案例(交通事故)演练现场

6. 慢性疾病患者和家属应对再次灾害及次生灾害的发生需要准备哪些物品?

(1)治疗用相关物品:如药物、消毒剂、医疗器械、饮用水、应急食品、食物清单等。

(2)根据病情准备相应用品:如糖尿病患者准备胰岛素注射器及血糖仪,慢性阻塞性肺疾病患者准备氧气装置,高血压患者准备血压计等。

(3)一般备灾物品准备:如手电筒和电池、便携式收音机、卫生用品、衣物和毛巾、雨靴、雨具、记录本和笔、联系电话、现金等。

7. 灾后慢性呼吸系统疾病患者出现哪些症状提示疾病恶化?

灾后2周内,慢性呼吸系统疾病患者发生以下症状应考虑疾病恶化,提示肺炎、支气管炎、缺氧或二氧化碳潴留的发生:①咳黄色或棕色痰;②意识模糊;③手脚发烫等。

8. 灾后维持呼吸系统疾病患者有效氧疗的护理措施有哪些?

(1)正确吸氧:无血气分析结果时应用低流量吸氧,如果血气分析显示无二氧化碳潴留,即予以高浓度、高流量吸氧,但不宜持续时间过久,防止氧中毒的发生。

(2)教育患者及家属不能擅自改变氧流量。

(3)吸氧过程中有效固定鼻导管和面罩,保证有效氧疗。

(4)教会患者吸氧过程中雾化吸入时应深呼吸,同时用口腔吸气、鼻腔呼气,发挥雾化药物的最大作用。

9. 灾后慢性阻塞性肺疾病患者发生呼吸道感染的症状有哪些?

灾后慢性阻塞性肺疾病患者发生呼吸道感染的症状有:①气促或呼吸困难;②心悸;③食欲差;④易疲倦;⑤感冒和发热现象。

10. 灾后原有心血管疾病患者出现哪些症状提示发生了急性心力衰竭? 现场急救措施有哪些?

(1)灾后原有心血管疾病患者出现颈静脉怒张、肺部啰音、急性肺水肿、心脏扩大、奔马律等症状,提示发生急性心力衰竭。

(2)现场急救措施有:①取半卧位,若呼吸困难不缓解,取坐位,双下肢下垂可以减少回心血量;②采用高浓度、高流量面罩给氧,病情稳定后改鼻导管持续给氧;③请求救援现场的医务人员协助药物治疗。

11. 灾后原有心血管疾病患者的生活护理注意事项有哪些?

(1)注意患者的环境护理:温度适宜、光线充足、清洁整齐的环境可以使患者精神愉快、增进食欲和利于恢复。

(2)注意患者的睡眠护理:有条件时可以用温水洗脚消除疲劳,养成规律性睡眠习惯,加强夜间巡视,观察患者生命体征、面色及口唇的变化,谨防夜间发生病情变化。

(3)注意预防便秘的发生:灾害的巨大刺激会使人体的自主神经功能发生变化,容易发生便秘。嘱心血管疾病患者注意饮食和情绪的调整,切勿用力排便,必要时告知医护人员协助处理。

12. 灾后如何指导原有心血管疾病患者的饮食护理?

灾后原有心血管疾病患者的饮食护理应注意:①关键是控制钠盐和液体平衡;②宜清淡饮食,降低基础代谢率;③宜用低钠、低脂肪、低盐、富含维生素、富于营养且易于消化的低热量饮食;④坚持少食多餐,减少胃肠道消化食物所需的血液供给。

13. 灾后糖尿病患者出现哪些症状提示病情恶化？

灾后糖尿病患者出现口干、尿量增加或减少、体重快速增加或减少、出冷汗和意识模糊，提示病情恶化，应考虑低血糖、昏迷、糖尿病肾病、糖尿病神经病变的发生。

14. 灾后风湿病患者出现哪些症状提示病情恶化？

灾后风湿病患者出现关节疼痛、疼痛的关节数量增多、关节僵硬、行走困难以致日常生活自理困难等，即提示病情恶化。

15. 灾后肾功能衰退接受透析的患者出现哪些症状提示病情恶化？

灾后肾功能衰退接受透析的患者出现体重增加、意识模糊、口周发麻等提示病情恶化，考虑高血钾、水肿的发生。

第四节　灾后失能老人的护理

1. 灾后失能老人常见的身体健康问题有哪些？

(1)灾害直接带来的身体损伤：如骨折、皮肤擦伤、复合伤、挤压综合征、皮肤和呼吸道烧伤等。

(2)灾后相关疾病：如肺炎、重型支气管哮喘、呼吸衰竭、出血性溃疡、心肌梗死、心功能不全、脑血管意外和精神疾病等。

(3)原有疾病加重：如高血压、糖尿病、肺气肿、脑血管疾病等，因灾害而引起的应激导致原有疾病加重，灾后中断服药和治疗也易导致原有疾病的恶化，甚至发生死亡。

(4)不适症状：灾后失能老人由于衰老、疾病的影响，加上生活环境的改变，可能会出现头晕、失眠、做噩梦、注意力不集中、食欲不佳、头痛、浑身不适等症状。

2. 灾后失能老人的相关疾病应从哪些方面进行评估？

(1)失能老人的身体损伤和不适主诉。

（2）老人以往的病史。

（3）灾后相关疾病的表现症状及体征，必要时进行相关辅助检查。

（4）评估分析原因，是否与避难所的生活环境等因素有关，是否与个体在灾害发生前已经患有相关疾病等内在因素有关。

（5）服药等治疗护理措施是否得到实施。

（6）灾害损伤的症状、体征是否加重或诱发相关疾病的发生。

3. 如何对灾后失能老人的身体健康问题进行干预？

（1）护理人员应通过细致的观察、评估，及时发现老人身体健康问题的征兆，先行干预，及时处理老人存在的健康问题。

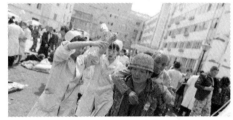

（2）制定和实施各种灾害相关疾病的预防和处理对策。

（3）对有慢性疾病的失能老人，进行相关疾病的健康教育。

图 11-2　车祸现场对失能老人进行救治

（4）根据失能老人不同的心理反应，制订和实施康复计划。康复训练的原则主要包括：主动训练为主，被动训练为辅；循序渐进，以老人不感到疲劳和疼痛为度。

（5）鼓励家属配合医务人员做好对失能老人服药情况的监督、生活照护和康复训练，学会发现老人的异常情况并及时和医务人员保持联系，最大限度地维持失能老人的健康问题不发生恶化和促进老人健康状态的改善。

（6）与当地康复、保健机构的医务人员建立好联系，做到及时沟通和信息共享，共同解决失能老人的健康问题。

4. 如何护理灾后临时安置点中的失能老人？

（1）密切关注，及时发现其精神、身体上存在的问题，做好相应的治疗及护理工作，并和当地相关部门保持较为畅通的沟通，共同解决灾后失能老人的生活所需。

（2）补充足够的水分，保证合理的营养，防止便秘发生。

（3）尽量保障临时安置点中冷暖适宜,考虑到失能老人的身体受损情况、以往的生活习惯和适应性,尽量为老人创造独立空间或聚集在一起休息、聊天的场所。

（4）保证充足的光线和照明条件,物品摆放有序、标示清楚、方便老人识别。尽量将老人所需物品摆放在方便拿取的位置。

（5）预防感染性疾病:由于灾区的特殊环境和条件,加之灾后失能老人身、心、睡眠、营养等因素,老人极易发生伤口感染及感染性疾病,如感冒、流感、避难性肺炎、肠道感染等,因此,应做好卫生管理、空气流通、消毒隔离等工作。

5. 灾后失能老人的心理特点有哪些?

（1）失能老人在灾后的痛苦比其他群体更强烈,内心更加脆弱,尤其是孤寡老人或丧失亲人的老人,他们往往会把痛苦深深地埋在内心深处,不愿主动说出来。

（2）由于灾害使身体受损,容易受到失去以往生活的打击,对现在和未来产生不安、无助和绝望感。

（3）由于灾害后的伤员较多,要处理的问题也较多,因此,失能老人的心理问题容易被忽视,使老人常常感觉到自己被遗忘或成为累赘,易使失能老人患上老年性抑郁和孤独症等。

6. 如何对灾后失能老人的心理问题进行全面评估?

（1）利用相关量表进行分析评估:利用焦虑自评量表(SAS)和老年抑郁量表(GDS)对灾后失能老人进行评估。根据 SAS 自评得分,粗分>40分,标准分>50分表示有焦虑存在,得分越高,焦虑倾向越明显;根据GDS 自评得分,11～20 分为轻度抑郁,21～30 分为中、重度抑郁。

（2）通过护理诊断进行分析评估:根据失能老人的情绪反应、行为表现、沟通能力、接受治疗的配合程度等进行分析和评估,并给出相应的护理诊断。①有焦虑、抑郁症状,但能够自觉寻求帮助,努力调整心态,积极配合治疗的定为轻度应激反应;②心理压力较大,情绪不稳定,但能够配合治疗的定为中度应激反应;③自我封闭或情绪失常,不能够有效配合治疗的定为重度应激反应。

(3)综合分析,划分失能老人的心理危机等级:根据自评结果和护理诊断结果,综合分析,将失能老人心理危机划分为三个等级。①自评量表分值及护理诊断均为轻度的定为轻度心理危机;②两项中有一项为轻度,一项为中度或均为中度的定为中度心理危机;③两项均为重度或有一项为重度的定为重度心理危机。

7. 何谓失能老人创伤后应激障碍?

失能老人创伤后应激障碍是由于不同寻常的痛苦事件,如灾害引发的精神障碍,即对不同寻常的威胁性、灾难性事件的延迟或持久反应。老人创伤后应激障碍包括短时的急性应激障碍(ASD)和长期的创伤后应激障碍(PTSD)。它能够引起老人的无助感或对损伤、死亡威胁反映出的恐惧。

8. 灾后失能老人的应激障碍应从哪些方面进行评估?

(1)经历或目睹过哪些威胁或灾难性的应急事件或情境。

(2)是否以各种方式不断地回想或重复体验创伤性事件或情境(如幻觉、噩梦等),这种体验是否给个体带来更多的痛苦、焦虑、恐惧、自责、失望、抱怨等创伤后应激障碍相关共病。

(3)个体是否会主动回避一些可能引发创伤体验的事物,是否有反应麻木、消沉、沮丧、无助感、对事物失去兴趣、对人产生疏离感、对未来感到悲观等表现。

(4)是否主动回避灾害发生瞬间或灾后发现自己身体受损的经过和体验。

(5)是否有对许多小的细节事件都警惕过度、睡眠障碍、易怒等比较强烈反应的高警觉情况。

9. 如何教育灾后失能老人学会缓解压力?

(1)教会失能老人避免、减少或调整压力源,从正规渠道了解天气、灾害的动态消息,避免小道消息带来的心理上的紧张。

(2)让失能老人学会放松,和有耐性、细心的亲友谈话或找心理专业人员协助,以降低其紧张感。过度紧张、担心或失眠时,遵医嘱服用抗焦虑药或助眠药。

(3)嘱咐失能老人做力所能及的事情,少安排复杂的事务,不要过于劳累。

(4)教育失能老人不要因为身体的原因而孤立自己,多和朋友、亲戚、邻居、同事或救助人员保持联系,多和他们谈谈内心感受、身体的变化或病情康复情况,自己解决不了的问题,及时寻求帮助。

10. 如何对灾后失能老人进行饮食护理?

(1)主动给失能老人送去配发的食物,并协助老人进食。

(2)督促或帮助老人饭前洗手,或使用快速手消毒液、湿巾等清洁双手。

(3)与食物供应者保持联系,告知失能老人的饮食需求,结合疾病饮食要求,尽量让其配发一些适合失能老人吃的食物,在不影响老人身体康复的基础上,尽量满足其要求,保障老人的合理饮食。

(4)留意老人是否有因灾害损伤、惊吓、失去亲人等而造成的食欲下降或因创伤等而引起的营养不良。牙齿脱落、口腔溃疡、咀嚼困难者,尽可能请口腔科医务人员提供帮助。

(5)针对需要食疗的失能老人,应观察其摄入量及剩余量,查找原因,督促并帮助他们合理饮食,改善营养。

(6)定期测量老人的体重、血压和血糖等。

11. 灾后失能老人活动能力再减退的原因有哪些?

(1)由于身体受损,灾后失能老人活动身体的机会变少。

(2)灾后由于物资、医疗设备和设施缺乏,拐杖、助行器等数量有限,造成老人的活动受限。

(3)在意周围人的眼光,害怕成为别人的麻烦而努力克制自己,安静地待着,本该具备的活动功能减退。

(4)没有合适的衣服和鞋子,没有心情活动。

(5)避难所的生活没有规律,造成失眠,导致生物钟颠倒,白天活动能力减弱。

(6)灾害所导致的精神打击、身体损伤,自己不能为灾后修复重建工作出力的无助感。

12.如何预防灾后失能老人活动能力再减退?

(1)不要把失能老人只作为被支援的对象,应创造机会让失能老人活动身体,尽量让他们做一些力所能及的事情,比如自己穿衣、摆放食物、拿轻一点的物品等,尽量让其做到部分自理。

(2)综合评估失能老人的生活自理能力,根据老人自身的特点制订出能发挥其主观能动性的计划,努力发挥老人的残存功能,帮助、指导老人坚持做功能锻炼,尽量恢复老人的部分自理能力。

(3)提供适当的活动场所并保障活动安全,确保通道通畅、安全设施齐全有效,预防跌倒、烫伤等伤害事件的发生。

(4)对于活动能力明显减退者,护理人员应及时与医疗机构联络协调,讨论是否需要住院接受治疗、护理和康复训练。

13.如何对灾后长期卧床的失能老人进行护理?

(1)对于年老体弱、瘫痪、四肢制动无法下床活动的失能老人,应由家属、志愿者或医务人员帮助其在床上进行主被动活动或锻炼,以预防肌肉萎缩、废用综合征、下肢深静脉血栓、压疮等并发症。

(2)对不能自行翻身者,每2小时变换体位一次,每日用湿热毛巾擦洗皮肤。对骨骼隆起受压部位的皮肤要重点保护,可用气垫床、棉制垫圈、翻身枕等压疮预防工具预防压疮发生。

(3)给予老人低盐、低脂、高蛋白质、富含维生素的饮食,保持大小便通畅,定时清洗外阴部,有大小便失禁者,要保护肛周及外阴清洁干燥,避免失禁性皮炎以及尿路感染发生。

(4)协助排痰,保持气道通畅和口腔清洁,预防和减少肺部感染发生。

14.如何护理灾后住宅中的失能老人?

(1)护理人员应不定期深入失能老人家中,通过提供相应的专业检查和可观的量表监测,发现失能老人现存或潜在的健康问题。

(2)通过走访,观察失能老人的病情变化和身体康复情况,及时给予正确的指导及干预。

(3)完成对失能老人及家属的健康知识宣教和康复指导,使得老人及其家人可以达到某种程度的健康促进,以便在病情变化的时候及时就医。

(4)对于灾害带给老人的身体残疾和痛苦,应指导他们面对现实,积极接受康复指导及训练,促进其早日自理,重返家庭及社会。

15. 如何对灾后失能老人进行备灾教育?

灾后失能老人的备灾教育:①教会失能老人对本地常见灾害做紧急处理的预备;②训练失能老人的紧急情况呼救、自我急救及逃生技能;③教会失能老人常见灾害损伤的防范等知识。

第五节　灾后儿童的护理

1. 在儿童灾害医学救援中,护理组织的主要任务有哪些?

在儿童灾害医学救援中,护理组织的主要任务有:①现场护理体检;②紧急检伤,判断伤情;③现场采取护理救援措施;④合理安排伤员分流和转运;⑤做好受灾儿童的心理救护。

2. 如何进行灾害现场儿童检伤分类?

目前专门用于儿童检伤分类的方法是 Jump START 检伤分类法。首先评估行走能力;行动自如的伤员标记为绿色,不能行走的伤病员进入下一个评估步骤。依据伤势严重程度以及存活率,对呼吸、血液循环和意识状态三个方面进行评估:

(1)评估呼吸:①开放气道后可自主呼吸的伤员标记为红色,优先处理;②开放气道后,无自主呼吸、无脉搏者,标记为黑色;③开放气道后无自主呼吸,但有脉搏者,需要先做 5 次人工呼吸后再行判定;④对于有自主呼吸的伤病员,呼吸频率<15 次/分钟或>45 次/分钟,标记为红色,优先处理;呼吸频率为 15~45 次/分钟者进入下一步评估。

(2)评估血液循环:①大动脉搏动不能扪及,且毛细血管充盈时间超过 2 秒的为循环衰竭危重者,标记为红色,优先处理;②如有活动性大出血者,给予有效止血;③存在大动脉搏动且毛细血管充盈时间短于 2 秒的为循环良好者,进入下一步评估。

(3)评估意识状态:①不能正确回答简单问题及进行指令动作的为危重者,标记为红色;②对答切题、能遵指令进行活动者,标记为黄色。

3. 儿童灾害救援储备物品包括哪几类?

儿童灾害救援储备物品包括:①儿科相关器械;②儿科医疗用品;③儿童复苏液体;④儿童药品。

4. 地震灾害儿童医学救援原则与要点有哪些?

(1)救援原则:先救命后治伤、先救重后救轻、先稳定后转运。

(2)救援要点:①快速判断现场伤情与检伤分类;②现场救护:保持呼吸道通畅,有效止血;③骨折的固定;④快速建立静脉通道,尽快补液、利尿,监测血压、尿量和受压局部情况;⑤转运护理:协助将受伤儿童转运至后方医院。

5. 火灾灾害儿童医学救援原则与要点有哪些?

(1)救援原则:立即消除烧伤因素、保护创面,镇静、止痛,保持呼吸道通畅,积极防治休克和感染。

(2)救援要点:①迅速灭火,使伤员脱离热源;②快速检伤分类,初步评估烧伤面积和深度,判断伤情;③现场救护:保持呼吸道通畅;现场给予镇痛药,口服淡盐水;注意保护创面;④转运护理:烧伤越重的患儿要求转运时间越短,最好伤后 1~2 小时送达医院;伤员头部同车辆行进的方向相反,以保证头部血液供应;车速不宜过快,力求平稳,减少颠簸;护送途中预防休克。

6. 如何判断火灾灾害后儿童的烧伤程度？

(1)轻度烧伤：指Ⅰ度烧伤或Ⅱ度烧伤以上烧伤面积小于全身体表面积的 9%。

(2)中度烧伤：指Ⅱ度以上烧伤面积占全身体表面积的 10%～29% 或Ⅲ度烧伤面积小于 10%。

(3)重度烧伤：指Ⅱ度以上烧伤面积占全身体表面积的 30%～49% 或Ⅲ度烧伤面积为 10%～19%。

(4)特重度烧伤：指Ⅱ度以上烧伤面积占全身体表面积的 50% 以上或Ⅲ度烧伤面积大于 20%。

7. 儿童发生电击伤的现场处理方法有哪些？

儿童发生电击伤的现场处理方法包括：①关闭电源；②斩断电路；③挑开电线；④拉开患儿；⑤脱离电源后，检查患儿的神志是否清醒；⑥检查患儿的烧伤情况，立即送检。

8. 儿童发生急性中毒的处理方法有哪些？

儿童发生急性中毒的处理方法包括：①维持生命体征的稳定；②清除尚未吸收的毒物；③促进已吸收毒物的排出；④特异性解毒剂的应用；⑤其他对症治疗。

9. 洪涝灾害儿童医学救援要点有哪些？

(1)快速检伤分类，注意对可疑传染病患儿的防护与隔离。

(2)现场救护：①迅速清除口鼻腔内污物，保持呼吸道通畅；②呼吸心跳停止者，立即行心肺复苏术；③毒蛇咬伤者，立即用绷带由伤口近心端向远心端包扎；尽早应用抗蛇毒血清；④从管理传染源、切断传播途径及保护易感人群等环节进行救护；⑤转运护理：水灾患儿的转运原则是尽早、尽快、就近。

10. 儿童舌后坠阻塞气道的处理方法有哪些？

(1)传统方法：①托颈法；②提颌法；③抬颌法；④舌颌上举法。

(2)专业救援方法：①口咽通气道：用于无知觉并缺乏咳嗽或咽反射

的患儿,不可用于神志清醒的患儿;②鼻咽通气道:用于下颌过紧、置入口咽通气道有困难的患儿;③垫肩法:颈椎损伤禁忌;④气管内插管:是救援中最好的开放气道的方法。

11. 儿童异物阻塞气道的急救处理方法有哪些?

儿童异物阻塞气道的急救处理方法:①指取异物;②腹部冲击法(Heimlich 手法);③器械取异物。

12. 儿童创伤的急救处理有哪些?

(1)第一时间观察儿童的受伤姿势,评估儿童受伤部位,优先处理心跳、呼吸骤停、窒息、大出血、张力性气胸和休克等。保持呼吸道通畅,必要时行人工呼吸或气管插管。

(2)建立两条以上静脉通道,及时扩容治疗。

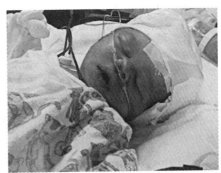

图 11-3　海地地震头部挤压伤儿童救治

(3)监测心泵功能,监测心电和血压。

(4)维持正常血液循环,控制出血。

(5)必要时进行急诊手术治疗。

13. 儿童外出血的止血方法有哪些?

(1)指压止血法。

(2)包扎止血法:①加压包扎止血法;②间接加压止血法。

(3)加垫屈肢止血法:适用于上肢和小腿出血;在没有骨折和关节伤时可采用。

(4)填塞止血法。

(5)止血带止血法。

14. 灾害中新生儿初步复苏注意要点有哪些?

(1)保暖:立即擦干新生儿身体,减少蒸发散热,条件允许时可使用辐射加热装置保暖,注意持续监测体温,防止烫伤;或使用塑料食物保鲜膜进行保暖。

(2)体位:取仰卧或侧卧位,颈部轻度仰伸到"嗅物位",可在肩下垫毯子或毛巾卷。

(3)清理气道:用毛巾擦拭或用吸引装置清理鼻和口腔周围的分泌物,注意先吸口腔再吸鼻腔,动作轻柔;羊水胎粪污染患儿进行气管插管。

(4)适当刺激:轻弹足底或按摩背部。

15. 高质量的儿童心肺复苏注意要点有哪些?

(1)确保足够的胸外按压频率:每分钟 100~120 次。

(2)确保足够的胸外按压深度:至少为胸廓前后径的 1/3,婴儿大约为 1.5 英寸(约 3.8 cm),儿童大约为 2 英寸(约 5.1 cm),进入青春期(如青少年)推荐使用成人标准,即按压深度为 5~6 cm。

(3)两次按压期间胸廓充分回弹。

(4)尽量减少胸外按压的中断。

(5)避免过度通气。

16. 如何预防灾后儿童腹泻病?

(1)建立灾后疫情监测和预警机构:早期快速发现腹泻等传染病,口服补液盐应当作为轻度至中度脱水儿童的早期治疗药物。

(2)控制传染源:急性期患儿进行消化道隔离。

(3)切断传播途径:严格保护水源;改善临时安置点居住条件;加强个人卫生观念;对儿童玩具注意消毒。

(4)保护易感人群:加强儿童营养,必要时进行疫苗接种。

17. 灾害发生后儿童心理反应会有哪几个阶段?

灾害发生后儿童心理反应会有三个阶段:

(1)第一阶段:震惊、困惑、否认,安全感极度丧失。

(2)第二阶段:情绪反应,如焦虑、恐惧、愤怒等。

(3)第三阶段:心理行为障碍和性格改变。

18. 灾后儿童心理障碍的主要类型有哪些？

(1)急性应激障碍：是指在急剧、严重的创伤时间发生后立即(1 小时内)出现的一种异常的快速精神反应，这种反应多数会在 1 个月内恢复。表现为生理上、情绪上、认知上和行为上的异常。

(2)创伤后应激障碍(PTSD)：由于受到异乎寻常的威胁性、灾难性心理创伤，导致延迟出现或长期持续的心理障碍，这种心理伤害持续时间超过灾难事件 1 个月以上，最常见的症状是与创伤有关的恐惧、社交回避、情感抽离和注意力集中困难等。

(3)适应障碍：指在明显的生活改变或环境变化时所产生的短期和轻度的烦恼状态和情绪失调，常有一定程度的行为变化等，但并不出现精神病性症状，主要表现以情绪障碍为主。

19. 灾后儿童心理危机快速干预策略有哪些？

灾后儿童心理危机快速干预策略有：①以最快的速度安置儿童远离灾害现场，重新建立其安全感，稳定儿童的情绪；②快速建立信任关系，为儿童创建一个稳定的生活环境；③根据儿童的年龄和理解能力，进行沟通和交流，理解儿童的所有情绪反应和表达；④帮助儿童树立对未来的信念。

20. 灾后儿童安全避难的措施有哪些？

灾后儿童安全避难的措施有：①立即号召或广播通知儿童及陪同者集合；②避难时，带上保暖衣物，在衣服上写上名字，给儿童戴上姓名牌；③每个儿童必须有专人陪同，不能落单；④全社会提供安全保护。

第六节　灾后孕产妇的护理

1. 孕产妇身体在灾害中受到伤害的一般护理要点有哪些？

①护士应尽可能给受伤的孕产妇提供及时的诊治、心理和生活护

理;②讲解孕、产期相关知识,教会产妇新生儿护理方法;③给予孕产妇心理关爱及生活上的照顾;④尽可能提供安全适宜的饮食,保障孕产妇的营养供给;⑤提供安静、舒适的休养环境,保证充分睡眠。

2. 灾害中孕妇受伤时,严重影响胎儿宫内安危的最常见情况是什么?

灾害中孕妇受伤时,严重影响胎儿宫内安危的最常见情况是失血性休克导致的低血容量和低氧血症以及继发的多脏器损害。

3. 灾害中孕妇受伤时,当孕妇血细胞比容不足多少时较为危急?

灾害中孕妇受伤时,当孕妇血细胞比容不足 30% 时,胎儿在宫内几乎处于失血状态,应引起救援人员的重视。即孕妇尚处于休克代偿期,生命体征尚在正常范围,但胎儿在宫内已经处于严重的"休克"状态。

4. 在灾害救援中,中晚期妊娠时发生创伤,应特别警惕哪些情况发生?

在灾害救援中,中晚期妊娠时发生创伤,尤其是腹部钝、锐器创伤后,应特别警惕发生子宫破裂和胎盘早剥,二者在妊娠期创伤中的发生率占 50%～70%,其影响母儿结局的主要并发症均为失血性休克。

5. 孕龄在 20 周以上的创伤孕妇进行胎儿监护时应注意观察哪些方面?

灾害发生后,孕龄在 20 周以上的创伤孕妇进行胎儿监护时应注意观察孕妇创伤程度、子宫收缩情况、阴道流血情况、胎心有无异常、子宫有无压痛或易激惹、胎膜有无破裂等情况,并对胎儿宫内状况进行动态评估。

6. 灾害救援中,妊娠期创伤处理包括哪些方面?

灾害救援中,妊娠期创伤处理包括对孕产妇创伤的早期评估、初步急救处理、外科专科处理和产科处理。正确、及时、有效的妊娠期创伤处理可以降低孕产妇的死亡率。

7. 灾害救援中,妊娠期创伤的产科处理有哪些要求?

灾害救援中,妊娠期创伤的产科处理要求:①产科医生必须熟悉正常妊娠生理和孕妇对压力和创伤的特殊反应。②稳定母体生命体征在初步处理中非常重要。③应该进行多学科协作，优先处理危及母儿生命的严重创伤，对需要紧急进行外科手术的创伤，妊娠子宫不能成为手术的禁忌证。处理措施应取决于手术时的母体情况、对病情的判断、预后的评估以及胎儿能否存活等。

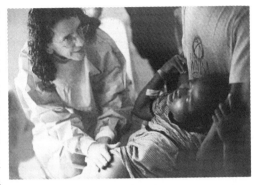

图 11-4　海地地震中对先兆子痫孕妇的救援现场

8. 灾害救援中，妊娠期伤员禁用和慎用的抗生素类药品有哪些？

灾害救援中，妊娠期伤员禁用的抗生素类药品有四环素类、酰胺醇类(氯霉素)、喹诺酮类、阿昔洛韦等，这些药品可导致母儿严重的不良反应；甲硝唑类、氨基糖苷类、大环内酯类抗生素可能会引起胎儿异常，为灾害救援中孕期慎用药品。

9. 灾后孕产妇常见的心理健康问题有哪些？

灾后孕产妇常见的心理健康问题主要有焦虑和紧张、信任危机、抑郁等，孕妇可能会出现无故的沮丧、易激怒、嗜睡、易疲劳、郁闷、食欲突然增加或减少、睡眠不好、无故哭泣等。

10. 灾后如何做好孕产妇的心理关怀？

灾后做好孕产妇心理关怀的首要措施就是倾听孕产妇的诉说，不必强求，但应让其明白如果她想说出她的经历，你可以随时准备倾听；其次，要肯定其在灾害过程中的表现，给予鼓励；再次，孕产妇创伤后的应激反应可能超过 1 个月，存在转为创伤后应激障碍的可能。因此，灾后在对孕产妇做健康检查时，应评估其压力反应，如有异常，应尽早干预，给予关怀照护。

11. 如何减轻灾后孕产妇的焦虑、抑郁情绪？

灾害发生后，孕产妇会发生不同程度的焦虑、抑郁情绪，及时进行适当的心理干预，可以帮助孕产妇度过危机。医护人员应以和蔼可亲、理解和同情的态度，体贴入微地对孕产妇做好安慰和鼓励，讲解焦虑、抑郁等不良情绪对胎儿或新生儿的不良影响。对情绪较为紧张的孕产妇应给予心理疏导，如采用渐进放松疗法，通过语言指导，教她们学会自我放松，进行自我情绪调节。也可指导孕产妇通过呼吸调节缓解紧张情绪，比如深呼吸，让头脑冷静下来，平稳情绪等。对于有亲属遇难的孕产妇，采用认知疗法，帮助其树立正确的观念，让她们明白自然灾害夺去了她们的亲人，让她们学会坚强，适应逝去的亲人已经不存在的新环境，扮演一个以前所不习惯的新角色。

12. 灾后产妇的基本需求有哪些？

灾后产妇的基本需求有营养、活动、休息、清洁、自我护理能力等。

13. 灾区孕产妇院前或转运途中分娩的处理原则有哪些？

灾区孕产妇院前或转运途中分娩的处理原则有：①立即前往灾害现场临时医院，在临时诊室内消毒后断脐；②胎盘未娩出者，外阴冲洗消毒后协助胎盘娩出，按第三产程常规处理；③仔细检查软产道，撕裂者予以常规修补；④给予抗生素预防感染；⑤未经消毒即分娩者，给予破伤风抗毒素注射；⑥详细检查新生儿，重点检查是否有骨折、颅内出血、窒息等，必要时请新生儿专科救治。

14. 灾害发生后，如何做好医疗机构内分娩后产妇的护理？

灾害发生后，分娩后产妇应与孩子在一起避难，母婴同室。母亲温暖的怀抱可以防止新生儿低体温的发生。护士主要负责进行避难指引。

15. 灾后如何指导家人照护孕产妇？

灾后告诉家庭成员通过语言和行动表示对孕产妇的关心，但不应太过度，应尽可能经常与她谈话交流。灾害使得孕产妇不可能定时就医，在安排孕产妇就医时，应通过调整就医时间使家庭成员和孕产妇均能得到专业的帮助和支持。

16. 灾后产妇产褥期以子宫等恢复为主的退行性变化的评估包括哪些内容？

灾后产妇产褥期以子宫等恢复为主的退行性变化的评估包括子宫收缩状态、恶露量及性质、有无产后阵痛及其程度、会阴部有无异常、有无痔疮及脱肛等。

17. 灾后产妇产褥期以乳房的发育和乳汁的分泌为主的动态评估包括哪些内容？

灾后产妇产褥期以乳房的发育和乳汁的分泌为主的动态评估包括：乳房、乳头及乳晕的状态，乳汁分泌情况，母乳喂养的准备，新生儿的健康状况及吸吮力、睡眠状态等。

18. 针对孕妇的备灾措施有哪些？

针对孕妇的备灾措施，除了准备一般的日用品及应急食物、水之外，还需要准备病历、产前检查结果、家人及医院的联系方式等。

第七节 灾后精神疾病患者的护理

1. 灾害后对精神疾病患者管理的重要性有哪些？

灾害后对精神疾病患者管理的重要性主要体现在：精神疾病患者作为一类特殊群体，属于重点管理人群，需要特殊照护和监管。灾害事件本身刺激精神疾病患者，导致疾病复发。在灾害事件中新发病例增多，给家庭、社会带来一定的影响。因此，灾害发生后对精神疾病患者的识别和管理尤为重要。

2. 灾害后精神疾病患者的特点有哪些？

(1)新发病例增多：重大灾害事件对个体的心理影响强烈，会使人出现精神疾病症状,有些进行早期心理干预,随时间推移自行缓解,有些则发展为精神疾病。

(2)疾病程度加重:灾害对个体属于负性事件,且灾害发生后医疗机构及家庭对精神疾病患者的干预、治疗和监管不够导致疾病加重。

(3)知识缺乏:社会对精神疾病知识缺乏,对精神疾病患者缺少关心、理解,家属、患者对精神疾病知识缺乏,未能按要求有规律地服药。

(4)自我照护能力下降:灾害导致家人与患者分离,精神疾病加重,自我照护能力下降。

3. 灾害后精神疾病患者会出现哪些生理反应?

灾害后精神疾病患者会出现胃肠道不适、睡眠问题、饮食问题和植物神经功能紊乱等相关生理反应。

4. 灾害后精神疾病患者会出现哪些心理反应?

(1)情绪反应:紧张、害怕、恐惧、麻木、孤独、自责、易怒、烦躁等。

(2)认知反应:注意力不集中、敏感性增强、记忆力减退、做事犹豫不决,严重的可出现幻觉和妄想。

(3)行为反应:社交退缩、回避、自责自罪、刻板言行、暴饮暴食、暴力、不合作等。

5. 灾害后精神疾病患者出现哪些表现预示有复发的先兆?

(1)自知力缺乏:患者不承认自己有病,拒绝服药。

(2)睡眠障碍:睡眠过少,睡眠质量差或睡眠时序颠倒等。

(3)出现精神症状:原有的精神症状重新出现或有新发症状。

(4)社会功能降低:工作能力下降,不愿与人接触,兴趣减少。

(5)自理能力降低:生活被动懒散,个人卫生差,甚至完全丧失自理能力。

6. 灾害期间导致精神疾病复发的因素有哪些?

(1)突发生活事件:灾害事件本身、亲人丧失等。

(2)停药:灾害后药品匮乏,家属和基层医务人员监管服药不到位。

（3）躯体疾病：发生灾害，患者机体受到伤害。

（4）人际关系紧张：精神疾病患者的人际交往能力缺陷，家人及邻居、同事、朋友等忙于灾后救援和重建，缺乏与患者沟通，致使患者人际关系紧张。

7. 灾害期间如何做到合理用药，预防精神疾病复发？

灾害期间家属和基层医务人员不能松懈对患者服药的监管，应加强用药指导，严格按医嘱服药，尽量满足患者的就医需求。设立精神科门诊，督促其及时就医，当精神类药品缺乏时，要积极协调调配。

8. 灾害发生后，为何要加强对精神疾病患者的心理支持？

灾害发生后，家属和基层医务人员对精神疾病患者的关注度降低，加之社会歧视让其存有明显的病耻感，患者常表现为自卑、隔离、绝望甚至会出现自杀倾向。家属和社会应多给予支持和理解，满足患者的心理需求，启发鼓励患者，帮助其树立战胜疾病的信心，对严重精神疾病要及时干预、治疗。

9. 灾害发生后，如何对精神疾病患者进行安置与照护？

灾害发生后，家园、精神病专科医院被损毁，精神疾病患者缺乏家属和专业医疗机构人员的监管。为保障患者及社会安全，灾区应设有精神科专科医务人员，对精神疾病患者进行评估，设置临时安置点，对有暴力、自杀、自伤、伤人、出走等倾向的高风险患者进行专人管理，工作人员熟知在管人数和病情。病情稳定、有自我照护能力的精神疾病患者可由家属或志愿者提供照护。

10. 如何做好灾害后精神疾病患者的饮食护理？

（1）灾害后由于食物匮乏，救援护理人员仍要注重精神疾病患者的饮食，保证其有足够的摄入量。

（2）对于抢食、暴饮暴食的患者，工作人员应定量供给食物，限制进食速度，必要时安排专人看护。

（3）对于拒食患者，以劝说为主，引导进食，必要时鼻饲。

（4）兴奋躁动患者进食应在其安静情况下进行。吞咽困难患者要给予软食，提供足够的进食时间，专人照护，严防噎食。

（5）对于木僵患者，工作人员可将饭菜置于床旁，部分患者可自行进食，患者在进餐时，切勿打扰。

11. 如何做好灾害后精神疾病患者的睡眠护理？

（1）评估睡眠状况：评估入睡时间、睡眠时长、睡眠质量等，了解导致睡眠障碍的原因。

（2）提供良好的睡眠环境：灾害发生后提供良好的睡眠环境难度大，尽可能做到环境安静，避免强光刺激。

（3）促进睡眠方法：家属鼓励患者白天减少睡眠时间，参加集体活动，入睡前采取一些放松技术帮助入睡，严重睡眠障碍者可使用镇静催眠药物。

12. 如何做好灾害后精神疾病患者的生活护理？

灾后针对精神疾病患者的个体情况采取合适的护理措施：对生活部分自理或完全不能自理患者，家属应做好卫生护理，督促、协助料理个人卫生，如口腔护理、皮肤护理、女患者经期护理等。生活懒散的患者家属应加强生活技能训练，如洗漱、穿衣、叠被、洗澡、梳头等。训练应遵循循序渐进的原则。

13. 灾害后精神疾病患者出现冲动行为时如何护理？

灾害后精神疾病患者一旦出现冲动行为，护理人员及家属要保持沉着、冷静，让患者平时尊重的家属或医务人员进行劝说，及时配合药物治疗。如患者劝说无效，可以给予保护性约束，约束前向患者说明并征得家属同意。灾害后保护性约束用具可能不专业，约束后要及时观察患者约束部位的血液循环，病情缓解后及时解除约束。

14. 灾害后精神疾病患者出现妄想时如何护理？

灾害后精神疾病患者的精神、心理压力增大，极易出现妄想，在妄想内容支配下，患者可出现自杀、自伤、伤人、毁物等行为。家属及救援人员应根据患者妄想的内容进行针对性护理。

(1)被害妄想:家属及护理人员耐心指导,患者外出活动时要有人陪伴,如有拒食,怀疑饭菜有毒,家属需陪同一起进餐,如家属或医护人员被牵入被害内容,治疗护理时应注意安全,必要时医务人员的工作进行适当调整。

(2)关系妄想:家属及医务人员在接触时,要谨言慎行,不要在患者看不到的地方私语。患者若有自杀倾向,应加强看护,必要时安排到精神疾病临时看护点集中管理。

15. 灾害期间,对于不合作的精神疾病患者如何进行家庭护理?

灾害期间,对于不合作的精神疾病患者,家属应主动关心、陪伴,让患者感到自己未被忽视,适时向患者宣教不配合治疗会带来不良后果。家属监管患者服药时,应做到看服到口,服后检查,确保药物到胃内。患者拒服药物时,家人应耐心倾听,鼓励患者表达出内心感受。

16. 灾害后精神疾病患者家庭护理的目标有哪些?

(1)保障安全:为患者提供相对安全的居住、治疗环境。

(2)督促服药:按时督促、监管服药。

(3)社会功能指导:提供生活、技能训练,为重返学校、工作岗位打下基础。

17. 灾害后对精神疾病患者家庭干预的方法有哪些?

(1)心理指导:灾害后专业人员定期对精神疾病患者进行心理治疗,帮助患者提高心理承受能力,树立战胜疾病的信心。

(2)用药指导:向患者、家属宣教规律服药的重要性,增加服药依从性。

(3)社会技能训练:对病情稳

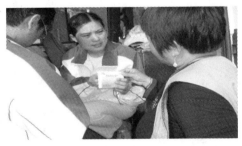

图 11-5 汶川地震灾后对精神疾病患者进行服药指导

定的、具有一定劳动能力的患者,指导其做一些力所能及的事,如帮助家人做家务,进行灾后家园重建等,帮助恢复其社会功能。

18. 如何为灾害后精神疾病患者提供良好的社会支持系统？

为灾害后精神疾病患者提供良好的社会支持系统应做到以下几点:医务人员应指导家属、邻居正确对待患者,宣教精神疾病相关知识;对患者进行心理疏导,帮助其走出心理阴影,缓解心理压力,必要时请精神科医生协助。同时,医务人员还要帮助患者重建社会支持系统。

19. 灾害后精神疾病患者的家属的常见反应有哪些？

(1)生理反应:睡眠障碍、食欲下降、注意力不集中、记忆力减退等。

(2)情绪反应:恐惧、担心、无助、内疚、失望、愤怒等。

20. 如何对灾害后精神疾病患者的家属进行护理？

(1)心理支持:心理专业机构人员与精神疾病患者的家属进行交流,了解患者存在的心理问题,给予针对性的心理治疗。

(2)社会支持:调动精神疾病患者的家属可利用的社会资源,帮助患者。在灾害救助时,社区机构对精神疾病患者家庭给予一定帮助。

(3)知识支持:向家属宣教精神疾病知识,宣教形式有健康讲座、个别指导、电话随访等。

第十二章　灾害护理应急救援预案与演练

第一节　应急预案

1. 应急预案编制的意义是什么？

应急预案编制是应急救援体系中的一项重要基础工作，可提高应急救援能力，控制事故灾害的恶化和保障人民安全。

2. 应急预案编制的原则有哪些？

应急预案编制的原则有：①目的性原则；②科学性原则；③实用性原则；④权威性原则；⑤从重、从大的原则；⑥分级的原则。

3. 应急预案的编制程序是什么？

应急预案的编制程序包括立项、起草、审批、公布实施、应急预案的动态管理等。

4. 总体应急预案编制的目的是什么？

提高政府保障公共安全和处置突发公共事件的能力，最大限度地预防和减少突发公共事件及造成的损害，保障公众的生命财产安全，维护国家安全和社会稳定，促进经济社会全面、协调、可持续发展。

5. 应急预案编制的流程是什么？

应急预案编制的流程：①成立预案编制小组；②风险识别与评估；③风险的分类分级；④组织机构及其职责；⑤处置措施；⑥应急能力评估；⑦编制预案评审与演练以及发布预案等。

6. 应急预案体系的组成包括哪些？

该体系由 6 个一级和 20 个二级的核心要素构成,包括方针与原则、应急策划、应急准备、应急响应、现场恢复、预警管理与评审改进。其中,应急策划是制定应急预案的技术基础,包括风险评价、资源分析和法律法规要求 3 个二级要素;应急准备包括机构和职责、应急设施与物质、应急人员培训、预案演练、公众教育和互助协议 6 个二级要素;应急响应是应急预案中的核心内容,包括现场指挥与控制等 11 个要素。

7. 应急预案包括哪些内容？

应急预案包括:①预测预警;②信息报告;③应急响应;④应急处置;⑤恢复重建;⑥调查评估。

8. 突发事件应急预案的定义是什么？

突发事件应急预案是指针对可能的重大事故(件)或灾害,为保证迅速、有序、有效地开展应急与救援行动,减少事故损失,而预先制定的有关计划或方案。

9. 完善应急预案的原则有哪些？

应急预案的完善要遵循以人为本、合法性、完整性、科学性、规范性和可操作性这六个最主要的原则。

10. 应急预案的六要素是什么？

(1)预案基本情况:对所指向突发事件应急管理整体工作的必要说明。

(2)应急组织机构与职责:应急主体所应承担的责任、工作内容及相互关系。

(3)预防准备情况:对所指向的尚未发生(潜在)的突发事件采取的预防准备和控制措施。

(4)基本应急程序:针对发生不同级别突发事件的分级响应和应急处置程序。

(5)应急保障:应急处置中的人、财、物等资源保障及损失耗费承担主体。

(6)恢复善后程序：应急行动结束后所需的一切恢复重建、心理救助和责任问责等方面。

11. 制定总体应急预案的指导原则是什么？

制定总体应急预案的指导原则有：①以人为本，减少危害；②居安思危，预防为主；③统一领导，分级负责；④依法规范，加强管理；⑤快速反应，协同应对；⑥依靠科技，提高素质。

12. 预警信息包括哪些？

预警信息包括突发公共事件的类别、预警级别、起始时间、可能影响范围、警示事项、应采取的措施和发布机关等。

13. 突发公共事件实行的"一案三制"是指哪些？

"一案"是指突发公共事件应急预案。"三制"是指应急管理体制、应急管理运行机制(包括事故灾难监测预警机制、应急信息报告机制、应急决策和协调机制)和应急管理法制。

第二节　应急演练

1. 应急管理分为哪几个阶段？

应急管理分为预防、准备、响应和恢复四个阶段。

2. 什么叫应急演练？

应急演练是为检验应急预案的有效性、应急准备的完善性、应急响应能力的适应性和应急人员的协同性等多种目的而进行的一种模拟应急响应的实践活动。

3. 应急演练的意义是什么？

(1)培训和提升相关机构和人员的突发事件应对相关知识和技能，

明确其在事件应对中各自的职责、任务,提升人员之间、部门之间以及机构内部和外部之间的整体协调和配合能力。

(2)起到检验预案的操作性、系统性和合理性,发现其中的缺陷和不足,并根据演练效果进一步改进和完善预案的作用,以提高相关人员和部门的应急能力,实现更加有效、有序应对突发事件的目标。

4.卫生应急演练的目的有哪些?

卫生应急演练的目的有:①协调卫生应急政策和规划;②检验预案及应急反应能力;③完善应急准备;④锻炼卫生队伍;⑤磨合应急机制;⑥科普宣教。

5.应急演练与应急预案有什么关系?

应急预案是应急演练的主要依据,而应急演练则是检验应急预案的主要手段。

6.应急演练的种类有哪些?

(1)按照组织形式划分:①基于讨论的演练:主题讨论会、专题研讨会、桌面演练和游戏;②基于操作的演练:操练、功能演练和全面演练。

(2)按演练内容划分:①单项演练;②组合演练;③综合演练。

(3)按照演练目的与作用划分:①检验性演练;②示范性演练;③研究性演练。

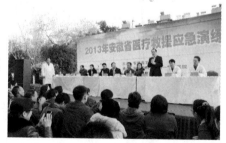

(4)按演练层级划分:①国家层级;②国家部委;③省、市、地方级;④社区、企业。

图 12-1　2013 年安徽省医疗救援应急演练

7.什么是桌面演练?

桌面演练是指参演人员利用地图、沙盘、流程图、计算机模拟、视频会议等辅助手段,针对事先假定的演练情景,讨论和推演应急决策及现场处置的过程,从而促进相关人员掌握应急预案中所规定的职责和程序,提高指挥决策和协同配合能力。桌面演练通常在室内完成,演练的效果来自参与者的积极参与及对现有政策、程序和预案的积极评价和探讨。

8. 桌面演练的优点有哪些?

桌面演练具有形式灵活、不受场地限制、省时省力、投入少、训练机会大增、可提供协同的模拟训练环境、能够开展多种决策结果分析等优点,逐渐成为应急模拟演练的主流形式。

9. 应急演练的参演人员包括哪些?

应急演练的参演人员即参与演练过程的相关人员,包括主持人、控制人员、评估人员、受练人员、安全保障人员、后勤保障人员等。

10. 演练实施包括哪些内容?

演练实施的内容包括:①成立演练指挥中心;②安排组织人员;③保障参与人员安全;④做好参演者的身份识别;⑤进行演示或情况介绍;⑥向公众发布信息;⑦开展演练后座谈会。

11. 演练评估有哪些基本步骤?

演练评估的基本步骤包括:①计划和组织评估;②观察演练与收集资料;③分析资料;④完成评估报告。

12. 卫生应急演练生命周期包括哪几个阶段?

卫生应急演练生命周期包括:①演练准备与设计阶段;②演练实施阶段;③演练评估与改进阶段。

13. 演练准备与设计包括哪些内容?

演练准备与设计的内容包括:①成立演练项目小组,编制应急演练的项目计划;②组建演练设计团队;③演练方案设计与演练文件编写;④演练前的动员与培训;⑤演练的后勤保障。

14. 演练的基本要素包括哪些?

演练的基本要素包括演练的突发事件类型、演练内容、参演人员、演练类型和演练地点。

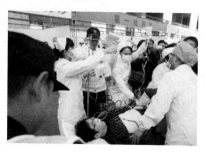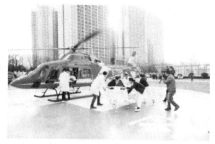

图 12-2　群体性车祸伤应急演练现场　　图 12-3　安医大一附院空中"120"应急演练

15. 卫生应急演练的实施阶段包括哪几个步骤？

卫生应急演练的实施阶段包括实施前准备、启动、执行与过程控制、结束与终止等。

16. 什么是受练人员？

受练人员是指那些置身于模拟场景之中，依据各自职责，按照真实事件发生时应履行的职能而采取行动的人员。他们是实施演练活动的主体，也是接受练习任务、练习相应应急职能和角色的人。

17. 什么是预案演练的评估？

预案演练的评估是指通过一系列定期的模拟试验和情景训练来测试预案，并对反应能力和紧急救助效果进行评估，是演练中最重要的环节。

18. 演练评估的流程包括哪些？

演练评估的流程包括：组建评估团队→确定评估方法→实施评估行动→召开演练后会议→撰写演练总结报告。

19. 演练总结报告应包含哪些内容？

(1)演练事件回顾(演练名称、时间和地点)。

(2)演练设计摘要(目的和目标、演练前准备、参演人员、机构和组织)。

(3)演练能力分析(组织能力、协调能力和专业知识)。

(4)演练过程和经验总结(问题发现与纠正措施建议、应急预案和有关程序的执行)。

20.桌面演练方案具体包含哪些内容?

(1)演练目的和目标:说明为什么要举行本次桌面演练,通过本次演练希望达到什么样的预期目标。

(2)演练人员:控制人员(主持人)、受练人员和评估人员的姓名和分工。

(3)演练时间:演练日期及日程表。

(4)演练场所:演练场地布置方案。

(5)演练内容:设计背景故事,撰写主要事件和细节事件,列出预期行动,准备事件进展信息。

(6)演练支持:确保演练的顺利实施。

附　录

一、法律法规

1.《中华人民共和国突发事件应对法》

http：//www. gov. cn /ziliao /flfg /2007－08 /30 /content_732593. htm

2.《中华人民共和国防震减灾法》

http：//www. gov. cn /ziliao /flfg /2005－09 /27 /content_70628. htm

3.《中华人民共和国传染病防护法》

http：//www. gov. cn /ziliao /flfg /2005－08 /05 /content_20946. htm

4.《中华人民共和国食品安全法》

http：//www. npc. gov. cn /npc /xinwen /2019－01 /07 /content_2070256. htm

5.《灾害事故医疗救援工作管理办法》

http：//guoqing. china. com. cn /zwxx /2011－10 /24 /content_23714183. htm

二、应急条例

1.《破坏性地震应急条例》

http：//www. gov. cn /ziliao /flfg /2005－09 /27 /content_70639. htm

2.《突发公共卫生事件应急条例》

http：//www. gov. cn /zwgk /2005－05 /20 /content_145. htm

三、应急预案

1.《国家突发公共事件总体应急预案》

http：//www. gov. cn /yjgl /2005－08 /07 /content_21048. htm

2.《国家突发公共事件医疗卫生救援应急预案》

http://www.gov.cn/yjgl/2006－02/26/content_211628.htm

3.《国家突发公共卫生事件应急预案》

http://www.gov.cn/yjgl/2006－02/26/content_211654.htm

4.《国家安全生产事故灾难应急预案》

http://www.gov.cn/yjgl/2006－01/23/content_21262.htm

5.《国家处置城市地铁事故灾难应急预案》

http://www.gov.cn/yjgl/2006－01/24/content_168999.htm

6.《国家处置民用航空器飞行事故应急预案》

http://www.gov.cn/yjgl/2006－01/23/content_21264.htm

7.《国家处置铁路行车事故应急预案》

http://www.gov.cn/yjgl/2006－01/23/content_21263.htm

8.《国家地震应急预案》

http://www.gov.cn/yjgl/2012－09/21/content_2230337.htm

9.《国家防汛抗旱应急预案》

http://www.gov.cn/yjgl/2006－01/11/content_155475.htm

10.《国家核应急预案》

http://www.gov.cn/yjgl/2013－07/09/content_2443474.htm

11.《国家突发地质灾害应急预案》

http://www.gov.cn/yjgl/2006－01/13/content_157993.htm

12.《国家突发环境事件应急预案》

http://www.gov.cn/yjgl/2006－01/24/content_170449.htm

13.《国家重大食品安全事故应急预案》

http://www.gov.cn/yjgl/2006－02/27/content_21274.htm

14.《国家自然灾害救助应急预案》

http://www.gov.cn/yjgl/2011－11/01/content_1983551.htm

四、灾害相关技术操作标准

1. 群体性创伤现场检伤分类操作评分标准

项目		项目规程	分值
操作前准备(10分)		1.评估环境及报告环境安全,物品准备齐全	5
		2.正面走向伤者,表明身份	5
操作方法与程序:检伤分类、定性、定量评估步骤与方法(80分)	第一次检伤分类、定性评估步骤与方法(60分)	1.用口令分拣出轻伤员: ①根据环境采取相应的安全保护对策,措施正确; ②大声命令道:"凡是能自己走动的,请马上走到我的左(或右)手边!" ③只要能立即执行命令并自行走动的伤者,原则上都可以判断为轻伤员; ④随即挂上绿色标识牌(以此为评价依据)	10
		2.用ABCD法筛选出危重伤员: ① A. Asphyxia,快速判断有无窒息与呼吸困难(常见于胸部伤、气胸、肺挫伤或上呼吸道梗阻); ② B. Bleeding,快速判断有无出血与失血性休克(短时间内导致急性出血量超过 800 ml); ③ C. Coma,快速判断有无昏迷与颅脑外伤(往往伴有双侧瞳孔改变和神经系统定位体征); ④ D. Dying,快速判断有无正在进行中的死亡(刚才发生的心搏骤停,时间不超过 10 分钟); ⑤只要 ABCD 中任何一项出现异常,便可快速评估为危重伤者; ⑥随即挂上红色标识牌(以此为评价依据)	20

项目		项目规程	分值
操作方法与程序：检伤分类、定性、定量评估步骤与方法(80分)	第一次检伤分类、定性评估步骤与方法(60分)	3.用CHANS法辨别出重伤员： ① CHANS 指头（H，Head）、颈（N，Neck）、胸（C，Chest）、腹（A，Abdomen）和脊柱（S，Spine）等 5 个人体重要的解剖部位； ②只要其中任何一处是开放伤、骨折或者深Ⅱ度以上烧灼伤，就应归类为重伤，挂黄色标识牌； ③伤部不在 CHANS 且神清者，初步判为轻伤员	20
		4.在 10 分钟内初步完成信息报告： ①现场每一名伤者的检伤分类平均在 10 秒左右完成，并且在身体显著部位挂上相应颜色的标识牌； ②立即报告初步检伤分类结果，请求增援	10
	第二次定量评估 PHI 法（20分）	5.对已经初步筛选出的危重和重伤员进行定量评估： ①口述考核 PHI 法 5 项指数(包括收缩压、脉搏、呼吸、神志与附加伤部及伤型)的不同参数级别与相应量化分值； ②口述考核 PHI 法定量评判危重伤员、重伤员与轻伤员的 3 个评分标准	10
		6.在 1 小时内完成准确的信息报告： ①采用 PHI 定量评分法，模拟完成危重伤员和重伤员各 1 例的检伤分类第二次复检； ②立即向考官报告定量检伤分类结果，计算出正确的量化评判总分	10
综合评价(10分)		1.严肃认真,动作规范、干净利落,全程体现人文关怀	3
		2.医护之间配合默契并有医嘱回应,口齿清晰	3
		3.结合灾害救援案例,体现应对灾害突发事件的能力	4

2. 单人心肺复苏技术＋AED 操作评分标准（成人）

项目	项目规程	分值
操作前准备（10分）	1. 护士准备：着装整齐、态度严肃、反应敏捷	2
	2. 评估环境：脱离危险环境，清除与抢救无关人员	5
	3. 用物准备：硬板、护士挂表、纱布、弯盘、电筒、记录单、血压计、听诊器等（结合灾害救援现场）	3
操作方法与程序（80分）	1. 判断意识：轻拍伤者双肩，俯身分别对其双耳呼喊	2
	2. 启动应急反应系统：呼救（或通过移动通讯设备），请他人取得 AED；记录时间	2
	3. 识别心脏骤停：解开衣领，触摸颈动脉（右手食、中二指并拢，由喉结向旁滑移 2～3 cm，检查颈动脉搏动），同时判断呼吸（俯身耳听、面感、眼视伤者胸廓），时间为 5～10 秒	5
	4. 安置体位：伤者仰卧位于地面或硬板上，解开上衣，松解裤腰带	2
	5. 行胸外心脏按压：	
	①术者体位：位于伤者一侧，跪式体位；	2
	②按压部位：胸骨下半部（两乳头中点）；	4
	③按压姿势：双手按压，双手掌跟重叠，十指相扣，指端翘起，双臂肘关节绷直，重心垂直向下用力；	4
	④按压深度：胸骨下陷 5～6 cm；	4
	⑤按压频率：100～120 次/分；	4
	⑥按压与放松时间比为 1:1，每次按压后使胸廓充分回弹，避免在按压间隙倚靠在伤者胸壁上。	4
	观察伤者面色及四肢循环改变	3

项目	项目规程	分值
操作方法与程序（80分）	6.开放气道： ①检查确定有无颈部损伤并报告。双手轻转头部（疑有颈部损伤者除外），清除口腔、气道内分泌物或异物,有义齿者取出。	3
	②开放气道： 仰头提颏法：左手掌外缘置伤者前额,向后下方施力,使其头部后仰,同时右手食指、中指指端放在下颌骨下方,将颏部向前上抬起； 仰头抬颈法：右手抬起伤者颈部,左手掌外缘置伤者前额,使其头部后仰,颈部上托（头、颈部损伤者禁用）； 双下颌上提法（托颌法）：双肘置伤者头部两侧,双手食、中、无名指放在下颌角后方,向上或向后抬起下颌（疑有颈部损伤者采用）	5
	7.人工呼吸2次：每5～6秒呼吸一次,每次吹气不超过2秒,同时观察胸廓是否隆起。 ①口对口人工呼吸； ②口对鼻人工呼吸（口腔严重损伤或牙关紧闭者采用）	5
	8.按压吹气比：30∶2	10
	9.紧急电除颤： ①去除金属饰物,打开AED按钮；	2
	②根据图示,胸骨右缘第二肋间及左腋中线平第五肋间粘贴电极片；	4
	③提示、确定旁人离开,AED分析心电；	3
	④根据语音提示,如提示电击,再次确定旁人离开,放电除颤	3
	10.除颤后,继续CPR2分钟（口述）	2
	11.终末判断：同时判断大动脉搏动和自主呼吸是否恢复,时间为5～10秒,报告复苏成功时间	5
	12.安置伤者（转运后送）,用物处理,洗手记录	3

项目	项目规程	分值
综合评价（10分）	1.急救意识强	3
	2.操作熟练，动作规范，无并发症	3
	3.结合灾害救援案例，体现应对灾害突发事件的能力	4

3. 简易呼吸囊辅助下双人心肺复苏操作评分标准（成人）

项目	项目规程	分值
操作前准备（10分）	1.护士准备：着装整齐、态度严肃、反应敏捷	3
	2.评估环境：脱离危险环境，清理与抢救无关人员	3
	3.用物准备：护士挂表、纱布、弯盘、手电筒、球囊－面罩、20 ml 注射器（备口咽通气道、胶布）、记录单、血压计及听诊器等。（结合灾害救援现场的实际情况准备用物）	4
操作方法与程序（80分）	1.判断伤者意识（护士 A）：轻拍伤者双肩，俯身分别对左、右耳高声呼喊	2
	2.启动应急反应系统（护士 A）：呼救（或通过移动通讯设备），记录时间	2
	3.同时判断呼吸和大动脉搏动（护士 A）：触摸颈动脉（右手食、中二指并拢，由喉结向旁滑移 2～3 cm，检查颈动脉搏动），同时俯身耳听、面感、眼视伤者胸廓判断呼吸，5 秒＜时间＜10 秒，口述"自主呼吸消失，大动脉搏动消失，准备简易呼吸囊！"	5
	4.安置体位，连接呼吸囊装置： （护士 A）安置伤者仰卧位于地面或硬板上，解开上衣；松解裤腰带， （护士 B）检查并连接简易呼吸囊各部件（呼吸气囊、面罩）； （如有氧源，连接储氧袋，将氧气连接管与氧气装置连接，调节氧流量为 8～10 L/min，充氧）	2 5

项目	项目规程	分值
操作方法与程序（80分）	5.行胸外心脏按压（护士A）：	
	①护士A位于伤者一侧,跪式体位;	2
	②按压部位:胸骨下半部(两乳头中点);	4
	③按压姿势:双手按压,双手掌跟重叠,十指相扣,指端翘起,双臂肘关节绷直,重心垂直向下用力;	4
	④按压深度:成人为胸骨下陷5～6 cm;	4
	⑤按压频率:100～120 次/分;	4
	⑥按压与放松时间比为1:1,每次按压后使胸廓充分回弹,不可每次按压后倚靠在伤者胸壁上。	4
	观察伤者面色及四肢循环改变	2
	6.开放气道：	
	①(护士A)检查确定有无颈椎骨折,并报告,双手轻转头部(疑有颈椎骨折者除外),检查口腔,去除异物或义齿,清理呼吸道;	3
	②(护士B)开放气道:站在伤者头侧,双手托颌法开放气道;	3
	EC法固定面罩(E手法:小指托下颌角,中指及无名指放在下颌骨处;C手法:食指及拇指成C型压在面罩上面)	8
	7.呼吸囊辅助呼吸2次:(护士B)持续开放气道,扣紧面罩;挤压呼吸囊1/3～2/3;频率为10～12 次/分,给气2次	8
	8.按压吹气比为30:2,连续操作5个循环	10
	9.终末判断(护士A):同时判断大动脉搏动和自主呼吸是否恢复,5 秒＜时间＜10 秒,报告复苏成功时间	5
	10.安置伤者(转运后送),用物处理,洗手记录	3
综合评价（10分）	1.急救意识强	3
	2.操作熟练,动作规范,无并发症	3
	3.结合灾害救援案例,体现爱伤观念及应对灾害突发事件的能力	4

4. 止血、包扎(右前臂喷射状出血＋左侧面颊部裂伤)

项目		项目规程	分值
操作前准备(5分)		1. 结合灾害救援现场条件快速准备用物： 乳胶手套×2、止血带×2、三角巾×2、短棒、弹力绷带×2、纱布绷带、敷料、纱垫、标记卡×3、签字笔等	2
		2. 评估环境：脱离危险环境,确定环境安全	3
右前臂中段有一5 cm×6 cm大小软组织缺损创面,广泛渗血,中央有喷射状出血(38分)	评估(5分)	1. 快速戴手套	2
		2. 评估伤情,伤情报告完整、清晰	3
	指压及止血带止血(33分)	3. 快速止血： (1)指压止血：立即将伤者右前臂抬高2分钟(超过心脏高度),用右手拇指压在右前臂肱动脉处止血。同时指导伤者用健肢左手拇指在右上臂肱动脉处(肱二头肌肌腱)内侧(肘窝向上2 cm臂内侧)协助指压止血。	4
		(2)止血带止血：①将三角巾做成带状(或布带),在上臂上1/3段处绕肢体一圈,打一活结,并在一头留出一小套,迅速用短棒(或木棒、筷子等硬物)插入一侧止血带下,旋转绞紧做成绞棒,压力均匀、适度,以刚好阻止动脉血液流动为度,再将短棒一头套入活结内,拉紧活结。②正确填写标记卡,记录三角巾的止血部位和时间。③检查止血效果：前臂喷射状出血停止,桡动脉搏动消失。	10 3 5
		(3)注意事项：①止血部位：止血部位准确,应扎在伤口的近心端,并应尽量靠近伤口。②压力：压力以刚达到远端动脉搏动消失为宜(无压力表时),一般上肢压力为33.3～40.0 kPa(250～300 mmHg),防止压力过高压迫损害神经和软组织,压力过低不能阻断动脉供血,从而加重伤口出血。③放松时间：使用止血带时间较长,应每隔0.5～1小时放松1次,每次放松1～3分钟,放松后再在稍高的平面扎止血带；如需继续使用,两次应间隔5～10分钟；累计使用时间最长不超过3小时	4 3 4

项目		项目规程	分值
左面颊部皮肤裂伤,少量出血（47分）	加压包扎（25分）	4. 快速包扎:	
		(1)检查右前臂伤口,排除伤口异物和骨折。	2
		(2)伤口螺旋形加压包扎:	
		①遵守无菌操作原则,将敷料覆盖于创面(敷料大于创面)。	2
		②绷带先在敷料远端环行扎两圈使其牢固,然后以螺旋形向上包扎,后一圈适度加压,压住前一圈的2/3,使绷带卷边缘保持整齐,最后平绕一圈,在伤肢外侧用绷带扣固定。加压包扎均匀、适度,纱布绷带无脱落,包扎外观平整美观,纱布无外露。	10
		③三角巾前臂悬吊80°~85°(三角巾打平结,留出手指末端)。	6
		(3)检查止血效果	5
	头面部三角巾十字包扎（22分）	5.头面部包扎:	
		(1)检查头面部伤口,排除伤口异物和骨折。	2
		(2)三角巾头面部包扎:三角巾折叠成三指宽带状,放于左面颊部敷料处,两手持带巾分别经耳前部向上提,长的一端绕头顶与短的一端在颞部交叉成十字,然后两端水平环绕头部经额、颞、耳上、枕部,在另一侧打结固定。	10
		(3)协助伤者取半卧位。	2
		(4)标记:正确填写标记卡,记录三角巾的止血部位和时间。	3
		(5)检查包扎效果	5
综合评价（10分）		1.急救意识强	3
		2.操作熟练,动作规范,无并发症	3
		3.体现爱伤观念及应对灾害突发事件的能力	4

附录

5. 颈、胸、腰椎骨折固定搬运技术操作评分标准(4 人法)

项目	项目规程	分值
操作前准备 (10 分)	1. 护士准备:着装整齐、态度严肃、反应敏捷	2
	2. 评估环境:护士 A 评估环境,确认环境安全	2
	3. 评估伤者:护士 A 初步评估伤情(意识、损伤部位等)	2
	4. 用物准备:脊柱板、颈托、头部固定器、约束带等(结合灾害救援现场)	2
	5. 护士 A、B、C、D 按分工准备物品,位置正确(A 位于伤者头侧,B 位于伤者右侧肩部,C 位于伤者右侧腿部,D 位于伤者对侧腰部)	2
操作方法与程序 (80 分)	1. 正面走向伤者,表明身份	5
	2. 简要说明急救目的,安慰伤者	5
	3. 检查颈部伤情:A 用头锁固定伤者头部,B 检查颈部,并报告伤情	10
	4. 安置颈托: ①B 测量颈部长度:拇指、食指分开成直角,四指并拢,拇指置于下颌正中,食指置于下颌下缘,测量下颌角至斜方肌前缘的距离(根据颈托类型)。 ②B 调整颈托(塑型)。 ③佩戴颈托:A 用头锁固定,B 将后垫通过近侧颈部向对侧插入,使后垫下缘至颈肩部,上缘低至两侧耳郭;B 双手将前托两侧稍外展,从胸骨柄处将前托向上推移,直至下颌部完全放入前托的下颌窝处,从后面完全将前托包裹,扣上搭扣,松紧度适宜	15
	5. 检查伤情:颈托固定后,B 检查伤者呼吸、头面部、耳、鼻、气管是否居中、肩骨、锁骨、肋骨、胸骨、腹部、四肢有无骨折	10
	6. 整体侧翻伤者:A 用长短锁固定头颈肩部、指挥,B、C 将伤者轴位翻至侧卧位,动作协调、平稳。B 检查伤者背部伤情	10

项目	项目规程	分值
操作方法与程序（80分）	7.放置脊柱板:D将脊柱板安置于伤者背部适当位置,A指挥,B、C共同将伤者轴位翻至仰卧位,A用双长锁固定头颈肩部、指挥,B、C将伤者推至脊柱板适当位置	10
	8.固定伤者:B用头胸锁固定头部,A安置头部固定器;C按髋关节、膝关节、踝关节的顺序固定(髋部、膝部固定带横行固定,踝关节固定带绕过足底"8"字形固定);B将胸部固定带交叉固定;A从足侧至头侧检查固定带松紧是否适宜,检查气管是否居中,颈动脉搏动是否正常	10
	9.搬运伤者:A观察伤者意识、呼吸,A、B在头侧,C、D在足侧,A指挥,一同抬起脊柱板,足先行。A同时观察头颈部情况	5
综合评价（10分）	1.关爱伤者,操作中时刻注意伤者反应	3
	2.操作熟练,动作规范,无并发症	3
	3.结合灾害救援案例,体现应对灾害突发事件的能力	4

6. 穿脱防护用品操作评分标准

项目		项目规程	分值
操作前准备（10分）		1.护士准备:着装整齐、态度严肃	2
		2.评估环境:环境整洁度、防护类型。确定现场安全,清除无关人员	4
		3.用物准备:免洗消毒液、手套、防护口罩、面屏、防护服、防护靴、黄色垃圾桶等(结合灾害救援现场)	4
操作方法与程序(80分)	穿防护用品（45分）	1.前、后发髻及刘海规范	2
		2.手消毒(七步洗手法)	7

项目		项目规程	分值
操作方法与程序(80分)	穿防护用品(45分)	3.戴医用防护口罩: ①一手托住口罩,有鼻夹的一面背向外; ②将口罩罩住鼻、口及下巴,鼻夹部位向上紧贴面部; ③用另一手将下方系带拉过头顶,放在颈后双耳下; ④将上方系带拉过头顶中部; ⑤将双手指尖放在金属鼻夹上,从中间位置开始,用手指向内按鼻夹,并分别向两侧移动和按压,根据鼻梁的形状塑造鼻夹; ⑥检查:将双手完全盖住口鼻,快速呼气,检查闭合性,如有漏气,应调整鼻夹位置	6
		4.穿防护服: ①查对防护服干燥完好,大小合适;确定内面和外面; ②打开防护服,先穿下肢,后穿上肢,戴帽子(遮住全部头发),密封拉链口	15
		5.穿防护靴	5
		6.戴手套:戴一次性手套,再将手套反折一部分,将防护服袖口拉向手掌部固定,将手套反折部分紧套于防护服袖口,必要时再戴第二层加强型防护手套	6
		7.戴面屏	4
	脱防护用品(35分)	1.解开防护靴上的带子	2
		2.手消毒(口述)	3
		3.摘面屏	3
		4.脱防护服(连手套及靴子一起): ①将防护服拉链拉到底,向上提拉帽子,使头部脱离帽子; ②脱手套,脱袖子,从上向下边脱边卷,污染面向里直至全部脱下,然后置于医疗垃圾袋内; ③脱防护服过程中严格避免污染	10
		5.手消毒(口述)	3

项目	项目规程		分值
操作方法与程序(80分)	脱防护用品(35分)	6.摘医用防护口罩:解开系带,用手指捏住系带,将口罩取下,丢入医疗垃圾袋内	3
		7.手消毒(口述)	3
		8.处理用物:使用后防护用品正确处置,不可重复使用的放入医疗垃圾袋内;可重复使用的放入双层布袋中封扎,进行清洗消毒处理	5
		9.七步洗手法洗手	3
综合评价(10分)	1.顺序正确,无遗漏		3
	2.操作熟练,动作规范		3
	3.结合灾害救援案例		4

五、灾害护理桌面推演案例

(一)成批车祸伤

随着我国公路建设的飞速发展,车祸伤呈逐渐增多的趋势。车祸伤大致可分为减速伤、撞击伤、碾挫伤、压榨伤及扑跌伤等,已成为当今社会公害,为城市人口死亡的四大原因之一,特点是伤势重、变化快、死亡率高。通过突发事件紧急救援桌面推演活动,增强护理人员对成批车祸伤的紧急处理意识,提高护理人员的应急救护能力,切实做好发生成批车祸伤时患者、家属及医务工作者的协作、配合及优化处置工作,降低次生伤害。安徽省护理学会特组织本次桌面推演比赛。

【推演目的】
1.熟悉突发成批车祸伤紧急救援的工作流程。
2.明确成批车祸伤发生时紧急救援的工作内容。
3.强化突发成批车祸伤紧急救援的护理技术和快速反应能力。

4.检验突发成批车祸伤预案,发现并解决问题。

【推演预案】

推演过程参照《中华人民共和国道路交通安全法》《突发公共卫生事件应急条例》《安徽省突发公共卫生事件应急预案》《安徽省突发公共卫生事件医疗卫生救援应急预案》等法律法规和技术方案。

【推演方式】

由解说人员根据突发事件现场情景提出问题,采用共答、抢答的方式,请参赛选手回答,比赛结束后由专家进行点评。

【桌面推演案例】

2017年11月3日凌晨02:40,某三级甲等医院急诊科接到急救报警电话,合宁高速公路巢湖段63公里处发生一起交通事故,正在行驶的一辆大客车冲过中央隔离带与迎面而来的一辆集装箱货车发生碰撞。

Ⅰ.共答题

1.如果你是接线护士,会询问哪些内容?

接线护士询问的内容包括发生车祸的地段、大致伤员人数、报警人联系方式等。

解说:接到报警,医护人员赶往现场,发现该路段已封闭,多名交警正在疏导交通,附近聚集诸多围观人员,大客车车头变形,车厢内有大块血迹;货车已"面目全非",货车司机董某被困在驾驶室内,其他人员均已转移至安全地带,路面上可见大摊血迹、散落的汽车玻璃和零件。

2.如果你是高年资护士A,带领另两名护士B(中年资)和C(低年资)到达现场,该如何分工协作?

护士A:检伤分类(病情评估/伤情判断及分类);

护士B:抢救生命,现场救治;

护士C:采取预防措施,防止病情加重;及时分区、运送伤员。

3.货车司机董某被困在驾驶室内,神志清楚,面色苍白,双侧颞顶部头皮及软组织裂伤,伤口渗血,左下肢被变形车头卡住,无法动弹,武警消防战士准备切割车头,作为现场急救护士,你该怎么做?

（1）与武警消防战士密切配合（急救物品准备、传递、切割车头过程中遮挡及保护）。

（2）稳定患者生命体征，镇痛，建立静脉通道，保护颈椎（颈托）和脊柱，简单止血。

（3）协助武警消防战士帮助患者脱离狭窄空间，做好急救准备。

解说：一昏迷患者，方某，面色苍白，四肢湿冷，桡动脉无法触及，血压测不出，R：32次/分，右下肢伤口向外涌出鲜红色血液。

4.患者方某应贴（挂）何种颜色的标识？

患者方某应贴红色标识。

5.患者方某START检伤分类依据是什么？

患者方某的检伤分类依据包括：①呼吸频率＞30次/分；②桡动脉搏动不能触及，或毛细血管充盈时间＞2秒；③不能遵从指令。

6.患者方某的救治优先等级、初步诊断、首要处理措施分别是什么？

患者方某的救治等级为第一优先；初步诊断是失血性休克、右下肢动脉出血；首要处理措施是止血。

7.对患者方某采取止血带止血，应注意哪些问题？

（1）在明显部位（特殊标记/统一位置）标明上止血带的部位和时间。

（2）松紧适宜（摸不到远端动脉搏动、伤口刚好止血）。

（3）上止血带超过2小时，每隔0.5～1小时放松1次，每次1～3分钟。放松止血带期间用指压法止血。根据现场采用止血工具不同，操作方法也不同：①橡皮管止血带止血法：常用一条长1 m的橡皮管，先用绷带或布块垫平上止血带的部位，两手将止血带中段适当拉长，绕出血伤口上端肢体2～3圈后固定，借助橡皮管的弹性压迫血管而达到止血的目的。②布条止血带止血法：常用三角巾、布带、毛巾、衣袖等平整地缠绕在加有布垫的肢体上，拉紧或用木棒、筷子、笔杆等拧紧固定（木珠橡胶止血带、卡式止血带）。

解说：事故现场检伤结束，伤员26人，其中5人危重（3人为多发伤），4人重症，17人轻症，进行伤员分流，拟转入该院9人。

8.此时急诊团队中,护士 A 在预检分诊,护士 B、C 在抢救室,作为高年资护士 A,你准备怎么做?

护士 A:上报护士长、急诊科主任、总值班(药剂科、后勤部门,并向上级分管院长汇报);划分 B、C 的工作职责并监督效果,沟通协调,查找不足。

护士 B:场地准备:协同医生,评估抢救室、留观室患者并转运至其他区域,空置输液室区域。

护士 C:物品器械准备(氧气、监护、药品等)。

解说:患儿杨某,女性,5 岁,颅脑损伤、颈椎骨折可疑。昏迷状态,双瞳孔等大等圆,直径 3 mm,对光反射灵敏,准备急救车转运。

9.此时没有颈托,转运中要注意什么?

患儿平卧,用沙袋或衣服填塞头颈部两侧,再用带头部固定器的担架转运。

10.杨某转运途中突发呼吸心搏骤停,路面颠簸,医护人员行 CPR 时应注意什么?

医护人员行 CPR 时的注意事项包括:①用双手托颌法开放气道;②胸外按压与人工呼吸比为 15:2;③施救者自身固定:后面的人帮助固定施救者、施救者抵住某物品、使用安全带固定。

解说:9 名伤员已安全转运至该院,其中昏迷 3 人。

11.为什么要进行二次检伤?

进行二次检伤的原因包括:①现场初次检伤分类存在评估不准确的可能;②转运途中伤员病情也可能发生变化;③保证危重症伤员得到及时救治。

12.转入 2 名昏迷患者,无人认识,未找到可证明其身份的物品,护士要做的最重要的护理措施是什么?

准确识别身份(无名氏身份标记编号,拍照片并在广告栏等显眼处张贴);详细记录,严格交接。

13.伤员信息登记包括哪些内容?为何要进行伤员信息登记?

(1)伤员信息登记的内容包括伤员个人信息和病历资料。

(2)登记原因:①准确的伤员个人信息在短期内对失散人员寻亲、灾情评估具有重要意义;②伤员的病历资料是珍贵的病案资料,特别是对伤情、救治护理过程中相关信息的分析,对于评估救治成效、反思救治经验、了解伤情变化规律及今后的备灾救灾都具有极重要的意义。

14.患者陈某能自主睁眼;只能说简短句或单个词语,字意可辨;对疼痛刺激有反应,肢体会回缩,根据格拉斯哥评分,该患者为何种程度的意识障碍?

该患者的格拉斯哥评分为 4+3+4=11(分),判定为中度意识障碍。

15.一位患者拟行输血及急诊手术治疗,免疫十项提示 HIV(+),应进行何种方式隔离?

应对该患者进行血液、体液接触隔离(手术医护人员戴双层手套;手卫生;戴护目镜及穿隔离衣;污染敷料置于双层黄色垃圾袋中并贴标签,封闭运送,焚烧处理)。

解说:患者院内分流至骨科、脑外科、胸外科等相关科室,进一步诊治。

Ⅱ.抢答题

1.急诊救治包括哪几个阶段?

急诊救治包括三个阶段:①院前急救;②检伤分类和紧急救治;③伤员分流。

2.面对突发重大交通事故时,急救护理遵循的原则包括哪些?

急救护理遵循的原则包括:①首先救命;②先急后缓;③及时、有效、安全。

3.创伤病人的急救生命支持包括哪些?

创伤病人的急救生命支持包括:①保持呼吸道通畅;②维持有效循环;③有效控制出血;④做好术前准备。

4.伤员病情评估包括①神经系统、②气道、③呼吸、④循环、⑤暴露,该如何排序?

伤员病情评估的排序为:②(气道)、③(呼吸)、④(循环)、①(神经系统)、⑤(暴露),具体为:颈椎保护条件下开放气道→呼吸和通气→出血控制,稳定循环→神经功能状态评估→充分暴露/环境控制(去除伤者所有衣物,筛查外伤,预防低体温)。

5.高速公路事故现场如何保护人员安全?

高速公路事故现场应立即疏散人员,在事故的来车方向150 m处设立警示标记,注意车辆是否会燃烧或者爆炸,是否有落石、坍塌等危险。

6.如现场急救人员不足,该如何处理?

现场急救人员不足时应上报主管部门,呼叫医疗单位派遣支援人员,尽快赶往事故现场。

7.如遇伤者受困于变形的车内,该如何解救受困人员?

伤者受困于变形的车内时应请求武警消防部门密切配合。

8.外伤救护的四项基本技术有哪些?

外伤救护的四项基本技术包括(复苏、通气)止血、包扎、固定和转运。

9.挤压综合征会出现以哪些表现为特点的全身性改变?

挤压综合征的全身性改变的表现包括:①肌红蛋白血症;②肌红蛋白尿;③高血钾;④急性肾衰竭。

10.现场如遇伤员肢体离断,断肢该如何处理?

离断的肢体应用无菌包或干净布包好,外套塑料袋,周围置冰块低温保存。断肢随伤员送往医院,以备再植手术。

11.气管插管患者在转运过程中应注意什么?

气管插管患者在转运过程中需反复多次确认气管插管是否在位,且转运途中必须有能够判断气管插管位置,且具备重新插管能力的医师在场。

12.现场快速扩容、快速输注的溶液主要有哪些?

现场快速扩容、快速输注的溶液主要有晶体溶液(平衡盐溶液)和胶体液(人工胶体液、代血浆等)。

13. 开放性腹部损伤、已脱出肠管的患者的现场处理原则是什么?

现场处理原则为用消毒或清洁器皿或用温开水浸湿的干净纱布覆盖保护,切忌将脱出的内脏器官强行回纳腹腔,以免加重腹腔污染。

14. 影响患者血氧饱和度读数准确性的两个因素是什么?

影响患者血氧饱和度读数准确性的两个因素:①贫血(血色素低于 5 g/L);②低体温(<30 ℃)。

15. 患者因多根多处肋骨骨折而出现反常呼吸运动,现场该如何处理?

现场应对该患者使用厚棉垫加压包扎,以减轻或消除胸壁的反常呼吸运动,促进患侧肺复张。

16. 开放性颅脑损伤、有脑组织从伤口膨出的患者的现场处理原则是什么?

该患者的现场处理原则为外露脑组织,周围用消毒纱布卷保护,再用纱布架空包扎,避免脑组织受压。

17. 一名头部外伤患者的鼻腔、耳道流出少许淡红色液体,可初步判断是什么?

该患者可初步判断为脑脊液漏。

18. 一名男性患者送入抢救室后,自述有尿意,但不能排尿,护士在为患者导尿时,可顺利插入膀胱,但仅导出少量血尿,此时患者可能为何种脏器损伤?

患者可能为膀胱损伤。

19. 空腔脏器破裂和实质性脏器破裂的主要临床表现分别是什么?

(1)空腔脏器破裂的主要临床表现是腹肌紧张、压痛、反跳痛等腹膜炎症状。

(2)实质性脏器破裂的主要临床表现为内出血(腹膜刺激症状不严重,血容量不足征象较明显)。

20. 缺氧环境下,机体强化糖酵解途径以取得能量,因此,血液中何种物质增加是机体缺氧的重要指标?

动脉血乳酸增加是机体缺氧的重要指标。

（二）医院内火灾

据统计,火灾最易发生在人口集中的公共场所,而医院作为人员密集的医疗公共场所,存放着氧气筒、化学试剂等易燃、易爆危险品和各种贵重医疗仪器,一旦发生火灾,危害极大,因此,预防医院内火灾显得尤为重要。为提高护理人员消除火灾隐患能力、组织人员扑救初起火灾能力、组织人员疏散逃生能力和消防宣传教育培训能力,切实做好发生火灾时患者、家属及医务工作者的安全疏散工作,保护生命及财产安全,安徽省护理学会特组织本次桌面推演比赛。

【推演目的】

1.提升护理人员的消防“四个能力”。

2.明确医院内火灾发生时紧急救援的工作内容。

3.强化医院内火灾发生时紧急救援的护理技术和快速反应能力。

4.检验医院内火灾应急处理预案,发现并解决问题。

【推演预案】

推演过程参照《中华人民共和国消防法》《安徽省消防条例》《突发公共卫生事件应急条例》《安徽省突发公共卫生事件应急预案》《安徽省突发公共卫生事件医疗卫生救援应急预案》等法律法规和技术方案。

【推演方式】

由推演解说人员根据情景事件提出问题,采用共答、抢答的方式,请主要推演人员回答,比赛结束后由专家进行点评。

【桌面推演案例】

2017 年 11 月 2 日 19:20,某三级乙等医院病区四楼库房发生火灾,病区内共有患者 42 人,其中危重患者 6 人,当日手术患者 4 人(已返回 3 人),医生 2 人,护士 3 人,保洁员 1 人,患者家属 18 人。

Ⅰ.共答题

1.作为值班护士,如果你是火灾第一发现人,首先应怎么做?

值班护士应正确判断火势大小,报警与救火同时进行。具体做法为:

(1)火灾初起阶段,燃烧面积小,若有把握将火扑灭,迅速采取有效的方法将火扑灭。

(2)可以扑灭,但有可能蔓延,在不危及人员安全的情况下,一边采取措施灭火,一边上报。

(3)如火势发现时已很大,很难扑救,立即报警(按手动报警按钮/电话)。

2.如果是库房内布类着火,火势起初较小时如何灭火?

库房内布类着火,火势较小时的灭火措施包括:①用干粉灭火器灭火;②用水(自来水、消火栓)灭火;③用棉被浸水覆盖(灭火毯)等。

解说:如火势发现时已很大,很难扑救,立即报警。

3.此时,有3位值班护士A、B、C,如果你是高年资护士A,应该怎么做?

护士A:①立即报火警及上报院内保卫科、总值班、科主任、护士长,启动火灾应急预案(保卫科切断电源,启动消防联动系统,自动喷淋灭火,派专人在医院大门口引导消防车);②和科室医生、保洁员转移危重患者至安全地带。

护士B:开启安全门和消防安全通道,关闭防火门,稳定患者及家属情绪,组织家属一起将普通患者经安全通道进行疏散。

护士C:和到达火灾现场的工作人员一起将科室内易燃、易爆等危险物品及贵重仪器和病历资料转移至安全地带。

共同职责:在指定疏散地点清点患者人数,确保无人员丢失。

4.如何正确报警?

正确的报警方法为:拨打119,正确告知起火单位、地址、起火部门、燃烧物质、火势大小及已采取的灭火措施、报警人姓名及联系方式。

解说:保卫科启动消防联动系统,自动喷淋灭火,切断电源,病区应急照明打开。火势较大,病区及走道烟雾弥漫。

患者黄某,女性,64岁,肺癌术后1小时,胸腔闭式引流管及尿管通畅,吸氧、心电监护,补液正在进行中,家属2人。

5.医生A、护士B及家属C、D共4人,该团队如何分工合作,安全转移该患者?

(医护人员应评估患者病情,简易防护或取出消防箱内面罩供患者使用,防中毒、防窒息)

(1)医、护、家属共4人用湿毛巾(衣物)捂住口鼻,低姿弯腰,从安全通道撤离。

(2)医生A携心电监护仪,观察生命体征,同时注意保护患者气道。

(3)家属C、D用轮椅(担架)转移患者,患者抱氧气枕。

(4)护士B使用双血管钳将胸腔闭式引流管夹闭,防止管道滑脱,同时保持静脉通路通畅。

6.病区内备用氧气瓶(有氧状态)如何处置?

用湿水棉被覆盖备用氧气瓶,降温冷却(防止受热爆炸和烧毁),将其转移至安全地带。

解说:火势难以控制,即将波及临近的手术室,1例手术正在紧张进行中。

7.楼道火势较猛,治疗室门已无法打开,此时被困在房内的你应该怎么做?

被困人员应紧闭房门,用湿毛巾或床单堵住门缝,或转至阳台、窗口,打开窗户,挥舞颜色鲜艳的衣物,等待专业消防云梯进行救援(或系上安全绳直接逃离)。

8.手术室发生火灾时,应如何应对?

(1)尽可能中断电源,将易燃、易爆等危险物品及贵重仪器和重要资料转移到安全地带。

(2)中断手术,关闭切口和固定肢体。

(3)充分利用应急照明和麻醉机备用电源,确保病人供氧和照明。

(4)联系其他手术室(门诊手术室、妇产科手术室等),做好必要措施和继续手术准备。

(5)迅速将病人转移至安全地带。

解说:接火灾应急小组通知,第二手术室准备完毕,联系转运该患者。

9.医生中断手术,医生、护士、麻醉师三人应如何转运该患者?

医生、护士、麻醉师三人的分工如下:①医生:用无菌巾覆盖临时关闭的切口;②麻醉师:备好平车、简易呼吸囊及气管插管设备;③护士:保护患者气道及静脉通道;④在麻醉师的指令下,三人将患者移至平车;⑤医生注意伤口及病情变化,护士监测生命体征,麻醉师注意气道保护。

解说:烧伤患者吴某,男,40岁,60 kg,神志清楚,头、面、颈及胸部烧伤。局部肿胀,间或有小水泡,皮肤红白相间,痛觉迟钝。诉口渴。查体:脉搏:120次/分;呼吸:30次/分;血压:85/60 mmHg;血氧饱和度:90%。

10.如何评估患者吴某的烧伤程度?

患者头、面、颈及胸部烧伤,烧伤总面积约为22%,依据局部皮肤表现及烧伤深度判断该烧伤属于深Ⅱ度烧伤。该患者的烧伤属于中度烧伤。

11.如何对患者吴某进行急救?

(1)保持呼吸道通畅,避免缺氧、窒息,必要时协助医生进行气管切开。

(2)建立静脉通道(有休克的早期症状)。

(3)保护创面(无条件的可用清洁衣服或被面覆盖,防止污染及搬运过程中再损伤)。

12.简述烧伤患者保护创面的原则。

烧伤患者保护创面的原则为简易安全、方便转运和减轻疼痛。

解说:患者姚某,男,30岁,双上肢烧伤,等待救援过程中,盲目选择逃生方法,在没有任何防护措施的情况下从四楼跳下。查体:头面部多处受伤,流血,右小腿骨折端外露,有活动性出血,双上肢烧伤,局部红肿,可见散在水泡。

13.护士对该患者应如何进行紧急处置？

(1)检查头部有无血肿、有无脑组织膨出和脑脊液漏。

(2)立即评估患者的意识、瞳孔和格拉斯哥评分,判断患者的意识程度。

(3)评估呼吸:有无气道阻塞、缺氧。

(4)骨折肢体包扎、止血、固定。

(5)测量生命体征,建立静脉通路。

(6)烧伤肢体创面保护。

14.患者姚某搬运过程中需注意什么？

患者姚某搬运过程中需注意保护颈椎及脊柱(颈托固定颈椎),身体呈一直线。

解说:火灾严重威胁人民生命财产安全,医院人员密集,疏散难度大,灭火困难。因此,应警钟长鸣,重在预防。

15.如果你是病区护士长,火灾后有哪些工作要做？

(1)火灾现场余火检查,现场保护。

(2)火灾后人员清点:患者病情监测,重点为危重患者。

(3)科内财产清点。

(4)病人及家属、医护人员的心理安抚。

(5)火灾原因分析、总结与整改。

Ⅱ.抢答题

1.《中华人民共和国消防法》的实施日期是什么？

《中华人民共和国消防法》的实施日期是 1998 年 9 月 1 日。

2.岗位消防安全"四知四会"中的"四会"是指什么？

"四会"是指会报警,会使用消防器材,会扑救初期火灾,会逃生自救。

3.扑救精密仪器火灾的最佳选择是何种灭火剂？

扑救精密仪器火灾的最佳选择是二氧化碳灭火剂。

4.用灭火器灭火时,灭火器的喷射口应该对准火焰的什么部位？

灭火器的喷射口应该对准火焰的根部。

5.用灭火器进行灭火时,灭火人的最佳位置在哪里?

灭火人的最佳位置是上风或侧风位置。

6.干粉灭火器多长时间检查一次?

干粉灭火器应半年检查一次。

7.金属钾、钠火灾能否用水扑灭?

金属钾、钠火灾不能用水扑灭。

8.电脑着火该如何应急处理?

电脑着火时应拔掉电源,然后用湿棉被盖住电脑。

9.使燃烧因缺氧助燃而熄火的方式属于什么灭火?

使燃烧因缺氧助燃而熄火的方式属于窒息灭火。

10.烟头燃烧时中心温度最高可达多少摄氏度?

烟头燃烧时中心温度最高可达 800 ℃。

11.火灾形成的三个条件是什么?

火灾形成的三个条件是可燃物、空气和火源。

12.灭火的四种基本方法是什么?

灭火的四种基本方法是冷却灭火、隔离灭火、窒息灭火和化学抑制剂灭火。

13.我国"119"消防活动宣传日是哪天?

我国"119"消防活动宣传日是每年的 11 月 9 日。

14.火势起初较小时,如何正确使用灭火器?

火势较小时使用灭火器的步骤为:①提:手提灭火器,②拔:拔去保险栓;③瞄:在离起火点 1.5 m 以上的侧后方瞄准起火点;④按:一手按喷射装置,一手持喷嘴对准起火点喷射,且水平横向移动,将干粉包围、覆盖起火点。

15.二氧化碳灭火器使用时有哪些注意事项?

(1)包裹防护手口部位,防止冻伤。

(2)使用后注意通风,防止人员窒息。

16. 火灾按可燃物分为哪四类？

(1)A 类:固体物质火灾。

(2)B 类:液体火灾和可熔化的固体物质火灾。

(3)C 类:气体火灾。

(4)D 类:金属火灾。

17. 按照分类指导、快速反应的要求,制定全国突发事件应急预案的部门是什么？

制定全国突发事件应急预案的部门是国务院卫生行政主管部门。

18. 突发事件应急工作应当遵循什么方针？

突发事件应急工作应当遵循"预防为主,常备不懈"的方针。

19. 全国突发公共卫生事件应急预案应由哪个部门制定？

全国突发公共卫生事件应急预案应由国务院卫生行政主管部门制定,国务院批准。

20. 医疗机构未依照《突发公共卫生事件应急条例》的规定履行报告职责,隐瞒、缓报或者谎报的,情节严重者,应吊销什么？

情节严重者,应吊销医疗机构的《医疗机构执业许可证》。

(三)群体性食物中毒

食源性传染病是通过摄食进入人体的各种致病因子引起的,通常具有感染性的或中毒性的一类疾病,其中又以群体性食物中毒的社会影响及危害最大。对于群体性食物中毒事件,有关部门快速积极的应对关系公众的身体健康和生命安全,经济的发展与社会的稳定,对公民、国家和社会的发展都具有重要意义。食物中毒者若得不到及时救治,毒物迅速吸收进入血液循环,常常导致生命危险。安徽省护理学会通过组织突发事件紧急医学救援桌面推演活动,提高护理人员对突发事件急救医学救援重要性的认识,提升护理人员的应急救护能力,从而保障患者的身体健康和生命安全。

【推演目的】

1.熟悉群体性食物中毒紧急救援的工作流程。

2.明确群体性食物中毒发生时紧急救援的工作内容。

3.强化群体性食物中毒紧急救援的护理技术和快速反应能力。

4.检验群体性食物中毒预案,发现并解决问题。

【推演预案】

推演过程参照《中华人民共和国食品卫生法》《食物中毒诊断标准及技术处理总则》《国家食品安全事故应急预案》(2011版)、卫办应急发〔2011〕94号印发《急性亚硝酸盐中毒事件应急处置技术方案》《突发公共卫生事件应急条例》等法律法规和技术方案。

【推演方式】

由解说人员根据突发事件现场情景提出问题,采用共答、抢答的方式,请参赛选手回答,比赛结束后由专家进行点评。

【桌面推演案例】

2017年10月30日13:10,某三级甲等医院接到急救报警电话:"距医院1公里处某工地多人出现恶心呕吐、腹痛、呼吸急促、口唇紫绀、面色苍白等症状,考虑发生群体性食物中毒事件。"需要立即现场救援。

Ⅰ.共答题

1.如果你是接线护士,需要询问哪些内容?

接线护士需要询问的内容包括时间、地点、行车路线、病情或受伤情况、呼救者联系电话等。

解说:10月30日13:20,院前急救人员到达现场,了解到:患者均为某工地工友,于当日12:00在工地食堂进食午餐,共有40余人进餐,午餐均食用萝卜炖牛肉、腌制小黄瓜。餐后约10分钟,首位患者出现恶心呕吐、腹痛、呼吸急促,继而其他29人陆续出现类似症状。工地老板已安排卡车运送20人,即将到达该院。

2.该群体怀疑为何种食物中毒?

该群体怀疑为食用腌制蔬菜(亚硝酸盐)中毒。

解说:留取现场其他患者的呕吐物、食物残余物标本,经快速检测,初步诊断此次群体食物中毒为亚硝酸盐中毒。同时现场护士电话通知急门诊,有20名亚硝酸盐中毒患者即将到达医院,做好接诊准备。

3.急门诊护士这时需要做什么?

(1)上报:①护士长;②急诊科主任;③总值班(检验科、药剂科、物资供应部门,并向上级分管院长汇报)。

(2)做好接诊准备。

4.接到急门诊护士电话,如果你是护士长,应该怎么做?

(赶往科室)上报护理部;启动应急预案,有序调拨资源。

(1)人力调配:安排科室备班人员立即到岗待命(护理部通知紧急救援小组成员到岗待命),确保患者急诊和入院救治。

(2)物品准备:和检验科、药剂科和物资供应部门联系,调配药品、器械和物资,备好足量的转运平车、轮椅和监护设施,确保患者能迅速转运至病房及各辅助科室进行检查。

(3)场地准备:分流急诊抢救室、留观室,空置输液室区域,联系保卫科疏散急诊大厅中闲杂人员。

(4)了解相关病区如消化内科、感染科、急诊内科等床位情况,预留床位。

解说:13:35首批20名患者到达,经预检分诊,分流至抢救室5人,急诊内科病房9人,急诊观察室6人。

5.作为急门诊护士,需要完成患者的哪些信息登记工作?

患者的信息登记应包括病员姓名、性别、病情、检验、检查、处置、转入科室等。

6.患者宋某躺在平车上,护士A正在接诊,患者突然起身呕吐,呕吐物喷溅了护士一身,此时该如何进一步处理?

(1)立即呼唤其他护士,做好个人防护后前来处理和继续接诊。

(2)评估患者有没有窒息可能。

(3)护士评估为职业暴露中的一级暴露,立即脱去身上被污染的衣物,包括工作服等,个人清洁。

解说:抢救室现有 5 名患者。患者杨某,昏迷状态,HR:100 次/分,R:23 次/分,BP:105/65 mmHg,血气分析示:氧分压 65 mmHg,二氧化碳分压 35 mmHg,氧饱和度 91%,已建立外周静脉通道,正在洗胃,其家属 5 人情绪激动,涌入抢救室。其余 4 名患者吸氧、解毒对症治疗进行中。

7. 备班及支援人员已到位,抢救室现有护士 3 人,分别为 A、B、C,如果你是高年资护士 A,与另两名护士该如何分工?

A:向杨某家属解释沟通,协调保卫科劝离家属,维持抢救室工作正常进行;全面掌握抢救室所有患者病情,完成信息采集及护理记录。

B:继续洗胃,监测洗胃液的性状、出入量以及胃内毒物是否彻底清除,密切观察杨某的意识及生命体征变化。

C:气道管理,保证呼吸道通畅。暂时负责其他 4 名患者的治疗、护理,追踪化验结果。

解说:杨某家属听从劝告,在抢救室外的候诊区域等候。医护人员及时告知家属抢救室所有患者的救治情况。

14:00 第二批 10 名患者到达急诊科,其中患者范某转入抢救室。14:05 范某突发抽搐、呼吸急促,口腔分泌物较多;口唇、面色、甲床发绀,四肢肢端发冷,HR:110 次/分,R:28 次/分,BP:95/55 mmHg,氧饱和度 85%。

8. 范某现在可以洗胃吗? 为什么?

范某不能洗胃,因为抽搐患者未建立安全的人工气道(洗胃禁忌证:吞服强腐蚀性毒物、肝硬化伴食管静脉曲张、胸主动脉瘤、胃穿孔、胃癌、惊厥或昏迷患者未建立安全的人工气道时)。

解说:经对症处理,患者抽搐停止,意识模糊,HR:123 次/分,R:33 次/分,BP:85/50 mmHg,氧饱和度 80%,高铁血红蛋白 65%,血气分析示:氧分压 45 mmHg,二氧化碳分压 35 mmHg,给予气管插管。

9. 范某气管插管成功,医嘱洗胃,作为 A、B、C 三人护理团队,如何分工协作,保证其安全?

组长 A 掌控全局,三人明确分工,默契配合,提高抢救效率。

A:管理气道,观察通气疗效,及时清除气道分泌物。

B:洗胃,监测洗胃液的性状、出入量是否平衡、胃内毒物是否彻底清除。

C:密切观察意识、生命体征、血氧饱和度的变化,及时遵医嘱用药,配合协作。

解说:范某之子小范,14 岁,初中学生,中午在工地和父亲共同进食午餐,但未食用腌黄瓜,护送父亲入院。15:00 小范主诉恶心、头晕、腹痛,情绪紧张,监测生命体征平稳,各项化验及检查正常,既往身体健康,无类似发作史,无其他疾病史。

10. 你认为小范可能是什么问题?

小范可能是心因性反应(癔症)。

11. 精神科医师会诊,诊断小范为心因性反应,如果你是责任护士,该怎么做?

责任护士应对小范及时进行心理干预:①各项操作动作轻柔,尽量减少刺激;②安慰和鼓励;③听音乐等放松疗法;④患者母亲全程陪伴,获得家庭支持。

12. 患者沈某,神志清楚,诉恶心、腹痛,生命体征平稳,拒绝插胃管,劝说无效,如果你是急诊护士,该怎么办?

急诊护士应对沈某进行催吐、导泻、灌肠(或签字放弃治疗)、使用特效拮抗剂。

13. 亚硝酸盐的特效拮抗剂是什么?

亚硝酸盐的特效拮抗剂是亚甲蓝。

14. 2017 年 11 月 3 日 14:00,经积极救治,10 名患者病情稳定在 24 小时以上,此时是否可以宣布终止应急响应? 为什么?

不能宣布终止应急响应,因为不确定有无新的急性病症患者出现。

终止应急响应的标准如下:

（1）病员全部得到救治,原患者病情稳定 24 小时以上,且无新的急性病症患者出现,食源性感染性疾病在末例患者后经过最长潜伏期无新病例出现。

（2）现场、受污染食品得以有效控制,食品与环境污染得到有效清理并符合相关标准,次生、衍生事故隐患消除。

15.此次事故属于几级事故?

此次事故属于一般食品安全事故(Ⅳ级)。

符合下列情形之一的为一般食品安全事故(Ⅳ级):

(1)事故影响范围涉及县级行政区域内 2 个以上乡镇,给大众饮食安全带来严重危害的。

(2)造成伤害人数 30 人以上、100 人以下、未出现死亡病例的。

(3)县级政府认定的其他一般食品安全事故。

解说:经过积极抢救及诊治,10 名患者病情稳定 24 小时以上,确认无新增病例。2017 年 11 月 3 日 14:00,宣布终止应急响应。

Ⅱ.抢答题

1.细菌性食物中毒易发生在什么季节?

细菌性食物中毒易发生在夏季和秋季。

2.一食堂晚餐后 4 小时约 10 人出现不同程度的上腹痛、呕吐(呕吐物为胆汁含血性黏液)及轻度腹泻。经调查发现,这是因食堂厨师手部化脓感染而引起的食物中毒事件,该食物中毒是由什么细菌引起的?

该食物中毒是由金黄色葡萄球菌引起的。

3.食物中毒事件应由哪个机构确定?

食物中毒事件由食品卫生监督检验机构确定。

4.黄曲霉毒素中毒时主要受损器官是什么?

黄曲霉毒素中毒时主要受损器官是肝脏。

5.除流行病学调查资料外,食物中毒诊断标准还包括什么?

食物中毒诊断标准还包括病人的潜伏期、中毒的特有表现、实验室诊断等。

6. 发芽马铃薯引起中毒的致毒成分是什么？

发芽马铃薯引起中毒的致毒成分是龙葵素。

7. 引起含氰甙植物中毒的常见食物是什么？

引起含氰甙植物中毒的常见食物是各种果仁(苦杏仁、李子仁、枇杷仁、苹果仁等)。

8. 在湿热 120 ℃时,杀灭肉毒梭菌芽孢需要多长时间？

在湿热 120 ℃时,杀灭肉毒梭菌芽孢需要 5 分钟。

9. 对中毒食品控制处理包括哪些措施？

(1)封存中毒食品或疑似中毒食品。

(2)追回售出的中毒食品或疑似中毒食品。

(3)对中毒食品进行无害化处理或销毁。

(4)对中毒场所采取的消毒处理。

10. 引起沙门菌食物中毒的主要食物是什么？

引起沙门菌食物中毒的主要食物是肉类、奶类及其制品。

11. 根据导致食物中毒的致病因素,通常将食物中毒分为哪五类？

食物中毒分为:①细菌性食物中毒;②化学性食物中毒;③真菌毒素性食物中毒;④有毒植物性食物中毒;⑤有毒动物性食物中毒。

12. 食品安全事故分为哪几级？

食品安全事故分为:①特别重大食品安全事故;②重大食品安全事故;③较大食品安全事故;③一般食品安全事故。

13. 蔬菜腌制几天内的亚硝酸盐含量最高？

蔬菜腌制后 5~8 天的亚硝酸盐含量最高。

14. 某地农民及家人服用野生蘑菇后,出现头晕头痛、恶心呕吐,后出现烦躁不安、抽搐昏迷。此次中毒最可能是哪种毒素中毒？

此次中毒最可能是毒蕈中毒。

15. 急性亚硝酸盐中毒患者为什么会出现面色青紫、皮肤黏膜明显发绀？

出现面色青紫、皮肤黏膜明显发绀的原因是高铁血红蛋白失去正常血红蛋白的携氧能力,导致缺氧。

16.亚硝酸盐中毒的现场可对食物可做何种快速定性检测?

亚硝酸盐中毒的现场对食物可用固体格氏试剂法进行快速定性检测。

17.肉毒中毒、河豚毒素中毒等严重中毒性病例应该在多长时限内上报疾病预防控制机构?

严重中毒性病例应该在 2 小时内上报疾病预防控制机构。

在 2 小时内上报的事件包括:①30 人以上群体就诊病例;②死亡 1 人及以上;③肉毒中毒、河豚毒素中毒等严重中毒性病例;④学校、幼儿园、建筑工地等集体单位 5 人以上就诊病例;⑤地区性或者全国性重要活动期间 5 人以上就诊病例。

18.新修订的《中华人民共和国食品安全法》自什么时间起施行?

新修订的《中华人民共和国食品安全法》自 2015 年 10 月 1 日起施行。

《中华人民共和国食品安全法》由中华人民共和国第十一届全国人民代表大会常务委员会第七次会议于 2009 年 2 月 28 日通过,2015 年 4 月 24 日第十二届全国人民代表大会常务委员会第十四次会议修订,自 2015 年 10 月 1 日起施行。

19.食品安全事故流行病学调查应由几名以上调查员组成?

食品安全事故流行病学调查应由 3 名及以上调查员组成。

20.引起组胺中毒的多为何种鱼类?

引起组胺中毒的鱼类为青皮红肉鱼。

(四)H7N9 禽流感

2013 年 3 月,全球首次发现了人感染 H7N9 禽流感病例。禽流感是人感染禽流感病毒引起的急性呼吸道传染病,其中重症肺炎病例常并发急性呼吸窘迫综合征、脓毒性休克、多器官功能障碍综合征,甚至导致死亡。为检验护理人员在禽流感诊治方面的应急处置能力,进一步规范禽流感流行病学调查处置及患者临床诊治工作,切实提高护理人员对禽流感的应急救护能力,做到早发现、早报告、早隔离、早治疗,控制疫情传播,降低病死率,切实保障人民群众的生命健康安全,安徽省护理学会特组织本次桌面推演比赛。

【推演目的】

1.熟悉禽流感诊疗工作流程。

2.明确禽流感发生时紧急处置的工作内容。

3.强化突发禽流感紧急处置的护理技术和快速反应能力。

4.检验突发禽流感预案,发现并解决问题。

【推演预案】

推演过程参照《中华人民共和国传染病防治法》《人感染 H7N9 禽流感诊疗方案》(2017 年第 1 版)、《人感染 H7N9 禽流感医院感染预防与控制技术指南》(2013 年版)、《传染病突发事件处置》《突发公共卫生事件应急条例》《安徽省突发公共卫生事件应急预案》《安徽省突发公共卫生事件医疗卫生救援应急预案》等法律法规和技术方案。

【推演方式】

由推演解说人员根据情景事件提出问题,采用共答、抢答的方式,请主要推演人员回答,比赛结束后由专家进行点评。

【桌面推演案例】

患者刘某,男性,40 岁,因发热、咳嗽、咳痰 5 天,在当地诊所就诊,给予三九感冒灵、头孢拉啶口服治疗后病情无改善,持续高热 2 天伴腹泻,且出现进行性呼吸困难,于 2017 年 3 月 3 日 10:50 由妻子陪同,前往某三级甲等医院门诊就诊。询问职业,得知其从事活禽宰杀工作。

Ⅰ.共答题

1.如果你是门诊分诊护士,需要具体询问哪些信息?

门诊分诊护士应询问的信息包括本次发病地点、发生时间、相关人员、主要症状、现病史、就医情况及联系方式等。

2.门诊分诊护士还应该做哪些处置工作?

门诊分诊护士的处置工作包括：①提供口罩并指导患者正确佩戴；②提供体温计测量体温；③指引患者前往发热门诊；④通知发热门诊医生；⑤自身防护。

解说：3 月 3 日 13：10 患者血液检查示：白细胞：$4 \times 10^9/L$；淋巴细胞：$0.6 \times 10^9/L$；C 反应蛋白：30 mg/L；乳酸脱氢酶：500 U/L，采集咽拭子标本并送检验科，值班医生向疾病预防控制中心（CDC）汇报，请求专家现场取样核实。

3. 护士准备为患者进行咽拭子采样，如何进行自身防护？

护士应进行二级防护（戴医用防护口罩、面罩、护目镜和医用乳胶手套；穿医用防护服；洗手）。

4. 如该院检验科无咽拭子标本培养或分离流感病毒技术，该怎么做？

（1）方法一：汇报联系 CDC，专家现场取样。

（2）方法二：①联系感染管理科（或医务处等相关部门）；②派遣专车运送，尽快送检（若距离实验室较远，应将标本放入装有冰块或干冰的容器内）；③必要时向标本中加入青霉素、链霉素或庆大霉素等，以免杂菌污染细胞，影响病毒分离。

5. 结合患者的流行病学史，首选何种病原学检测方法？

首选核酸检测方法。

6. 除核酸检测外，禽流感病原学相关检测有哪些？

禽流感病原学相关检测包括：①甲型流感病毒通用型抗原检测；②病毒分离；③血清学检测。

7. 等待检验结果期间，护士应如何安置患者？

护士指导患者在发热门诊留观室（隔离）休息，告知暂时不能外出的原因并予以心理安慰。

8. 患者使用抗流感病毒药物的最佳用药时机是什么时候？

答案一：留取呼吸道标本后尽早使用，不必等待病原学结果。

答案二：发病 48 小时内尽早应用，不必等待病原学结果。

解说:3月4日16:00,患者核酸检测阳性,结合临床表现,专家组判定其符合 H7N9 禽流感疫情,同时向质控中心、卫生应急办汇报。医护人员准备将其转入呼吸科隔离治疗。

9.刘某拒绝隔离,情绪激动,要求离开医院。作为门诊护士长,你应该怎么做?

门诊护士长应做的事情包括:①沟通解释;②联系保卫科远处监控;③必要时报警,强制隔离;④注意自身防护。(拒绝隔离治疗或者隔离期未满擅自脱离隔离治疗的,可以由公安机关协助医疗机构采取强制隔离治疗措施)

解说:经过病情告知、心理疏导及相关法律法规的宣教,患者情绪平复,愿意接受隔离治疗,但呼吸科暂无床位。

10.如果你是呼吸科护士长,该如何做?

(1)联系科室主任,查看有无符合出院指征的患者。

(2)将采取同种隔离措施的患者合并至一间病室,腾出病房/负压病房。

(3)医护人员的相关准备(物品、药品)。

(4)实在无收治条件,联系科室主任及时转到有隔离和救治能力的专科医院或定点医院。

解说:3月4日17:30,患者 T:38.0 ℃,HR:110 次/分,R:24 次/分,BP:130/76 mmHg,SpO_2:92%,仍有胸闷、咳嗽、咳痰,轮椅护送,从发热门诊转往呼吸科继续治疗(路途约需15分钟)。

11.如果你负责患者的转运,要知道哪些注意事项?

护士转运患者的注意事项包括:①护患均佩戴口罩;②携带氧气装置(氧气袋、瓶);③保持气道通畅;④严格交接;⑤消毒隔离:轮椅专人专用或使用后彻底清洁消毒,护士手卫生。用于疑似或确诊患者的听诊器、体温计、血压计等医疗器具应专人专用。非专人专用的医疗器具使用后,应当进行彻底清洁和消毒。

解说:3 月 5 日 20:00,患者胸闷、呼吸困难加剧、痰中带血,T:

39.0 ℃,HR:120 次/分,R:34 次/分,BP:143/96 mmHg,SpO_2:80%,血气分析示:PaO_2:50 mmHg,$PaCO_2$:35 mmHg。胸部 CT 符合 ARDS 影像学表现,拟建立人工气道(气管插管),行呼吸机辅助治疗。

12.为患者行气管插管时,需哪些防护措施?

为患者行气管插管时应行三级防护:戴医用防护口罩、护目镜、手套,穿隔离衣。

解说:2017 年 3 月 25 日 16:00,患者经过抗病毒、对症、支持及综合治疗,病情平稳,拟解除隔离。

13.该患者解除隔离的标准是什么?

该患者解除隔离的标准是间隔 24 小时病毒核酸检测 2 次阴性。

14.对该患者妻子应采取何种措施?

(1)医学观察[每日晨、晚各 1 次测体温并了解是否出现急性呼吸道感染症状。一旦出现发热(腋下体温≥37.5 ℃)及咳嗽等急性呼吸道感染症状,则立即转送至当地的定点医疗机构进行诊断、报告及治疗]。

(2)对接触者进行密切的观察和检查,及时发现其感染或疾病症状,而不限制其活动,一旦发现感染或发病,立即采取措施。

15.患者妻子的医学观察时间是多少?

医学观察期限为自最后一次与病例发生无有效防护的接触后 7 天。

解说:患者妻子无感染或疾病症状,2017 年 4 月 25 日,患者病情平稳,离开医院。

Ⅱ.抢答题

1.H7N9 禽流感在传染病中的分类及防控依据是什么?

H7N9 禽流感在传染病中的分类为乙类,防控依据是《中华人民共和国传染病防治法》。

2.哪几类乙类传染病需按甲类传染病预防及控制措施进行防护?

需按甲类传染病预防及控制措施进行防护的乙类传染病包括传染性非典型肺炎、炭疽中的肺炭疽和人感染高致病性禽流感。

3.对禽流感患者,在实施标准预防的基础上,医护人员应采取哪几种隔离措施？

医护人员应采取飞沫隔离和接触隔离。

4.禽流感的实验室检查内容包括哪几个方面？

禽流感的实验室检查内容包括：①血常规；②血生化检查；③病原学检查（核酸检测、病毒分离）。

5.上呼吸道标本包括哪些？

上呼吸道标本包括咽拭子、鼻拭子、口腔含漱液、鼻咽或气管抽取物、痰等。

6.确诊或疑似禽流感患者责任报告单位应在发现后多长时间内报告？

确诊或疑似禽流感患者责任报告单位应在发现后2小时内报告。

7.流行病学史不详的情况下，如何确诊本病？

流行病学史不详的情况下，可结合以下表现确诊本病：①临床表现；②辅助检查和实验室监测结果；③患者呼吸道分泌物标本中分离出H7N9禽流感病毒，或H7N9禽流感病毒核酸检测阳性。

8.什么是密切接触者？

密切接触者是指在未采取有效防护情况下接触出现症状后的病例或疑似病例而存在感染可能的人群。

专家点评参考：以下任一情况均判定为密切接触者：①诊断、治疗或护理、探视疑似禽流感病例的人员；②与病例共同生活、工作或近距离（一般指2 m范围内）接触的人员；③直接接触病例呼吸道分泌物、体液的人员；④其他由卫生专业人员判定的密切接触者。

9.H7N9禽流感的潜伏期为多久？

H7N9禽流感的潜伏期为7天，也可长达10天。

10.H7N9禽流感患者的呼吸道临床症状有哪些？

H7N9禽流感患者的呼吸道临床症状以肺炎为主要表现，常出现发热、咳嗽、咳痰、呼吸困难等，可伴有咳血痰。

11.发生肺炎的H7N9禽流感胸部影像学检查特征是什么？

发生肺炎的 H7N9 禽流感患者胸部 CT 示片状阴影。重症患者的双肺多发磨玻璃影及肺实变影像,可合并少量胸腔积液。

12.什么是标准预防?

标准预防是认为患者的血液、体液、分泌物和排泄物均具有传染性,需进行隔离,不论是否有明显的血迹、污染,是否接触非完整的皮肤与黏膜,接触上述物质者必须采取预防措施。

13.传染病的传播强度类型包括哪些?

传染病的传播强度类型包括:①散发;②暴发;③流行;④大流行;⑤地方性流行。

14.禽流感病毒加热至 100 ℃后多长时间可灭活?

禽流感病毒加热至 100 ℃后 2 分钟以上可灭活。

15.最常见、最主要的医源性感染传播方式是什么?

最常见、最主要的医源性感染传播方式是接触传播。

16.流感病毒很容易发生抗原性变异,它有哪两种变异形式?

流感病毒的变异形式分为抗原性转变和抗原性漂移。

17.新发现的突发传染病宣布为甲类传染病,由哪个部门决定?

由国务院决定。

18.抗病毒药物奥司他韦属于哪种酶抑制剂?

抗病毒药物奥司他韦属于神经氨酸酶抑制剂。

19.对新发现的传染病,国务院卫生行政部门根据危害程度、流行程度依法及时宣布为什么?

对新发现的传染病,国务院卫生行政部门根据危害程度流行程度、依法及时宣布为法定传染病。

20.我国感染 H7N9 禽流感呈现明显的季节性特征,主要在什么季节?

我国感染 H7N9 禽流感主要集中在冬季和春季。

参考文献

[1] 麻晓林,张连阳. 灾害医学(第 2 版)[M]. 北京:人民卫生出版社,2016.

[2] 李秀华. 灾害护理学[M]. 北京:人民卫生出版社,2015.

[3] 杨晓媛. 灾害护理学[M]. 北京. 军事医学科学出版社,2009.

[4] 赵美玉,王金道. 灾害护理学[M]. 郑州:郑州大学出版社,2013.

[5] 胡秀英,成翼娟. 灾害护理学[M]. 成都:四川大学出版社,2013.

[6] 钟清玲,蒋晓莲. 灾害护理学[M]. 北京:人民卫生出版社,2016.

[7] 罗彩凤. 灾难护理学[M]. 南京:江苏科学技术出版社,2013.

[8] 刘中民. 灾难医学[M]. 北京:人民卫生出版社,2014.

[9] 李宗浩. 现代救援医学[M]. 北京:中国科学技术出版社,1999.

[10] 李宗浩. 紧急医学救援[M]. 北京:人民卫生出版社,2013.

[11] 李宗浩. 中国灾害救援医学[M]. 天津:天津科学技术出版社,2013.

[12] 曾红,谢苗荣. 灾难医学救援知识与技术[M]. 北京:人民卫生出版社,2017.

[13] 张荣健,徐兆文. 灾害医学与救援[M]. 成都:四川科学技术出版社,1993.

[14] 胡雪慧,张慧杰. 灾害应急与卫勤演练医疗救援护理手册[M]. 西安:第四军医大学出版社,2015.

[15] 张波,桂莉. 急危重症护理学(第 4 版)[M]. 北京:人民卫生出版社,2017.

[16] 格雷戈里·赛奥顿主编. 郑静晨,彭碧波译. 灾害救援医学[M]. 北京:中国科学技术出版社,2014.

[17] 钟森,夏前命. 突发公共事件应急医学[M]. 成都,四川科学技术出

版社,2012.

[18] 宋英华.突发事件应急管理导论[M].北京:中国经济出版社,2009.

[19] 布林斯著.干建新,张茂主译.公共突发事件医疗应对——高级灾难医学救援手册[M].杭州:浙江大学出版社,2017.

[20] 张在其.灾难与急救[M].北京:人民卫生出版社,2017.

[21] 李小寒,尚少梅.基础护理学(第6版)[M].北京:人民卫生出版社,2017.

[22] 邱海波,管向东.重症医学高级教程[M].北京:人民军医出版社,2014.

[23] 杨艳杰,曹枫林.护理心理学(第4版)[M].北京:人民卫生出版社,2017.

[24] 封志纯,许煊,刘春峰.灾害儿童救援医学[M].北京:人民卫生出版社,2017.

[25] 任军.安徽省突发公共卫生事件处置技术方案(第2版)[M].合肥:安徽科学技术出版社,2015.

[26] 刘久成.对灾害医学概念、任务及知识体系的探讨[J].灾害医学与救援,2015,3(4):170-172.

[27] 吴静,韩蓬蓬.灾害护理的发展与现状[J].天津护理,2017,25(2):117-118.

[28] 中国研究型医院学会卫生应急学专业委员会.地震现场救援与卫生应急医疗处置专家共识[J].中华卫生应急电子杂志,2017,3(4):202.

[29] 刘全斌,韦萍,南新中,等.海啸灾区卫生防疫工作的特点与思考[J].解放军预防医学杂志,2006,24(1):57-58.

[30] 王忠利.浅谈洪涝灾害后传染病防控措施[J].中国医药指南,2013,11(8):676-677.

[31] 金鸿,刘洪清,杜涛.四川清平泥石流灾害伤病员流行病学调查分析[J].中国急救复苏与灾害医学杂志,2011,6(3):200-209.

[32] 张开,姜川,郭静,等.中国红十字国际医疗救援分队赴菲律宾医疗救援的经验和探讨[J].中国急救复苏与灾害医学杂志,2016,10(6):551-553.

[33] 金俊英.2008年武汉暴风雪灾害时期的院外急救[J].中国急救复苏与灾害医学杂志,2008,3(10):589-590.

[34] 刘学恩,李群娜,赵宗群.气温及冷空气对武汉市心脑血管疾病死亡率的影响[J].中国公共卫生,2002,18(8):850-948.

[35] 刘娅,杜宗豪,王越,等.2010年北京热浪对医院急诊量的影响[J].华南预防医学,2014,40(4):322-323.

[36] 谈建国,黄家鑫.热浪对人体健康的影响及其研究方法[J].气候与环境研究,2004,9(4):681-684.

[37] 舒茶良,冯聪,陈力,等.热浪中的灾害医学问题[J].中国急救复苏与灾害医学杂志,2013,8(5):395-397.

[38] 徐鑫.我国道路交通事故规律特点及预防对策分析[J].中国安全科学学报,2013,23(11):121-125.

[39] 赵中辛,刘中民.敬畏生命,远离踩踏——踩踏事件的成因与救援[J].中华灾害救援医学,2015,3(2):62.

[40] 贺文阳.煤矿防突技术措施探讨[J].山东煤炭科技,2016(11):88-91.

[41] 杨兴坤.航空事故紧急救援与预防策略[J].交通企业管理,2013,28(10):64-66.

[42] 贾秀东.国际社会应完善救援机制[J].瞭望,2014,13:10.

[43] 聂艳,尹春,唐晓纯,等.1985-2011年我国食物中毒特点分析及应急对策研究[J].食品科学,2013,34(5):218-222.

[44] 郭建勋.群体伤员检伤分类的再研究[J].中华灾害救援医学,2014,2(4):182-185.

[45] 张亚飞,隋树杰.遭受医院暴力护士对暴力原因认识的质性研究[J].中华护理杂志,2016,51(11):1335-1337.

[46] 邓明昱.急性应激障碍与灾难心理危机干预[J].国际中华应用心理学杂志,2009,6(1):3-9.

[47] 姚凯南.在突发灾害时的儿童心理救护和保健[J].中国儿童保健杂志,2008,8:376-378.